T0215857

Psychische Gesundheit und Katastrophe

Gisela Perren-Klingler

(Hrsg.)

Psychische Gesundheit und Katastrophe

Internationale Perspektiven in der psychosozialen Notfallversorgung

Mit 14 Abbildungen

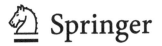 Springer

Herausgeber
Gisela Perren-Klingler
IPTS Institut Psychotrauma Schweiz
Visp
Schweiz

ISBN 978-3-662-45594-4 ISBN 978-3-662-45595-1 (eBook)
DOI 10.1007/978-3-662-45595-1

Die Deutsche Nationalbibliothek verzeichnet diese Publikation in der Deutschen Nationalbibliografie; detail-
lierte bibliografische Daten sind im Internet über ▶ http://dnb.d-nb.de abrufbar.

Planung: Renate Scheddin, Heidelberg
Umschlaggestaltung: deblik Berlin
Fotonachweis Umschlag: © A. Keiser, PicScout
Herstellung: Crest Premedia Solutions (P) Ltd., Pune, India

Gedruckt auf säurefreiem und chlorfrei gebleichtem Papier

Springer-Verlag ist Teil der Fachverlagsgruppe Springer Science+Business Media
www.springer.com

Vorwort

Sofortige Interventionen bei (großen und kleinen) Katastrophen zum Schutz der psychischen Gesundheit betroffener Menschen und Gemeinschaften haben eine lange Geschichte. Denn schon immer ist offensichtlich gewesen, dass betroffene Überlebende, auch wenn sie körperlich unversehrt sind, durch das kritische Ereignis schwer getroffen und betroffen sind; ihr Leiden ist evident und ruft die Solidarität unversehrter Gruppen auf. Sei es der Dankgottesdienst für die Rettung (Brig, Schweiz, nach der Überschwemmung im Jahr 1993), sei es nachbarschaftliche Hilfe, sei es die nationbildende, von der Regierung (nach dem Bergsturz von Goldau oder Elm, Schweiz; Pfister 2004[1]) oder von der UNO oder NGOs angestoßene Spendenaktion – immer haben Menschen das, was sie besitzen, mit vom Unglück Betroffenen großzügig geteilt. Sei ein durch Natur, Terrorismus oder Krieg bedingtes oder irgendein anderes Unglück: Die kulturell und sozial getragene tröstende Hilfe ist etwas, das den Menschen eben auch zum Menschen macht (Perren-Klingler 2004[2]).

Bei Ausbildungen an verschiedenen Orten der Welt in PSNV (psychosoziale Notfall - Versorgung) oder PSU (psychosoziale Unterstützung) lkann man immer wieder neu diese Solidarität bei Betroffenen sehen (Chile; Becerra 1995[3]). Als Beobachterin aus der ersten Welt wird man überrascht von der Großzügigkeit und Spontaneität in ärmeren Ländern, Betroffenen Hilfe zu geben und sie zu unterstützen. Die Bereitschaft zu gegenseitiger Hilfe ist tief im Menschen verwurzelt und darf bei der Planung von PSNV nicht unterschätzt oder sogar unterdrückt werden, weil sie »nicht professionell« sei.

Das Buch möchte einen Beitrag leisten zu dieser Solidarität, indem es Erfahrungen aus verschiedenen Kontexten, Kulturen und mit variablen theoretischen Hintergründen darstellt. Alle Beiträge sind aus einer intensiven Beschäftigung mit PSNV und PSU gewachsen, sei es theoretischer, praktischer oder organisatorischer Natur. Ziel wäre es, dass Leser sich so ihre eigenen Ideen für die Planung, Implementierung und begleitende Evaluation von PSNV und PSU schaffen und so den jeweiligen Gegebenheiten angepasste Lösungen für ihre lokalen Bedürfnisse finden können.

Da theoretische Grundlagen auch für psychosoziale Aktionen wichtige Leitplanken liefern, beginnt das Buch mit zwei theoretischen Artikeln. Beide basieren auch auf praktischen Erfahrungen.

---

1   Pfister C (2004) Von Goldau nach Gondo – Naturkatastrophen als identitätsstiftende Ereignisse in der Schweiz des 19. Jahrhunderts. In: Summermatter S (Hrsg) Katastrophen und ihre Bewältigung. Perspektiven und Positionen. Paul Haupt, Bern, S 54–78

2   Perren-Klingler (2004) Katastrophen: Betroffenheit von Einzelnen und Gemeinschaften – über die Rolle der Narrative beim Umgang mit psychischen Folgen. In: Pfister C, Summermatter, S (Hrsg) Katastrophen und ihre Bewältigung. Perspektiven und Positionen. Berner Universitätsschriften 49:217–230

3   Becerra H (1995) Solidarität Gefolterter im Gefängnis. In: Perren-Klingler G (Hrsg) Trauma, vom Schrecken des Einzelnen zu den Ressourcen der Gruppe. Paul Haupt, Bern, S 31–45

Irmtraud Beerlage (▶ Kap. 1) hat als Gemeindepsychologin im Auftrag der deutschen Regierung während zehn Jahren die Entstehung und Strukturierung von PSU und PSNV beforscht, die beiden Begriffe PSNV und PSU klar definiert und in den deutschen Diskurs eingeführt. Etwas vom Wichtigsten scheint ihre Erkenntnis, dass die unterschiedlichsten Gruppen begonnen haben, sich an der Basis mit PSU zu befassen: Einsatzkräfte wie Polizei, Feuerwehr und Sanitäter haben nach schwierigen Einsätzen ihre Betroffenheit zu spüren begonnen und angefangen, sich selber zu helfen. Seelsorger, die dies auch als freiwillige Feuerwehrleute erlebt haben, haben sich in CISM (Critical Incident Stress Management) nach J. Mitchell auszubilden begonnen. Daraus hat sich die Notfallseelsorge entwickelt, die nun in Deutschland fast überall, in der Schweiz in gewissen Kantonen existiert. Das Verdienst Beerlages ist, dass sie herausgearbeitet hat, wie die klinische Psychologie nun fast überall den Platz für Konzepte der Gemeindepsychologie, der Ressourcenarbeit und der Erhaltung von Gesundheit freigemacht hat. Theoretische Unterschiede zwischen verschiedenen Gruppen sind zwar weiterhin vorhanden, doch werden sie schließlich nach der Effizienz daraus abgeleiteter Handlungskompetenz bewertet.

Ich selbst, Gisela Perren-Klingler (▶ Kap. 2), habe früh gelernt, dass mein therapeutisches Traumakonzept in der Betreuung von Betroffenen direkt nach dem Ereignis nicht greifen konnte. Seien es gefolterte politische Häftlinge Südamerikas, Flüchtlinge aus dem Balkan oder von anderswo oder auch ganz einfach die Sprechstunde aufsuchende Patienten, die nach einem Arbeits-, Verkehrsunfall oder einer Aggression sexueller oder anderer Art Hilfe für ihre bedrängenden und beunruhigenden Reaktionen oder Symptome suchten: Diese Menschen brauchten schnelle, doch nicht psychotherapeutische Hilfe. Es wurde sehr bald klar, dass in all diesen Fällen den Menschen mehr gedient war, wenn man ihre gesunden Seiten, ihre Ressourcen und die Salutogenese in den Vordergrund rückte. Das heißt allerdings nicht, dass man das Leiden nicht wahrnehmen will oder kann oder das Ganze gar totschweigen möchte. Hilfe zur Selbsthilfe, zum Umgang mit den stressbedingten, hauptsächlich biologisch zu verstehenden Reaktionen, Rückführung zu den drei Aspekten der Salutogenese, Verstehen, sich selber managen (und nicht als Opfer passiv sein) und für sich einen Sinn des Geschehenen suchen wurden zum Zentrum meiner Interventionen. Diese Interventionen können, wenn sie früh eingesetzt werden, eine sekundär präventive Wirkung entfalten. So bin ich von der klinisch-therapeutischen Haltung zur ressourcenorientierten, das Self Empowerment betonenden positiven, nicht mehr traumazentrierten Vision gekommen. Meine theoretischen Überlegungen zielen auf daraus ableitbare Haltungen und Interventionsstrategien und -techniken. Diese Einsichten haben mich auch darin bestärkt, eines der Konzepte Mitchells beizubehalten, nach welchem für die frühen Interventionen Peers eingesetzt werden sollen, d. h. nicht Psychologen, sondern ausgebildete und regelmäßig supervidierte und weitergebildete psychologische Laien.

Die Planung und der Aufbau verschiedenster Dienste von PSU werden in weiteren Kapiteln (▶ Kap. 3–14) von Autorinnen und Autoren unterschiedlicher nationaler Herkunft ausführlich aus dem jeweiligen Kontext heraus beschrieben und lassen die Abläufe und Interventionsphilosophien bei verschiedenen Nationen und verschiedenen Gruppen nachvollziehen. Organisatorische Überlegungen, Einbettung in bestehende Strukturen, Abläufe und Nutzung vorhandener Personalressourcen sind wesentlich für das Gelingen von PSU. Es wird über den Aufbau und das Funktionieren solcher Strukturen in Argentinien, Buenos Aires berichtet (▶ Kap. 3); ähnlich hat im Baskenland eine Gruppe – weg von der Klinik, hin zu Prävention – ein Konzept erarbeitet (▶ Kap. 14); die Einführung von PSU in den Mittelschulen des ganzen Kantons Tessin wird erklärt und an einem Fallbeispiel erläutert (► Kap. 6). Die ganz anders gelagerte Situation in Israel seit der ersten Intifada, wo die Betreuung von nicht verletzten Betroffenen aus Sicherheitsgründen in die psychiatrischen Ambulanzen verlagert worden ist, wird am Fall von Ashkalon, 10 km vom Gazastreifen entfernt, ausgeführt (► Kap. 5). Planung und Implementierung von CARE Teams in allen Varianten wird in den ► Kap. 4, 7, 8 und 11 beschrieben. ► Kap. 4 berichtet zusätzlich über die wichtigen und messbaren Effekte von PSU beim fliegenden Personal. Dass dies nicht nur ethisch ist, sondern auch finanziell nachhaltig, bezeugt die Rechnung des Autors zum finanziellen Nutzen früher Interventionen in Bezug auf (sekundäre) Prävention.

► Kap. 9 berichtet über die Struktur und den Inhalt der Supervision von PSU Peers aus dem CARE Teams Südtirols, ► Kap. 10 über die Entstehung der Zürcher Notfallseelsorge und deren theologische Begründung.

In einem weiteren Teil werden vignettenartig Erfahrungen von Peers und Psychologen mit der PSU bei verschiedensten Betroffenen dargestellt (► Kap. 13–15).

Im abschließenden ► Kap. 16 wird ein Prozess von PSU von Anfang bis Ende beschrieben; daraus kann auch die Intensität eines solchen Vorgangs ersehen werden, sobald man die psychosoziale Unterstützung von verschiedenen Gruppen in den Vordergrund stellt. Man kann darin auch erkennen, dass die persönliche Bekanntheit zwischen den Teams ebenso wichtig ist wie eine minimale »Unité de Doctrine«.

Der Leser wird erkennen, dass neben der theoretischen Ähnlichkeit in den Artikeln auch überall Wert darauf gelegt wird, dass Selbstschutz persönlich betrieben und bei Supervisionen betont wird. Dies wird besonders dann wichtig, wenn bei durch Menschen bedingten Katastrophen Hilfe geleistet werden muss. Die Verstörung, die bei auch sonst abgehärteten Rettungskräften entstehen kann, wenn der internationale Terrorismus oder Bürgerkrieg, wie z. B. in Mexiko, Gräueltaten verüben, muss besprochen und mitgeteilt werden. Dort noch irgendeine Sinnhaftigkeit zu erkennen, ist fast unmöglich; und dann ist es umso wichtiger, dass in Supervisionen auch über die »Banalität des Bösen« (Ahrendt 2007[4]) nachgedacht wird.

Die Artikel sind so verfasst, dass auch Peers, d. h., Nicht-Akademiker und Nicht-Psychologen, dem Text einfach folgen können.

Jeder Artikel kann offenen Lesern Ideen zu eigenen neuen Aktivitäten oder Verbesserungen bereits bestehender Interventionen geben. Verbesserungen finden heißt hauptsächlich, den Betroffenen noch angepasstere Interventionen zu schaffen, in welchen trotz allen Leids auch schnell wieder Hoffnung entstehen kann. PSU kann damit zu einem Licht im Dunkel des posttraumatischen Leidens werden und durch Wiederfinden von Hoffnung die bio-psychosoziale Gesundheit sowohl auf individueller wie auch auf kollektiver Ebene stärken. So kann auch das schlimmste potenziell traumatische Ereignis zwar nicht ungeschehen gemacht, aber doch im persönlichen und im Gruppenleben integriert werden. Wenn diese Überzeugung herübergebracht wird, hat das Buch sein Ziel erreicht.

---

4   Ahrendt H (2007) Über das Böse. Eine Vorlesung zu Fragen der Ethik. Piper, Zürich/ München

Die fremdsprachlichen Artikel sind von mir übersetzt und redigiert worden.

Allen Autoren des Buches möchte ich meinen Dank aussprechen für ihre unkomplizierte, geduldige und bereitwillige Mitarbeit. Das Buch wäre nicht so klar ohne das Team der Lektorinnen des Springer Verlages mit ihrer professionellen und begeisterten Arbeit. Die Unterstützung durch Freunde, Schüler und Familie hat mir geholfen, die Arbeit guten Mutes zu vollenden.

Gisela Perren-Klingler
Bürchen, im Dezember 2014

Inhaltsverzeichnis

Serviceteil

Mitarbeiterverzeichnis

Dr. med. Gisela Perren-Klingler
Leitung
IPTS Institut Psychotrauma Schweiz
Baslerstr. 272
CH - 4123 Allschwil
iptsperren@rhone.ch

Markus Atzenweiler
Direktor
YourPower Kriminalprävention AG
Lagerplatz 6
CH - 8400 Winterthur
info@yourpower.ch

Dr. med. Silvia Bentolila
Delegierte des Gesundheitsministeriums der
Stadt Buenos Aires
Fundopsi
Paraguay 3509 3° C
Buenos Aires, Argentinien
silviabentolila@fibertel.com

Prof. Dr. Irmtraud Beerlage
Leiterin
FB Sozial- und Gesundheitswesen Hochschule
Magdeburg-Stendal
Breitscheidstr. 2
D - 39114 Magdeburg
irmtraud.beerlage@t-online.de

Max Eugster
Parlamentarier
Amt für Gesellschaft, Fachbereich Asyl
Kasernenstr. 4
CH - 9102 Schachen bei Herisau
max.eugster@ar.ch

Dr. phil. Gerhard Fahnenbruck
Clinical Director
Human Factor
Bommersheimer Weg 31
D - 61348 Bad Homburg
gerhard.fahnenbruck@human-factor.biz

Thomas Grossenbacher
Spitalseelsorger
Stadtspital Triemli, Zürich
Dammstr. 7
CH - 8037 Zürich
tgrossenbacher@hispeed.ch

Anton Huber
Chef Klinische Psychologie
Psychologischer Dienst im Krankenhaus - Servizio
di Psicologia Ospedaliera
Spitalstr. 11
I - 39031 Bruneck
anton.huber@sb-bruneck.it

Fabio Nemiccola
Leiter
Scuole Medie Kanton Tessin
Fabrizia 13
CH - 6512 Giubiasco
fabio.nemiccola@edu.ti.ch

Andreas Pattis
Abteilungsleiter
Personalabteilung Weisses Kreuz, Südtirol
Vinzenz Gasser Str. 47
I - 39042 Brixen
andreas.pattis@wk-cb.bz.it

Dr. med. Christoph Ramstein
Ehem. Verantwortlicher, CISM Kanton Solothurn
Facharzt für Allgemeinmedizin FMH
Platanen 46
CH - 4600 Olten
christoph.ramstein@hin.ch

Alfonso Sáez de Ibarra
Klinischer Psychologe
Hospital Aita Menni
Calle Castillo de El Toro n° 5, 1° A
ES - 01007 Vitoria-Gasteiz
alfonsosdio@gmail.com

Mercedes Sagarna Barrrenetxea
Klinische Psychologin
Hospital Aita Menni
Egaña 10
ES - Bilbao 48010 Bizcaia
mmsagarna@hotmail.com

licenciada Estela Salvay
Klinische Psychologin, Notfallpsychologin Feuerwehr
Colegio de Psicólogos de la Provincia de Córdoba
Calle Ovidio Lagos 163
5000 Córdoba, Argentinien
psiestelasalvay@hotmail.com

Barbara Schlepütz
Fachpsychologin für Psychotherapie FSP
Habsburgerstr. 56
CH - 5200 Brugg
barbara.schlepuetz@gmx.de

Prof. Dr. med. Shimon Scharf, MPH
CEO & Medical Director BMC
Ne'eman 26/1
69581 Tel-Aviv, Israel
shiminscharf@gmail.ch

Dr. Gabriel Schreiber
Abteilungsleiter Psychiatrie BMC
Barzilai Medical Center
BMC
78190 Ashkelon, Israel
gavriels@barzi.health.gov.il

Karin Strässle-Schardt
Ehem. Delegierte koordinierter Sanitätsdienst
Mooshof 32
CH - 6182 Escholzmatt-Marbach
sixtinischm@bluewin.ch

licenciada Erica Torre
Departamento de Psicología de la Emergencia
Academia Nacional de Bomberos Voluntarios
Hipolito Yrigoyen 1628 2° Piso
Buenos Aires, Argentinien
ertorre@hotmail.com

Die Autorinnen und Autoren

Markus Atzenweiler, Winterthur, Schweiz

Gründer und Inhaber der Firma „YourPower Kriminalprävention" trainiert Menschen im Umgang mit Gewalt. Er entwickelte das Trainingskonzept YourPower®. Zuvor wirkte Atzenweiler knapp 25 Jahre bei der Kantonspolizei Zürich. Heute berät und unterstützt er Kunden nach kriminellen Angriffen. Als Praktiker hat er in den letzten 14 Jahren mit seinem Team über 35.000 Menschen ausgebildet.

Irmtraud Beerlage, Magdeburg, Deutschland

Prof. Dr., lehrt Psychologie an der Hochschule Magdeburg-Stendal. Forschung und Gutachten zur Qualitätssicherung und Vernetzung in der Psychosozialen Notfallversorgung sowie zu Gesundheit und Engagement von Einsatzkräften im Bevölkerungsschutz, im Auftrag des Bundesministeriums des Innern.

Silvia Bentolila, Buenos Aires, Argentinien

Dr. med., Spezialistin für Psychiatrie und Psychotraumatologie, Koordinatorin für Mental Health in der Sanitarischen Region 8, Gesundheitsministerium von Buenos Aires; Lehrkoordinatorin in der Ausbildung von Gesundheitsteams bei kritischen Ereignisse (nationales Gesundheitsministerium); Koordinatorin für psychische Gesundheit in kritischen Ereignissen beim Gesundheitsministerium der Provinz Buenos Aires (Psychische Gesundheit in Notfällen und Katarstrophen); Beraterin und Ausbilderin der OPS (Organizacion panamericana de Salud).

Edo Dozio, Bellinzona, Schweiz

Psychologe und Erziehungswissenschaftler. Neben der Tätigkeit als Lehrerausbilder hat er sich u. a. mit dem Aufbau des pädagogischen Unterstützungsdienstes für die Grund- und Mittelschulen des Kantons Tessin beschäftigt, den er auch geleitet hat. Er hat zu verschiedenen Themen publiziert, in den letzten Jahren vor allem zu Fragen der schulischen Integration.

Max Eugster, Schachen bei Herisau, Schweiz

Kinder- und Jugendarbeiter, stellvertretender Chef des Migrationsamtes des Kantons Appenzell Ausserhoden, 1987 Asyl- und Flüchtlingskoordinator des Kantons Appenzell Ausserrhoden. Er leitet heute den Fachbereich Asyl beim Amt für Gesellschaft. Von 1993 bis Ende 2011 war er als Chef Betreuung Mitglied des kantonalen Führungsstabes. Von 1999 bis 2011 leitete er das Care-Team der beiden Halbkantone Ausser- und Innerrhoden und war dort maßgeblich am Aufbau und Betrieb des Teams beteiligt. Seit 2006 im Gemeinderat der Gemeinde Herisau (Exekutive).

Gerhard Fahnenbruck

Dr. in Psychologie und als Flugkapitän für Lufthansa CityLine geflogen. Karriere als Berufspilot nach Abschluss seiner Promotion beim Deutschen Zentrum für Luft- und Raumfahrt (DLR). Als Copilot Mitbegründer der Stiftung Mayday, einer Struktur, die Crews nach Vor- und Unfällen betreut, um insbesondere psychische Folgen derartiger Vorkommnisse zu minimieren. Heute ist er Vorstand und Clinical Director dieser Stiftung und trägt die Verantwortung für dieses Programm.

Thomas Grossenbacher, Zürich, Schweiz

Theologe, 1992–2014 Pfarrer der Zürcher Landeskirche. 2014 Leiter des reformierten Seelsorgeteams am Stadtspital Triemli in Zürich; Seelsorge in besonderen Lebenssituationen ist sein Lebensthema. Kirchenpolitische Ämter, Armeeseelsorge (bis 2008), Mitbegründer der SASEZ (Sanitätsseelsorge der Stadt Zürich – Vorläuferin der heutigen NFS des Kantons Zürich), auch in der juristisch-gesetzlichen und politischen Vorbereitung dieser Institution. Mitarbeiter in der NFS.

Anton Huber, Bruneck, Südtirol, Italien

Dr. phil. Psychologe am Krankenhaus Bruneck, tätig im Bereich Medizinische Psychologie, besonders Psychoonkologie, 2003 Ausbildung zum Notfallpsychologen, systemischer Familientherapeut, NLP Master, Ausbildung in Bioethik u. a.; im Jahr 2000 Mitbegründung und Begleitung der NFS-Gruppe in Bruneck beim Weissen Kreuz, seit 2005 Mitarbeit beim Notfallpsychologischen Dienst Südtirol. Tätig in der Ausbildung und Begleitung von Peers bei der Rettung, freiwilliger Feuerwehr und Berufsfeuerwehr.

Fabio Nemiccola, Bellinzona, Schweiz

Fachpsychologe FSP (Föderation Schweizer Psychologen): ATP/SKJP; APA (American Psychological Association). Ab 1987 Psychopädagoge beim Servizio Sostegno Pedagogico – Scuola Media (pädagogische Unterstützung in den Mittelschulen). Mitglied „Gruppo di coordinamento cantonale gestione eventi critici nella Scuola Media".

Andreas Pattis, Brixen, Südtirol, Italien

Ausbildung zum Coach und Mediator. Seit 1987 freiwillige Mitarbeit beim Landesrettungsverein Weißes Kreuz. 1994 bis 1995 hauptberufliche Mitarbeit bei der Südtiroler Flugrettung als Flughelfer/Rettungssanitäter, 1996 bis 2000 Führungsaufgaben im Landesrettungsverein Weißes Kreuz auf Sektions- und Bezirksebene, 2001 verantwortlich für den Bereich Personalentwicklung im Weißen Kreuz, 2004 Leiter der Personalabteilung.

Gisela Perren-Klingler, Basel, Schweiz

Dr. med., Spezialistin in Psychiatrie und Psychotherapie; 1992 Gründerin des Institut Psychotrauma Schweiz; Ausbilderin in PSU und Traumatherapie im In- und Ausland. In dieser Funktion Kontakte mit andern Pionieren in PSU/PSNV an vielen Orten der Welt; Mitarbeit bei verschiedenen Organisationen, die auf den Menschenrechten (ECPT) oder den Genfer Konventionen basieren (IKRK, IHFFC).

Christoph Ramstein, Olten, Schweiz

Dr. med., Facharzt für allgemeine innere Medizin, SAPPM (Fähigkeitsausweis Psychosomatische und Psychosoziale Medizin), medizinische Hypnose. In freier Praxis seit 1979 (Gemeinschaftspraxis allgemeine und innere Medizin, seit 1996 Praxis für psychosomatische Medizin/Psychotraumatologie). Ab 2000 Aufbau IBNK (= Integrierte Betreuung im Not- und Katastrophenfall Kanton Solothurn), in diesem Rahmen 2002–2008 erster Leiter des Care-Teams im Kanton Solothurn.

Alfonso Sáez de Ibarra Olasolo, Vittoria, Baskenland, Spanien

Klinischer Psychologe der Universität von Bilbao (2003). Freiwilliger Sanitäter beim spanischen Roten Kreuz; Mitglied des Ausbilderteams für sofortige PSU beim baskischen Roten Kreuz seit 2004; Zusammenarbeit mit dem Departement für Sicherheit der baskischen Regierung seit 1998.

Mercedes Sagarna Barrrenetxea, Bilbao, Baskenland, Spanien

Klinische Psychologin, Master in Psychischer Gesundheit, Prävention und Behandlung bei psychischem Trauma. Bildet Peers beim spanischen Roten Kreuz aus.

Estela Salvay, Justiniano Posse, Provinz Cordiba, Argentinien

1979 Studien der Pädagogik; 1980 klinische Psychologin an der Universidad Católica de Córdoba. Seit 34 Jahren als Psychologin/Psychotherapeutin tätig; seit 24 Jahren freiwillige Feuerwehrfrau, Ausbildung in Notfallpsychologie, Gründerin des Departements für Notfallpsychologie bei der Vereinigung der freiwilligen Feuerwehren der Provinz Cordoba, Mitglied und Instruktorin am Departement für Notfallpsychologie der Nationalen Akademie der freiwilligen Feuerwehren der Republik Argentinien.

Shimon Scharf, Ashkelon, Israel

Prof MD Universität Tel-Aviv, MPH an der School Of Public Health North Carolina, Chapel Hill. Professor für -öffentliche Gesundheit an der Ben Gurion Universität des Negev, 30 Jahre Direktor des Barzilai Medical Center in Ashkelon, nur 7 km vom Gazastreifen entfernt, Verantwortlicher der Public Health der Region während 30 Jahren. In dieser Funktion verantwortlich für Verletzungen in Armee und Zivilbevölkerung. Professor an der Ben Gurion University im Negev, Israel.

Barbara Schleputz, Brugg, Schweiz

Diplom-Psychologin Universität Bonn, Weiterbildung an der University of Virginia, Charlottesville/USA, tätig im Justizvollzug und in der Studentenberatung. Paar- und Familientherapeutin, Traumatherapeutin und Craniosacraltherapeutin in eigener Praxis in Brugg, engagiert in PSU.

Gabriel Schreiber, Ashkelon, Israel

MD Universität von Tel Aviv (1986), PhD Universität von Tel Aviv (1987), Professor für Psychiatrie an der Ben Gurion Universität des Negev (1997), ehemaliger Dekan der Medizinischen Fakultät. Chefarzt des

Departements für Psychiatrie am Barzilai Medical Center, Ashkelon, in dieser Funktion verantwortlich für den Aufbau der ambulanten Strukturen für körperlich nicht Verletzte nach kriegerischen Angriffen auf die Zivilbevölkerung.

Karin Strässle-Schardt, Escholzmatt-Marbach, Kanton Luzern, Schweiz
Ehemalige Beauftragte für den koordinierten Sanitätsdienst des Kantons Luzern mit Schwerpunkt Einführung der psychischen ersten Hilfe bei allen angeschlossenen Organisationen inkl. Gründung der Notfallseelsorge im Kanton Luzern.

Erica Torre, Armstrong, Provinz Santa Fé, Argentinien
Psychologin der nationalen Universität von Rosario, Argentinien (2001); Feuerwehrfrau der freiwilligen Feuerwehr von Armstrong (Provinz Santa Fé); ausgebildete Notfallpsychologin und engagiert in der Stressmanagement-Arbeit mit den Feuerwehrleuten auf lokaler und nationaler Ebene. Arbeitet als klinische Psychologin und Psychotherapeutin in eigener Privatpraxis.

Psychosoziales Belastungs- und Handlungsverständnis für Interventionen nach Notfaller- eignissen und für belastenden Einsatzsituationen

Irmtraud Beerlage

G. Perren-Klingler (Hrsg.), *Psychische Gesundheit und Katastrophe*,
DOI: 10.1007/978-3-662-45595-1_1, © Springer-Verlag Berlin Heidelberg 2015

Irmtraud Beerlage hat in ihren Forschungen für ein »**Netzwerk psychosoziale Notfallversorgung**« PSNV immer als Ganzes gedacht – für die Bürger (Überlebende, Angehörige, Hinterbliebene, Zeugen) und für die Einsatzkräfte – aber auch als interdisziplinäres Ganzes, mit allen Berufsgruppen, den Ehrenamtlichen und den politischen Strukturen. Bei ihren Vorschlägen für die Praxis hat sie auch internationale Erfahrungen und Leitlinien ausgewertet. Ihre Arbeiten wurden zur Grundlage der Qualitätsstandards-Leitlinien PSNV in Deutschland. Als Gesundheitswissenschftlerin lenkte sie auch den Blick auf die Gesundheit, Ressourcen und Alltagsbelastungen der Einsatzkräfte und zeigte: Nicht nur der potenziell traumatische Einsatz macht krank. Mittlerweile könnte ihr Gebiet eigentlich lauten: »Umfassende psychosoziale Gesundheit in der Gefahrenabwehr«.

1.1   Hintergrund

Seit fast 30 Jahren wächst in Deutschland im System der zivilen Gefahrenabwehr die psychosoziale Notfallversorgung heran. Sie umfasst mittlerweile zum einen ein hoch differenziertes und in Handlungsansätzen, Selbstverständnissen und Sprachgebrauch vielfältiges System von psychosozialen Hilfsangeboten für direkt oder indirekt von Unglücken betroffene Bürger (Überlebende, Angehörige, Trauernde, Vermissende, aber auch Zeugen). Zum anderen stieg innerhalb der letzten zwei Jahrzehnte die Zahl der betreffenden Angebote für Haupt- und freiwillige Einsatzkräfte von Feuerwehr, Rettungsdienst, Polizei und Technischem Hilfswerk. Ein enger fachlicher Austausch und auch ein praktisches Zusammenwirken bestehen auch mit den psychosozialen Angeboten in der Bundeswehr und in der Wirtschaft.

Dieser Prozess findet auch in anderen Staaten Westeuropas, in Osteuropa nach den Umbauprozessen der ehemaligen Ostblockstaaten, aber auch in internationalen gesundheitsbezogenen, humanitären und Menschenrechtsorganisationen statt. Die psychosozialen Angebote sind mittlerweile international als integraler Bestandteil einer umfassenden Fürsorge für die von einem Notfall betroffenen Bürger (Verletzte und unverletzte Überlebende, Angehörige, Hinterbliebene, Vermissende und Augenzeugen) und Einsatzkräfte bzw. weitere involvierte Berufsgruppen anerkannt.

Zunehmend mehr Menschen engagieren sich ehrenamtlich oder im Rahmen ihrer jeweiligen Berufsausübung für geschädigte Bürger oder Kameraden/Kollegen. Zugleich haben die Bemühungen zugenommen, Formen der Zusammenarbeit im Einsatz und in der Vernetzung im Vorfeld zu finden. Erfahrungen einer, wenn es darauf ankommt, gelingenden, aber von allzu großer Heterogenität und Reibungsverlusten belasteten Zusammenarbeit aller in einem Großschadensereignis kooperierenden technischen, medizinischen und psychosozialen Akteure ließen in diesem vergleichsweise jungen Tätigkeitsfeld bald Forderungen nach einer grundsätzlichen strukturellen Einbindung in das System der Gefahrenabwehr und einer optimierten Organisation und Vernetzung laut werden.

So lassen sich zwei Bewegungsrichtungen in dem dynamisch aufwachsenden Handlungsfeld beobachten:

- **Zentrifugale Bewegungen:** Damit ist die quantitative Ausweitung einer qualitativ sehr unterschiedlichen Angebotsvielfalt mit einem breiten Spektrum an Selbstverständnissen und Ausbildungskonzepten, Zielen und Ansprüchen, Bezeichnungen und Methodenkombinationen gemeint. In dieser Vielfalt spiegeln sich auch vielfältige Erfahrungen, Wege und Formen wieder, in denen aus jeweils einzelnen Engagement-Impulsen (z. B. Ereignisse im persönlichen oder kommunalen Umfeld, Erfahrungen mit unzureichenden eigenen oder fremden Kompetenzen etc.) und aus wahrgenommenen Bedarfen ein gemeinsames bürgerschaftliches Engagement in gemeinsam geschaffenen Strukturen erwächst.
- **Zentripetale Bewegungen:** Damit seien die unterschiedlichen Bestrebungen beschrieben, Vielfalt zu reduzieren, Handlungskonzepte und -praxis auf eine tragfähige wissenschaftliche Basis zu stellen, Qualitätssicherung durch die Formulierung von Mindeststandards zu erreichen und Strukturen und Regeln einer geordneten Zusammenarbeit zu vereinbaren.

Diese Bewegungen entstanden teilweise innerhalb von Organisationen in der Form von Zertifizierungsverfahren, in Fach- und Berufsverbänden mit Aus- und Fortbildungsrichtlinien, innerhalb von Regionen, Bundesländern oder auf Bundesebene. Aber auch europäische und weltweite Ergebnisse von Bestrebungen, das Handeln an gemeinsamen Leitlinien auszurichten, liegen vor.

Im Versuch der Anbietersysteme, Ziele, Arbeitsweisen, notwendige Qualifikationen und Kooperationsformen einheitlich bzw. auf einer gemeinsamen fachlichen Basis zu definieren, stoßen diese Bewegungen aneinander. Die Bedeutung, die jeder einzelne Engagierte und jede Gruppe ihrer Arbeit gibt und die ihnen Identität verleiht, resultiert zum einen aus fachlichen Perspektiven, aber auch aus Weltanschauungen, Berufsrollen und beruflichen Selbstverständnissen. Auch die Werte der jeweiligen Herkunftsorganisation (Kirche, Hilfsorganisation, Behörde, Berufsverband …) können das Anbieterselbstverständnis beeinflussen. Die so entstandenen bedeutungsreichen Bezeichnungen, Qualifikationsziele und Schwerpunkte der Arbeit widersetzen sich zunächst einer »Standardisierung« und »Vereinheitlichung«.

Die Herausforderung der Qualitätssicherung und Vernetzung besteht also u. a. darin, ein gemeinsames theoretisches Bezugssystem für Beiträge der Psychotraumatologie, der Stresstheorie, der Krisentheorie und der Theologie der existenziellen Erschütterung zu finden, auf dessen Basis sich alle verständigen können und ihre eigene Handlungslogik bestimmen können. Zugleich besteht die Herausforderung darin, ein gemeinsames Dach zu definieren, unter dem all die Spezifika, die besonderen Stärken aller Akteure einen sinnvollen Platz finden und unter dem interdisziplinäres Handeln in geordneter Weise koordiniert werden kann.

Gibt es ein gemeinsames Rahmenmodell, das es den Handelnden erlaubt, verfügbare Informationen bei Notfallereignissen und Katastrophen schnell zu systematisieren, zu kommunizieren und gut begründet, gemeinsam und arbeitsteilig »notwendiges« Handeln daraus abzuleiten?

1.2 Verständigungsproblem »psychosoziale Notfallversorgung«

Das Bestreben, einen Oberbegriff für Maßnahmen zu finden, die die Erhaltung und Wiederherstellung des »psychischen« oder »seelischen« Wohlbefindens zum Gegenstand haben, fußt seit Beginn von Notfallseelsorge, Krisenintervention nach Notfallereignissen und Einsatznachsorge nach belastenden Einsatzsituationen auf den praktischen Bemühungen, neben der medizinischen und technischen Hilfeleistung in Notfallsituationen auch psychische, seelische, psychosoziale Bedürfnisse von Betroffenen und Einsatzkräften als gleichrangige Handlungsanforderungen wahrzunehmen, anzuerkennen und zu beantworten. Damit wird die biomedizinische Sicht des Notfalls als körperliches Erleiden einer Schädigung um die psychische Notfallerfahrung erweitert, ebenso wie die medizinischen und technischen Maßnahmen in der Gefahrenabwehr durch Maßnahmen ergänzt werden, die auf der psychischen und sozialen Ebene ansetzen.

Am prägnantesten kommt dieser Ergänzungsgedanke in der Formulierung »Erste Hilfe für die Seele« der Notfallseelsorge (Konferenz Evangelischer Notfallseelsorger 1997) oder »Erste Hilfe durch das Wort« (Perren-Klingler 2000) zum Ausdruck. Diese ursprünglich seelsorgerlich geprägte Formulierung erfuhr jedoch aufgrund zunehmender Beteiligung anderer Berufe Erweiterungen durch »psych(olog)ische Erste Hilfe« und »psychosoziale Unterstützung«, »Notfallpsychologie« und »(notfall-)psychotherapeutische Angebote«. Die berufsständische, berufsspezifische und disziplinäre Professionalisierungsdynamik soll jedoch hier nicht historisch betrachtet werden.

Für das gesamte Spektrum der Maßnahmen fand der Begriff der »psychosozialen Notfallversorgung« (PSNV) in Deutschland in einem ersten Verständigungsversuch im Jahr 2000 gegenüber anderen Bezeichnungen (teilweise mit Bezug zu einzelnen Fachdisziplinen oder Berufsgruppen, wie etwa »psychotraumatologische Versorgung«, »notfallpsychologische Versorgung«, »Notfallseelsorge« etc.) als Dachbegriff eine große, wenn auch nicht ungeteilte Zustimmung. Bezeichnet wurde damit zunächst »die Gesamtheit aller Maßnahmen zur Betreuung der Geschädigten und zur Begleitung und Unterstützung der Einsatzkräfte« (Bundesverwaltungsamt 2002).

Im Laufe der in den folgenden Jahren geführten Diskussionen um Mindeststandards wurde erkennbar, dass nahezu jeder Dissens und Diskussionsbedarf auf eine zentrale Kontroverse zurück zu führen ist, die aus spezifischen rechtlichen Rahmenbedingungen in Deutschland (auch vergleichbar in Österreich) resultiert. Das deutsche Psychotherapeutengesetz (PsychTHG) erlaubt seit 1999 nur den Berufsgruppen der Ärztlichen und Psychologischen Psychotherapeuten und Kinder und Jugendlichen-Psychotherapeuten die Ausübung der heilkundlichen Psychotherapie. »Ausübung von Psychotherapie im Sinne dieses Gesetzes ist jede mittels wissenschaftlich anerkannter psychotherapeutischer Verfahren vorgenommene Tätigkeit zur Feststellung, Heilung oder Linderung von Störungen mit Krankheitswert, bei denen Psychotherapie indiziert ist. Im Rahmen einer psychotherapeutischen Behandlung ist eine somatische Abklärung herbeizuführen. Zur Ausübung von Psychotherapie gehören nicht psychologische Tätigkeiten, die die Aufarbeitung und Überwindung sozialer Konflikte oder sonstige Zwecke außerhalb der Heilkunde zum Gegenstand haben« ($1, Abs. 3).

Die Grenze zwischen Angeboten, die der Heilkunde nach der obigen Definition zuzurechnen sind, und Aufgaben, die von Nicht-Heilkundeberechtigten ausgeführt werden können, wird innerhalb der Anbieter von Maßnahmen der psychosozialen Notfallversorgung unterschiedlich gezogen. In der Abgrenzungsdiskussion lebte eine Kontroverse wieder auf, die rund um die Frage des »Krankheitsverständnisses« und eine »interdisziplinäre psychosoziale Versorgung« schon einmal Mitte der 1970er Jahre in Westeuropa und den USA geführt worden war. Nur konnte man nun den Eindruck gewinnen, dass weniger um das Zusammenführen interdisziplinärer Perspektiven in einer engere Zusammenarbeit gerungen wurde, als vielmehr um das Auseinanderdividieren von Kompetenten und scheinbar weniger Kompetenten, von Experten und Laien, von Führungspersonal und Geführten.

Auch der Begriff der »psychosozialen Notfallversorgung« (PSNV) und verwandter Begriffe wie

psychosoziale Unterstützung, psychosoziale Nachsorge wurde in diesem Zusammenhang trotz seines zunehmend selbstverständlichen Gebrauchs (z. B. SSK 2006; Schutzkommission 2006a,b; Lueger-Schuster et al. 2006; Krabs-Höhler u. Müller-Lange 2006; Helmerichs 2005, 2007; Jatzko u. Hitzfelder 2007, Arche noVa 2005; Konferenz Evangelische Notfallseelsorge 2007) noch einmal grundlegend hinterfragt. Die Zweifel richten sich auf die inhaltliche Angemessenheit der Begriffskomponente »psycho-sozial« in der Beschreibung der Handlungserfordernisse und Angebotspalette nach Notfällen und belastenden Einsätzen.

Ist der Begriff der »psychosozialen Notfallversorgung« überhaupt geeignet, das Spektrum von **Anforderungen** inhaltlich zutreffend zu beschreiben? So wird zum einen die Existenz sozialer Probleme unabhängig von psychischen Problemen in Frage gestellt: Soziale Probleme seien psychischen Problemen folgend und Ergebnis »mangelhafter und inkompetenter Unterstützung« (Berufsverband Deutscher Psychologinnen und Psychologen, Kommentar zum Leitlinienentwurf, internes Papier). Man habe also einen auf soziale Probleme und einen auf psychische Probleme bezogenen Handlungsstrang. Internationale Leitlinien und wissenschaftliche Bestandsaufnahmen (Seynaeve 2001; Hobfoll et al. 2007; Flynn 2007; IASC 2007; Impact 2007; NATO 2008) weisen umgekehrt darauf hin, dass soziale Probleme durchaus auch als unabhängige, teilweise vorausgehende Probleme existieren können, zugleich aber eng mit psychischen Problemen verwoben (WHO 2003) betrachtet und diskutiert werden sollten.

Ist der Begriff der »psychosozialen Notfallversorgung« überhaupt geeignet, das Spektrum der verschiedenen **Handlungslogiken, Maßnahmen** und **Kompetenzen** der heilkundlichen und nichtheilkundlichen Anbieter von Maßnahmen im Kontext von Notfallereignissen und belastenden Einsatzsituationen abzubilden? Die Exklusivität bzw. Inklusivität des Begriffes für alle Angebote und Anbietersysteme wird angezweifelt. Insbesondere wird von Vertretern von Medizin, Psychologie und Psychotherapie im Kontext der PSNV diskutiert, ob Psychotherapie unter die psychosozialen Maßnahmen zu subsumieren sei oder einen eigenständigen

Versorgungsstrang bilde. Benötige man womöglich einen psychomedizinischen und daneben einen sozialen Handlungsstrang? Und – wo verläuft die Grenze zwischen Experten und Laien?

Eine zweite Kontroverse bezieht sich in analoger Weise auf den Begriff der **psychosozialen Unterstützung.** Einerseits ist er im Sprachgebrauch der Behörden und Organisationen der Gefahrenabwehr (vor allem, aber nicht nur) als Angebot für Einsatzkräfte breit eingeführt, andererseits als unscharf und uneindeutig in der Verwendung eingeschätzt worden (Beerlage et al. 2006; Beerlage 2009; Bengel u. Becker 2008).

Wohlgemerkt: Es handelt sich hier nicht um einen Streit um »Wörter«, es geht um ein gemeinsames Handlungsverständnis, um getrenntes oder gemeinsames Handeln, um harte Schnittstellen oder weiche Übergänge. Die spezifischen gesetzlichen Rahmenbedingungen in Deutschland mögen in besonderer Weise die Dynamik dieser Diskussionen bestimmen. Die Diskussion ist jedoch international zu führen. In einer globalisierten Welt mit mobilen Bürgern und Aktivitäten internationaler Hilfsorganisationen entsteht eine internationale Zusammenarbeit in der Betreuung von Unglückbetroffenen und Einsatzkräften (z. B. Tsunami in Südostasien, Erdbeben in Haiti, Hochwasser in Pakistan, Flugzeugabstürze). Auch international geführte Bestandsaufnahmen und Leitliniendiskussionen stehen und standen vor der gleichen Herausforderung der Beschreibung von Grundannahmen, Rahmenmodellen und präzisen Beschreibungen des bedarfs- und bedürfnisorientierten Handelns aller Beteiligten im Dienste der Betroffenen. Im Ergebnis liegen internationale Leitlinien vor. Es geht also auch um die Kompatibilität der eigenen Handlungsorientierungen mit internationalen Handlungsverständnissen und -modellen und damit auch um die gleiche Sprache in der (internationalen) Zusammenarbeit.

Es stellt sich die **Frage:** Wie begründet und sinnvoll und ist es, »psychosoziale Notfallversorgung« als »psychosoziales Handeln« zu verstehen und zu gestalten?

Im Folgenden wird zunächst der Frage nachgegangen, was den Kern eines »psychosozialen« Handlungsverständnisses ausmacht (▶ Abschn. 1.3). In einem zweiten Schritt wird ge-

prüft, inwieweit sich die nationalen und internationalen Leitlinien auf dieses Handlungsverständnis beziehen (▶ Abschn. 1.4). In einem dritten Schritt werden Ergebnisse aktueller wissenschaftlicher Bestandsaufnahmen zur Qualität und Wirksamkeit von früh nach Notfallereignissen einsetzenden Bewältigungshilfen daraufhin befragt, inwieweit sie auch aktuell psychosoziales Handlungsverständnis stützen (▶ Abschn. 1.5). Darauf folgt eine Schlussfolgerung zu den angestellten Überlegungen (▶ Abschn. 1.6). In einem letzten Schritt werden Konsequenzen für die Bedarfs- und Bedürfnisermittlung, die Struktur der Zusammenarbeit und schließlich für die Ausbildung von PSNV-Kräften gezogen (▶ Abschn. 1.7).

1.3 Wurzeln »psychosozialen« Denkens und Handelns

Der Begriff der »Psychosozialen Notfallversorgung« soll im Folgenden vor dem Hintergrund des Begriffes der »psychosozialen Versorgung« reflektiert werden, da ein Teil der gegenwärtig geführten Debatten um die Ausrichtung der Maßnahmen nach Notfallereignissen oder belastenden Einsatzsituationen seine Wurzeln in weit älteren Diskursen hat und ohne diese nur bedingt nachvollziehbar ist.

Der Begriff der psychosozialen Versorgung hat seine Wurzeln in einem gesellschaftlichen, wissenschaftlichen und versorgungspolitischen Umbauprozess der Versorgung psychisch Kranker und psychisch belasteter Menschen zwischen 1960 und 1980 in westlichen Industrienationen.

»Psycho(-)sozial« beschreibt seit Mitte der 1960er Jahre in den USA und seit den 1970er Jahre in Westeuropa und Westdeutschland eine praktisch und theoretisch begründete Handlungsorientierung, die eng mit einer Umorientierung der kurativen und verwahrenden Anstaltspsychiatrie zur einer »gemeindenahen« (vorrangig ambulanten) »sozial«-psychiatrischen oder »Community Mental Health«-Versorgung und der Umorientierung der noch sehr jungen »klinischen« Psychologie zu einer »Mental health«-Psychologie bzw. »Community Psychology/Gemeindepsychologie« verbunden ist. »Gemeindenah« meint dabei vorrangig, die

Strukturen und sozialen Ressourcen natürlicher sozialer Gemeinschaften zu nutzen.[1]

Dieser Prozess war gesamtgesellschaftlich eingebettet in die **Bürgerrechtsbewegungen** – Krieg gegen die Armut und Bürgerrechtsbewegung in den USA zur Zeit der Kennedy-Regierung – sowie in die Demokratisierungswelle und neuen sozialen Bewegungen in Westeuropa als Folge der Studentenrevolte der 1968er Jahre (Keupp 1988).

Als Meilenstein der Umorientierung der psychiatrischen Versorgung in den USA kann der Mental Health Study Act des US-Amerikanischen Kongresses im Jahr 1955 betrachtet werden, der zur Einrichtung der Joint Commission on Mental Illness and Health (1961) führte, die einen umfangreichen Bericht zur Neuausrichtung der Psychiatrie nach fünf Jahren vorlegte. Ihre grundlegenden Überlegungen fassen die Experten unter dem Titel »Action für Mental Health« im Jahr 1961 zusammen. 1963 verkündete Kennedy in einer Botschaft des Präsidenten die Neuausrichtung der Psychiatrie auf eine **gemeindenahe Versorgung**, die in die Gesetzesvorlage zur bundesweiten Einrichtung von »Mental Health Centres« (»psychosoziale Gesundheitszentren«) mündete (vgl. Rudin u. McInnes 1963). Die De-Institutionalisierung psychiatrischer Einrichtungen und der Aufbau gemeindenaher, ambulanter Strukturen verfolgte das Ziel, die Schwellen zur Inanspruchnahme von Hilfe zu verringern, um frühzeitiger problematische Entwicklungen aufzufangen und fachliche Kompetenzen enger zu vernetzen (Sommer u. Ernst 1977; Keupp 1988). Daneben wurden zahllose Trainingsprogramme für Menschen aller Altersgruppen zum Umgang mit verschiedenen Problemlagen und Risiken entwickelt, die man heute als Verhaltensprävention bezeichnen würde (Hurrelmann u. Laaser 2005).

Auch in **Lateinamerika** wächst die Community Psychology unter den sozioökonomischen Rahmenbedingungen von Bevölkerungswachstum und Armut sowie den politischen Rahmenbedingungen der Abhängigkeit von entwickelten Ländern und der Militärdiktatur auf. Im Zentrum stehen die Folgen sozialer Unterprivilegiertheit: Unterernährung, Analphabetismus, schlechte Wohnsituation, schlechte Schulbildung. Die Besonderheit in Lateinamerika speist sich aus zwei Quellen: erstens der Notwendigkeit, kulturelle Aspekte zu berücksichtigen, die nach einer Adaptation, Weiterentwicklung oder Überwindung psychologischer Konzepte westlicher Industrienationen verlangt, zweitens aus dem Empowerment lokaler Gemeinschaften und aus lokalen Bürgerbewegungen von unten, die die Veränderung ihrer Lebensbedingungen durch die politischen Verantwortlichen einfordern (Montero 1982; Marin 1988; Rozas 1986[2]; Krause Jacob 1992; Faltermaier et al. 1992).

In **Europa** setzen die einzelnen Nationen unterschiedliche Schwerpunkte.

In **Frankreich** wird der Gedanke vernetzter interdisziplinärer Kompetenzen in den wohnortnahen »Stadtkliniken« weiterentwickelt, um Psychiatrieaufenthalte zu verringern und mit den sozialen Ressourcen des Alltags schwierige Lebenssituationen zu meistern (Elgeti 2002). Theoretisch wird zugleich in radikaler Weise der Begriff der psychischen Krankheit in Frage gestellt (Foucault 1969). In Italien stehen – bei gleicher Zielsetzung der Auflösung der Anstalten – stärker Fragen der Bürgerrechte – auch der psychisch Kranken und Behinderten, neben denen der Köperbehinderten, Strafgefangenen, Heimkinder, Frauen, Homosexuellen, ... – im Vordergrund: Psychiatrieeinweisungen gegen den eigenen Willen werden durch Auflösung der »Anstalten« und die Abschaffung des Einweisungsparagraphen verfolgt (Basaglia 1971; Basaglia u. Basaglia-Ongaro 1980; Giese 1982; Faltermaier et al. 1992).

In **England** stehen die Macht der »totalen Institutionen« und die »psychiatrischen Karrieren« im Zentrum der fachlichen Diskussionen. In therapeutischen Gemeinschaften wird praktisch ein neues, gleichberechtigtes, wechselseitig bereicherndes soziales Miteinander innerhalb psychiatrischer Institutionen gelebt, das psychisch heilsam sein soll. Radikaler fordert die Antipsychiatrie je-

---

1   Der Begriff »Community Psychology« wurde im Mai 1965 auf einer Ausbildungstagung von Psychologen in Boston geprägt (Sommer u. Ernst 1977)

2   Rozas G (1986) Accesso a la communidad. Beitrag zur 2. Tagung der chilenischen Arbeitsgemeinschaft für Gemeindepsychologie. Santiago de Chile (unveröffentlicht)

doch die Abschaffung aller Anstalten (Szasz 1961; Goffmann 1972; Laing 1985).

In **Deutschland** löst der Bericht der Enquête-Kommission der Bundesregierung zur Lage der Psychiatrie (Deutscher Bundestag 1975) vergleichbare Entwicklungen aus. Eine wichtige Funktion kommt darin auch den nicht-psychologisch qualifizierten Kräften zu, den sog. Multiplikatoren und Mediatoren in Institutionen und Gemeinden (z. B. Erziehern, Lehrern, Pfarrern, Nachbarn), Arbeitgebern, Polizisten und Gastwirten etc. (Sommer u. Ernst 1977) sowie der Stärkung unspezifischer, vor allem aber personaler und sozialer Ressourcen (Caplan 1964; Keupp 1988, 2000; Sommer u. Fydrich 1989; Faltermeier 2005; Kienle et al 2006; Röhrle 2007).

Gemeinsam ist all den erwähnten Konzeptionen die grundsätzlich präventive Ausrichtung.

Die differenzierte Konzeption der Durchdringung des Handelns durch ein grundsätzlich präventives Denken und die Konzeption von **primärer, sekundärer und tertiärer Prävention** von Caplan (1961; 1964) ist in diesem fachlichen und zeitlichen Kontext entstanden. Sie bildet fortan eine Rahmenkonzeption für den »Approach to Community Mental Health« (Caplan 1964): »Primary prevention is a **community concept**. It involves lowering the rate of new cases of mental disorder in a population over a certain period by counteracting harmful circumstances before they have a chance to produce illness. It does not seek to prevent a specific person from becoming sick. Instead, it seeks to reduce the risk of a whole population« (S. 26, Hervorhebung durch die Autorin).

Präventive Psychiatrie ist daher nicht nur als Teilgebiet der Psychiatrie zu sehen, sondern als Beitrag zu den umfassenderen Bemühungen um die Gesundheit von Populationen auf der Ebene der Gemeinde. Sie ist »**part of a wider community endeavor** in which psychiatrists make their own specialized contributions to a larger whole. It must deal with all types of mental disorder in persons of all ages and classes, because our focus is on the total problem confronting the community and not merely on the problems of particular individuals and groups« (Caplan 1964, S. 17, Hervorhebung durch die Autorin).

Die Stärkung von Bewältigungsressourcen, die Vorbeugung und Früherkennung von psychischen Störungen sowie die Optimierung der Therapie mit dem Ziel der Rückfallprophylaxe (Vermeidung der »Drehtürpsychiatrie«) bzw. der Abwehr einer drohenden Behinderung wurden zentrale fachliche Kriterien der Verbesserung der Versorgung der Bevölkerung.

Somit bedeutet die Orientierung auf »**mental health**« statt auf »mental disease« ein Bekenntnis zu einer konzeptionellen Neuorientierung auf Prävention und auf ein **umfassendes Wohlbefinden im sozialen Lebenszusammenhang** ohne eine Alleinzuständigkeit psychologischer, psychotherapeutischer oder psychiatrischer Berufsgruppen. Eine vertikale Differenzierung mit zunehmender professioneller Spezialisierung wird über die Ebenen der »primary mental health care« (allgemeine ambulante Angebote: Hausärzte, Frauenärzte, aber auch Beratungsstellen uvm.) und »secondary mental health care« (spezialisierte Angebote: Fachärzte, Kliniken, sozialpsychiatrische auch niedrigschschwellige, nicht heilkundliche ambulante Angebote, Tageskliniken, betreutes Wohnen) vorgenommen und mit spezifischen Kompetenzerfordernissen verknüpft mit dem Ziel von »better care and services to individuals and communities« (▶ www.who.int/mental_health/en). Der primären Gesundheitsversorgung kommt vor allem die Erstversorgung psychisch Kranker und Erkennung derjenigen zu, die dann an spezialisierte Dienste weiterzuvermitteln sind (▶ www.euro.who.int/document/MNH/ebrief11.pdf).

Gesellschaftliche »Be-Recht-igung« der Ausgegrenzten und »Em-Power-ment« der Marginalisierten statt »Be-Handlung« und »Entmündigung« sind ebenso mit dem Begriff der »psychosozialen Versorgung« verbunden wie die **Erklärung des Betroffenen zum Experten**, des »Patienten« zum »Klienten«, d. h., zum Auftraggeber und damit zum aktiv handelnden Subjekt, dem mit »Hilfe zur Selbsthilfe« beigestanden werden sollte (Dörner 1969; Sommer u. Ernst 1977; Richter 1994; Roth 2001a,b; Keupp 2003). Rappaport (1981) lenkt zugleich auch wieder den Blick darauf, dass Empowerment – gerade zu Beginn des Prozesses – vorrangig die Gruppe der Marginalisierten und Kompetenzärmeren anwaltschaftlich vertreten und befähigend stärken müsse, andernfalls verkomme Ermutigung zur Selbsthilfe zur wohlwollenden Vernachlässigung und Überforderung.

Der Term »psycho(-)sozial« basiert fachlich vor allem auf **sozialmedizinischen** bzw. **sozialepidemiologischen Forschungsergebnissen**, die soziale und schichtspezifische Einflüsse auf psychische Gesundheit, Diagnose- und Versorgungsungerechtigkeit belegten und belegen (Hollingshead u. Redlich 1958; Waller 2006). Daraus resultierte eine kritische Auseinandersetzung mit dem ausschließlich **biomedizinischen Krankheitsverständnis psychischer Störungen**. Dieses blendete biographische und soziale Einflüsse auf die Entstehung psychischer Störungen mehr oder weniger ebenso aus wie soziale Etikettierungsprozesse (Keupp 1979; Rosenhan 1977). 1964 fasst Caplan vorliegende Ergebnisse zur Entstehung psychischer Störungen unter einem »multifaktoriellen« Störungsverständnis zusammen, das später als bio-psycho-soziales oder Diathese-Stress-Modell (Faltermaier 1987; Keupp 1988) eine zentrale gesundheitspsychologische Grundlage der Erklärung von psychischer und körperlicher Gesundheit bildet (s. auch Becker 1982; Faltermeier 2005; Renneberg u. Hammelstein 2006).

Aus diesen Ergebnissen und der kritischen Auseinandersetzung mit dem »Krankheitsverständnis« erwächst zugleich eine kritische Auseinandersetzung mit der Reliabilität und Validität psychiatrischer Diagnosen (Rosenhan 1973; Spitzer 1979; Keupp 1979). Nicht zuletzt mündete diese Debatte in das multiaxiale »psychosoziale« Klassifikationssystem Psychischer Störungen DSM III-R (1987) und DSM IV (1994) (Sass et al. 2001), um ein differenzierteres und damit valides Bild der psychischen Befindlichkeit als die Internationale Klassifikation (psychischer) Erkrankungen nach ICD-10 (Dilling et al. 2000) zu ermöglichen. Neben der reinen Erfassung des Erscheinungsbildes einer psychischen Störung und der daraus abgeleiteten Benennung werden hier auch biographische Erschwernisse, somatische Komorbiditäten, weitere chronische oder einschneidende psychosoziale Belastungen sowie

der Grad der mehr oder weniger gelingenden Fortführung einer Teilhabe an gesellschaftlichem Leben auf den zusätzlichen Achsen II bis IV erfasst. [3]

Als deutliche Weiterentwicklung einer umfassenden psychosozialen Perspektive in der Erfassung personaler und psychosozialer Rahmenbedingungen und Chancen einer erfolgreichen Bewältigung einer (auch psychischen) Erkrankung kann die Internationale Klassifikation der Funktionsfähigkeit, Behinderung und Gesundheit (ICF) (WHO 2001) bewertet werden.[4] In der »WHO-Familie der Internationalen Klassifikationen« (WHO 2001, S. 10) ergänzt sie die individualdiagnostische, störungsorientierte Strategie des ICD-10 durch Informationen hinsichtlich der körperlichen, psychischen und sozialen Widerstandsressourcen oder Krankheitsfolgen. So können (eingeschränkte) Möglichkeiten zur Fortsetzung von Aktivitäten und gesellschaftlicher Partizipation sowie kontextueller (fehlender) Ressourcen im sozialen Nahraum, aber auch auf der gesellschaftlichen Ebene abgebildet und für Präventions- und Versorgungsplanungen genutzt werden.

Die **Versorgungsplanung** sollte im Rahmen der administrativen Möglichkeiten unter Einbeziehung der Betroffenen (»Experten«) **bedürfnisorientiert statt bedarfsorientiert** erfolgen. D. h., Versorgungsplanung sollte weniger den auf von Experten festgelegten Normwerten und Hochrechnungen von Dienstleistungsnotwendigkeiten in Populationen sog. »Standardversorgungsgebiete« erfolgen (= bedarfsorientiert) (Deutscher Bundestag 1975), sondern einer Erhebung der Versorgungswünsche unter Partizipation von Betroffenen, Kommunen und Gemeinschaften folgen. »Das Bedürfnis ist auf der anderen Seite – bei den Betroffenen – angesiedelt« (Zaumseil 1978, S. 17).

Die neue »gesellschaftliche Organisation psychischen Leidens« (Keupp u. Zaumseil 1978), ange-

---

3   Jedoch wird das DSM IV bislang nur verbindlich in der Versorgung von Menschen mit psychischen Störungen in den USA als offizielle Grundlage der Leistungserbringung und Kostenerstattung eingesetzt sowie in der internationalen Forschung. In der Bundesrepublik Deutschland dient weiterhin das ICD-10 als Grundlage der Leistungserbringung und -abrechnung.

4   Ich danke herzlich Herrn PD Dr. Robert Bering für die Anregung, hier Bezüge zur ICF herzustellen.

regt durch europäischen Modelle (Italien, England, Frankreich, später auch Schweiz) und bundesdeutsche Modellprogramme, ist noch heute Grundlage der gegliederten, multidisziplinären und vernetzten, präventiv, psychotherapeutisch und rehabilitativ gestärkten psychosozialen, psychotherapeutischen und sozialpsychiatrischen **Versorgung in Deutschland.** Neuerdings sind jedoch Neuorientierungen auf (biologische) Krankheitsfaktoren in Theorie und Praxis der Psychiatrie und Klinischen Psychologie zu registrieren, die auf neurobio- und -psychologische Forschung und Modellbildungen, sozial- und gesundheitspolitische Veränderungen sowie das Psychotherapeutengesetz zurückgeführt werden können. So werden gesellschaftliche, soziale und materielle Einflüsse auf psychische Gesundheit und abweichendes (Er)Leben wieder weniger diskutiert als individuelle, genetische und neurobiologische Einflussfaktoren.

Auch der **»Gesundheitsförderungs«**-Diskurs nahm seit 1980 seinen Ausgangspunkt vor allem in der Diskussion psychosozialer Gesundheit unter dem Einfluss der Ergebnisse der WHO-Konferenzen (s. Kaba-Schönstein 2003 a, b, c, d). Der von Antonovsky (1979, 1997) geprägte Begriff der **Salutogenese** hat seinen empirischen Ursprung in der vormals risikofixierten Sozialepidemiologie, ist jedoch der Ausdruck einer Neuorientierung auf die verstärkte Berücksichtigung und Analyse der gesundheitlichen Effekte von Ressourcen, insbesondere personaler und sozialer **Ressourcen.**

Die Basis legte bereits Caplan (1961, 1964). Er nutzte das Verhältnis von Stressoren und Ressourcen als Reflexionsrahmen für die Erklärung der psychosozialen Gesundheit (»mental health«) in der Bevölkerung bzw. in Gemeinschaften: »We therefore become interested not only in the causes of sickness of some but also in the reasons for the health of others, with the hope that this understanding may enable us to manipulate some of the circumstances of the population to improve the ratio of sick to well. In the field of mental health, as in the general field of public health, this leads us to interest ourselves not only in harmful conditions, but also in those which modify the vulnerability or the resistance of persons exposed to them … We then begin to hypothesize the reasons for the differing rates of mental disorder in various populations

in terms of interaction of opposing complexes of harmful and helpful forces« (Caplan 1964, S. 27).

Caplan beschreibt psychosoziale Unterstützung (»supplies«) als Befriedigung interpersoneller Bedürfnisse (»needs«) und geht damit über ein enges Verständnis der Prävention als Krankheitsvorbeugung hinaus: »Psychosocial supplies include the stimulation of a person's cognitive and affective development through personal interaction with significant others in the family and with peers and older persons in school, church, and work … In this area, the ‚provision of supplies‘ is what we usually call the ‚satisfaction of interpersonal needs‘« (1964, S. 32).

Gesundheitspsychologische, ressourcenorientierte Modellvorstellungen zur Stressbewältigung und Erhaltung des Wohlbefindens (Hobfoll 2007; Schwarzer 2004; Kienle et al. 2006) werden zur angepassten und sparsamen Maßnahmenplanung auf der Basis umfassender Risiko- und Ressourcenanalyse genutzt.

Es wird im Folgenden zu zeigen sein, ob die Übertragbarkeit dieser Handlungsorientierung und Perspektive auf die Psychosoziale Notfallversorgung fachlich zu rechtfertigen ist.

- **Fazit**

Der Begriff **»psychosoziale Versorgung«** impliziert keine einzelberufliche Zuständigkeit von »sozialen Berufsgruppen« – er beschreibt eine Handlungsorientierung und Versorgungslogik, die auf einem wissenschaftlichen bio-psycho-sozialen Modell der Entstehung und Aufrechterhaltung psychischer Belastungen sowie Wiederherstellung psychischer Gesundheit im sozialen Lebenszusammenhang basiert.

Die psychosoziale Versorgungsplanung ist weiterhin durch die Annahme bestimmt, dass psychosoziale Gesundheit durch eine enge und interdisziplinäre Vernetzung aller für die psychische Gesundheit relevanten Berufsgruppen und bedürfnisorientierte Versorgungssysteme sowie Aktivierung sozialer und personaler Ressourcen mit Respekt vor dem Eigensinn der Betroffenen (auch kultur- und gendersensibel) und vor der Eigenzeit von sozialen Prozessen in bestehenden oder initiierten Gemeinschaften (»Communities«, Lebenswelten, Milieus) erhalten oder wieder herzustellen ist mit dem Ziel der **primären, sekundären**

und tertiären Prävention. Der Ermöglichung und Erhaltung gesellschaftlicher Teilhabe (»Partizipation«) kommt ein zentraler Stellenwert zu.

1.4 Zur Bedeutung psychosozialer Perspektiven in nationalen und internationalen Leitlinien

1.4.1 Überblick über aktuelle international verfügbare Leitlinien

Seit gut 10 Jahren sind nationale und internationale Qualitätssicherungsbemühungen in der PSNV zu verzeichnen, mal politisch von oben gestärkt und moderiert (wie in Deutschland), mal von unten aufwachsend (wie in Österreich), mal von Fachverbänden oder Berufsverbänden forciert (wie die Leitlinien der Arbeitsgemeinschaft wissenschaftlicher medizinischer Fachverbände in Deutschland) oder von mehr oder weniger interdisziplinären regionalen (Zentralstellenrat PSNV in Bayern; Plattform Krisenintervention – Akutbetreuung, Österreich) oder nationalen Netzwerken (Nationales Netzwerk Psychologische Nothilfen, Schweiz).

Es ist bemerkenswert in den jüngeren internationalen Empfehlungen, dass sie einerseits unter breiter Beteiligung von humanitären Organisationen formuliert wurden und dass darin andererseits die Empfänger humanitärer Dienstleitungen, aber auch die Mitarbeiter humanitärer Organisationen als Zielgruppe psychosozialer Maßnahmen vermehrte Berücksichtigung finden.

1.4.2 Begrifflichkeiten und Handlungsverständnisse in nationalen und internationalen Leitlinien

Nicht alle der einbezogenen internationalen Leitlinien wählen bereits im Titel einen »psychosozialen« Term (◘ Tab. 1.1). Dies ist zum einen der Tatsache geschuldet, dass sie laut Ergebnissen der AWMF-Leitlinien-Arbeitsgruppe Diagnostik und Therapie von Akuttraumata aus dem Jahr 2008 teilweise nur heilkundliches Handeln zum Gegen-

stand haben und auch nur heilkundliche Berufe adressieren oder weit über psychosoziale Belange hinaus ihr Instrument aufgebaut haben (IFRC 2005). Das Schweizer Papier wählt im Titel »psychologisch«, wiederholt wird »mental health« teilweise neben »(psycho-)social support« verwendet (NNPN 2006).

Es wird im Folgenden zu fragen sein, ob jenseits der Titel der Leitlinien ein »psychosoziales Handlungsverständnis« zugrunde liegt, das für eine Nutzung des Begriffes als Oberbegriff für alle Maßnahmen spräche, oder ein Verständnis arbeitsteiligen Vorgehens mit psychischen und sozialen Handlungsstrategien.

Es wird der oben skizzierte theoretische Rahmen zur Prüfung eines psychosozialen Ansatzes gewählt. Zugleich werden die Konzeptionen kritisch daraufhin betrachtet, wie umfassend sie die interdisziplinäre und multiprofessionelle Kooperation verstehen.

Gemeinsamkeit: Bio-psycho-soziales Störungsmodell und interdisziplinäre Zusammenarbeit

Alle Leitlinien nehmen Bezug auf das oben skizzierte psychosoziale Paradigma psychischer Gesundheit und interdisziplinärer, koordinierter Versorgungsgestaltung und spiegeln damit nicht nur den umfassenden Gesundheitsbegriff der WHO (1948), sondern auch sozialepidemiologisches Wissen zum Zusammenhang von (psychischer) Gesundheit und sozialen Ressourcen und Risikofaktoren sowie jüngere gesundheitspsychologische Modellvorstellungen und Forschungsergebnisse zu psychischer Gesundheit und Wohlbefinden wider. Vor allem die Verfügbarkeit sozialer Unterstützung und sozialer Ressourcen für die Erhaltung und Wiedererlangung von Gesundheit wird für wesentlich erachtet, wie auch Forschungsergebnisse im Kontext von (berufsbedingter) Traumatisierung belegen (vgl. Pieper u. Maercker 1999; Reinhard u. Maercker 2004; Krüsmann et al. 2006; Hobfoll et al. 2007; Manz 2007; Jatzko u. Hitzfelder 2007; Beerlage et al. 2008; Beerlage et al. 2009). Der multidisziplinäre und multiprofessionelle Beitrag aller heilkundlichen und nicht heilkundlichen Berufsgruppen bzw. beruflich und ehrenamtlich arbeitenden Anbietersysteme zur Wiedererlangung von

Tab. 1.1 Übersicht über genutzte nationale und internationale Empfehlungen

Land	Autoren / Herausgeber	Jahr	Titel	Zielgruppen	Akteure / ausgewiesene Quellen	Status / Besonderheiten
Nationale Leitlinien						
Österreich	Lueger-Schuster, Purtscher, Alfare, Christoph & Kalcher	2003	Einsatzrichtlinien Psychosoziale Akutbetreuung	B	**Akteure** Politisch Verantwortliche Anbietersysteme aus den Bundesländern Vorarlberg, Wien, Steiermark Universitätskliniken **Quellen** Expertenurteil	**Status** Verabschiedet Leitlinie in drei Bundesländern **Besonderheiten** Organisatorische Hinweise/Checklisten Ausbildungsstandards
Österreich		2009	Leitfaden der Plattform der Krisenintervention und Akutbetreuung	B	**Akteure** Politisch Verantwortliche Kirchliche und säkulare Anbietersystem Zivile und militärische Behörden Aus den Bundesländern Vorarlberg, Wien, Steiermark, Oberösterreich, Niederösterreich Universitäten und Universitätskliniken **Quellen** Expertenurteil Wissenschaftlicher Bestandsaufnahme	**Status** Verabschiedet **Besonderheiten** Ausbildungsstandards
Schweiz	Nationales Netzwerk Psychologische Nothilfe (NNPN) Schweiz	2006	Einsatzrichtlinien und Ausbildungsstandards für die psychologische Nothilfe	B E	**Akteure** Politische Ebene (Innenressort) Behörden und Organisationen der polizeilichen und nichtpolizeilichen Gefahrenabwehr Fachgesellschaften Berufsverbände Psychologie und Medizin Notfallseelsorge Kritische Infrastrukturbereiche	**Status** Intersektoriell abgestimmt Nationale Leitlinie

◻ Tab. 1.1 Fortsetzung

Land	Autoren / Herausgeber	Jahr	Titel	Zielgruppen	Akteure / ausgewiesene Quellen	Status / Besonderheiten
Niederlande	Impact –Dutch Knowledge and Advice Center for post-disaster care / National Steering Committee on Development in metal Health Care	2007	Impact: Multidisciplinary Guideline Development Mental Health Care Early psychosocial interventions after disasters, terrorism and other shocking events	B E	**Akteure** Fachgesellschaften Berufsverbände Polizeiliche und nichtpolizeiliche Gefahrenabwehr **Quellen** Psychologischer / medizinischer Forschungsstand insbesondere zu ausgewiesenen Evidenzen bis 2006 APA und NICE-Guidelines Expertenurteile Best practice Stand des Wissens	**Status** Nationale Leitlinie **Besonderheit** Vergleichende Analyse vorliegender Leitlinien Konzentration auf Evidenznachweis
Nationale Leitlinien						
Deutschland	Bundesamt für Bevölkerungsschutz und Katastrophenhilfe	2009	Psychosoziale Notfallversorgung – Leitlinien und Qualitätsstandards (Teil 1)	B E	**Akteure** Wissenschaftler Fachgesellschaften Anbietersysmte Bundesbehörden (Inneres, Gesundheit, Verteidigung) Länderbehörden (Inneres, Gesundheit) Behörden und Organisationen polizeilichen und nicht-polizeilichen Gefahrenabwehr Kirchen Kostenträger	**Status** Leitlinie Verabschiedet Erster Teil von zwei geplanten

◻ Tab. 1.1 Fortsetzung

Land	Autoren / Herausgeber	Jahr	Titel	Zielgruppen	Akteure / ausgewiesene Quellen	Status / Besonderheiten
					Quellen Nationale Leitlinien: D (AWMF) A,CH, NL) USA Europäische Leitlinie: EU-Policy Paper Internationale Leitlinien: WHO, IFRC, IASC NATO Gutachten zu ausgewählten Fragestellungen/Kontroversen im Konsensusprozess	**Besonderheiten** Spezifische Forschungsaufträge vorangehend Vergleichende Begutachtung bislang vorliegender internationaler Empfehlungen
Deutschland	Arbeitsgemeinschaft der Wissenschaftlichen Medizinischen Fachgesellschaften	2008	Leitlinien Diagnostik und Therapie von Akuttraumata	B E	**Akteure** Medizinische Fachverbände Interdisziplinäre Gesellschaften Kostenträger Weitere Experten(gruppen)	**Status** Entwurf
					Quellen Reviews Metaanalysen WHO-Papier	**Besonderheit** Leitlinie medizinischen Handelns mit Beschreibung der Schnittstellen zu nicht-heilkundlichen Angeboten
USA	US-Department of Health and Human Services, Center for Mental Health (US-DHHS)	2005	Mental Health Response to Mass Violence and Terrorism: A Field Guide	B E	**Akteure** U.S. Department of Justice DOJ, Office for Victims and Crimes OVC The Center for Mental Health Services (CMHS), Substance Abuse and Mental Health Service Administration (SAMHSA)	**Status** Verabschiedet
						Besonderheit Trainingsmanual

◻ Tab. 1.1   Fortsetzung

Land	Autoren / Herausgeber	Jahr	Titel	Zielgruppen	Akteure / ausgewiesene Quellen	Status / Besonderheiten
Internationale Leitlinien						
EU	Seynaeve (Hrsg) Ministry of Public Health, Brussels	2001	Psycho-Social Support in Situations of Mass Emergency: A European Policy Paper Concerning Different Aspects of Psycho-socal Support for People involved in Major Accidents and Disasters	B E	**Akteur** Expertenurteil **Quellen** Forschungsstand	**Status** Verabschiedet Gegenwärtig im Überarbeitungsprozess **Besonderheit** Verankert Maßnahmen im humanitären Auftrag
WHO	World Health Organization	2003	Mental Health in Emergencies – Mental and Social Aspects of Health of Populations Exposed to Extreme Stressors	B	**Quellen** Fachliche Grundlagen (nicht näher ausdifferenziert)	**Status** Verabschiedet In Teilen revidiert **Besonderheit** Position getrennter psychischer und sozialer Versorgungsbereiche wird durch Unterzeichnung des IASC-Papiers 2007 aufgegeben
IFRC	International Federation of Red Cross and Red Crescent Societies	2005	Guidelines of Emergency Assessment	H	**Quellen** Expertenurteil Einsatzerfahrungen	**Status** Empfehlung an alle Mitglieder von Rotem Kreuz/Rotem Halbmond, Ohne Vorbildung benutzbar

◘ Tab. 1.1   Fortsetzung

Land	Autoren / Herausgeber	Jahr	Titel	Zielgruppen	Akteure / ausgewiesene Quellen	Status / Besonderheiten
						Besonderheit Geeignet zur Herstellung von Vergleichbarkeit zu vorhergehenden Lagen Ziel: rationale und koordinierte Maßnahmeplanung i.w.S. Psychosoziale Fragen integriert
Internationale Leitlinien						
IASC	Inter Agency Standing Committee	2007	Guidelines on Mental Health and psychosocial Support in Emergency Settings	B E M H	**Akteure** Vorsitzende humanitärer Hilfsorganisationen aus Mitgliedsstaaten der Vereinten Nationen und Nicht-Mitgliedsstaaten **Unterzeichner** Action contre la Faim, ACF Inter Agency Network for Education in Emergencies, INEE WHO, Department of Mental Health International Council of Voluntary Agencies, ICVA International Federation of Red Cross and Red Crescent Societies, IFRC International Organization of Migration, IOM Office for the Conducting of Humanitarian Affairs, OCHA United Nations High Commissioner for Refugees, UNHCR United Nations Childrens Fund, UNICEF United Nations Population Fund, UNFPA World Food Programme, WFP	**Status** Empfehlungen, Minimalstandards **Besonderheiten NATO** Handlungsrichtlinien und Handanweisungen (Checklisten) Operational definierte Ziele Deutlicher Schwerpunkt auf Humanitären Einsätzen und Katastropheneinsätzen

◻ Tab. 1.1 Fortsetzung

Land	Autoren / Herausgeber	Jahr	Titel	Zielgruppen	Akteure / ausgewiesene Quellen	Status / Besonderheiten
					Europäische Behörden der Gefahrenabwehr (Hilfs-)Organisationen, NGOs Medizinische psychologische Fachgesellschaften / Universitäten USA und Europa (nicht D)	
					Quellen Nationale und internationale Guidelines Reviews und Metaanalysen Experten	
NATO	North Atlantic Treaty Organization	2008	Psychosocial Care for People Affected by Disasters and Major Incidents. A Model for Designing, Delivering and Managing Psychosocial Services for People Involved in Major Incidents, Conflict, Disasters and Terrorism	B E H M	**Akteure** Joint Medical Committee (JMC) Department of Health, GB: Abt. Psychosocial and Mental Health GB: Gwent Healthcare NHS Trust	**Status** Entwurf Leitlinie: Vorschlagspapier an die Mitgliedsstaaten
					Quellen EU-Policy Paper NL-Impact IASC-Guideline WHO-Guideline SPHERE-Project Expertenurteile, Reviews und Metaanalysen	**Besonderheiten** Vergleichende Analyse vorliegender Leitlinien Umfassendste Beschreibung von gestufter interdisziplinärer Versorgung

Zielgruppenabkürzungen: *B:* betroffene Bürger (Überlebende, Angehörige, Hinterbliebene, Vermissende, Zeugen); *E:* Einsatzkräfte; *M:* Mitarbeiter humanitärer Organisationen; *H:* Empfänger humanitärer Dienstleistungen.

psychosozialer Gesundheit wird hervorgehoben. Organisatorische Schnittstellen werden beschrieben.

Nationale und internationale Leitlinien ohne den Oberbegriff »psychosozial«

Auch die Empfehlungen, die auf den Term »psychosozial« in der Bezeichnung der Maßnahmen im Titel verzichten, basieren auf einem psychosozialen Belastungs- und Interventions- sowie Versorgungsverständnis geordneter interdisziplinärer Zusammenarbeit.

Das nationale **Schweizerische Papier** (NNPN 2006) (**»Psychologische Nothilfe«**) nennt als Bestandteil der psychologischen Nothilfe Maßnahmen der psychosozialen Nothilfe durch »caregivers« und Peers (ausgebildete Mitarbeiter in psychosozialer Nothilfe, jedoch nicht Angehörige der Berufsgruppe der Psychologen und Seelsorger) und notfallpsychologische Fachhilfe durch Fachpersonen mit notfallpsychologischer Zusatzqualifikation, zu denen Psychologen und Notfallseelsorger gezählt werden. Beide werden getrennt von »späteren, allfällig notwendigen Therapiemaßnahmen« (S. 9) betrachtet. In der Beschreibung der psychologischen und psychiatrischen Fachhilfe wird Notfallpsychologie jedoch zusammen mit Notfallpsychiatrie, Katastrophenpsychiatrie und Psychotherapie genannt. Der Oberbegriff »psychologische Nothilfe« weicht am stärksten von der Begriffswahl und -hierarchie im bundesdeutschen Leitlinienentwurf ab; eine vergleichbare gestufte Angebotsbeschreibung findet sich bei Hausmann (2003) und wird auch von Vertretern der Heilkundeberufe im Konsensprozess gefordert. Besonderheiten im deutschsprachigen Raum hinsichtlich der Entwicklungen im Bereich der »Notfallpsychologie« könnten hier angenommen werden. Es wird deutlich, dass das Erleben und Verhalten ins Zentrum der Erklärungen von Bedürfnissen und Handlungsnotwendigkeiten gerückt wird, d. h., trotz der auch gesondert reflektierten Aufgaben der »notfallpsychologisch qualifizierten Berufsgruppen« ist hier nicht ausschließlich eine Berufsgruppe gemeint, sondern eine »Psycho-Logik«. Inhaltlich decken die Ziele und Grundhaltungen eine ressourcen- und bedürfnisorientierte, psychosoziale Perspektive ab.

Der Entwurf der **deutschen Leitlinien der Arbeitsgemeinschaft wissenschaftlicher medizinischer Fachverbände** (AWMF 2008) (**»Diagnostik und Therapie der akuten Belastungsstörung«**), unterscheidet in psychosoziale und fachtraumatologische Versorgungsstränge. Die Leitlinien adressieren nicht nur das (fach-)ärztliche und psychotherapeutische Berufsspektrum. Beide Versorgungsstränge werden zusammengeführt unter einer psychosozialen Versorgungskette, in der psychische erste Hilfe, psychosoziale Akuthilfen, Hilfen in der psychosozialen Versorgung und ärztliche und psychologische Diagnostik und Interventionen in der ambulanten und stationären Versorgung in ihrer zeitlichen, ineinander greifenden Abfolge dargestellt werden. Niedergelassene Ärzte, Seelsorger, Beratungsstellen, Ambulanzen und Kliniken werden als ergänzende Strukturen innerhalb der psychosozialen Versorgung aufgeführt[5].

Auch das Papier des nationalen **U.S. Department of Health and Human Services** (US-DHHS 2005) (**»Mental Health Response«**) fordert ein niedrigschwelliges, bedürfnisorientiertes Handeln im Bewusstsein der personalen und sozialen Ressourcen der Betroffenen, das teilweise auch als »crisis support« oder »psychological first aid« bezeichnet wird. »Communities, families, and social support systems pull together to comfort and support those most affected. Workers providing emotional support take a practical, down-to-earth approach. They reach out to survivors and respectfully offer reassurance, a listening ear, a warm beverage, concrete information … and practical assistance with immediate tasks … Survivors and families … may not think they need ‚psychological counseling' or ‚mental health services' but may welcome genuine concern and help to cope with the stress. ‚Mental

---

5   An der Formulierung der Versorgungskette der AWMF-Leitlinie waren maßgeblich sowohl die Leiterin des Forschungsprojektes zur Entwicklung von Leitlinien (Beerlage) als auch die Moderatorin des deutschen Konsensusprozesses (Helmerichs) beteiligt, sodass hier kein gänzlich unabhängiger Entwurf vorliegt. Zugleich kann vom glücklichen Umstand eines abgestimmten, parallel ablaufenden Klärungsprozesses ausgegangen werden, der hinsichtlich der beteiligten Systeme zwar Überschneidungen aufweist, jedoch eher unterschiedliche Zielgruppen anspricht und beteiligt.

health support' can even take place over a cup of coffee« (S. 2).

Die **internationalen WHO-Leitlinien** von 2003 (**»Mental Health Emergencies«**) unterscheiden zwischen Maßnahmen, die vor allem auf der psychischen Ebene ihre Wirksamkeit entfalten bzw. auf der sozialen, wobei die wechselseitige Abhängigkeit gerade im Term des »Psychosozialen« ausgedrückt werde. »In this document the term social intervention is used for interventions that primarily aim to have social effects, and the term psychological interventions is used for interventions that primarily aim to have psychological effects. It is acknowledged that social interventions have secondarily psychological effects and that psychological interventions have secondary social effects – as the term psychosocial suggests. Using the [WHO]-Definition of health as an anchor point, this statement covers the Department's current position regarding the mental and social aspects of health of populations exposed to extreme stressors« (S. 2).

Die WHO hat 2007 das Papier des Inter-Agency Standing Committee (IASC)-Papier mitgetragen und verabschiedet (s. u.). Dieses verwendet den Titel »Mental Health and Psychosocial Support« und nimmt darin eine Konkretisierung vor. Die hier angestellten Überlegungen können daher als revidiert betrachtet werden.

Der Leitfaden der **Internationalen Föderation des Roten Kreuzes und Roten Halbmondes** (IFRC 2005) verwendet den Term »mental health assessment« für die Ressourcenerfassung im Bereich sozialer Unterstützung und für die Prüfung der evtl. Notwendigkeit spezialisierter Angebote für psychisch Kranke.

- **Fazit**

Alle berücksichtigten Leitlinien(-entwürfe), die die Angebotspalette nach Notfallereignissen **nicht unter einen »psychosozialen« Term im Titel** subsumieren (WHO 2003; US-DHHS 2005; IFRC 2005; NNPN 2006; AWMF 2008), sind zunächst aus dem System der öffentlichen Gesundheitsversorgung heraus formuliert, das seine Wurzeln im medizinischen Krankheitsmodell hat.

Diese Leitlinien nehmen dennoch eine psychosoziale Perspektive auf die Entstehung psychischer Traumafolgestörungen und Belastungsfolgen nach Notfällen und belastenden Einsätzen ein und verwenden im Leitlinientext den Begriff »psychosozial« zur Kennzeichnung der Ziele und Handlungsstrategien.

Psychotherapeutische und fachärztliche Interventionen werden in den WHO-Richtlinien unter der Begriff »psychosocial« und in den Leitlinien des US Department of Health Services unter »mental health support« subsummiert. Das Schweizerische Papier (NNPN 2006) trennt psychotherapeutische und fachärztliche Interventionen deutlich von psychosozialen Maßnahmen und beschränkt inhaltlich psychosoziale Maßnahmen auf Angebote von geschulten (Einsatz-) Kräften, die nicht i.e.S. Fachkräfte aus dem Spektrum psychosozialer Berufsgruppen sind. Hier werden somit zwei getrennte Handlungsstränge vorgeschlagen.

Der Entwurf der AWMF-Leitlinien (2008) nimmt eine Unterscheidung in psychosoziale Notfallversorgung und spezialisierte fachtraumatologische Versorgung vor, wobei jedoch die allgemeinärztliche Versorgung zur psychosozialen Versorgung gezählt wird. Dieser Entwurf nahm 2011 noch keine klare Trennung von **psychosozial** und **heilkundlich** vor, unterdessen (2014) hat sich viel getan.

Nationale und internationale Leitlinien mit dem Oberbegriff »psychosozial«

Eine der frühesten Leitlinien auf nationaler europäischer Ebene haben die drei **österreichischen Bundesländer** Steiermark, Vorarlberg und Wien mit ihrem Leitfaden **Psychosoziale Akutbetreuung** 2003 vorgelegt. 2009 wurde auf breiter Basis von Akteuren eine Aktualisierung mit Schwerpunkt auf Ausbildungsfragen vorgelegt. Er bezieht sich ausschließlich auf Angebote der psychosozialen Akuthilfe für direkt Betroffene, Angehörige, Hinterbliebene und Augenzeugen, nicht auf Einsatzkräfte, die in interdisziplinären Teams – bestehend aus im weitesten Sinne psychosozialen Berufsgruppen, darunter auch Krankenschwestern, Seelsorger, Sozialpädagogen – angeboten werden. Die Maßnahmen werden abgeleitet aus klinisch-psychologischem, i.e.S. psychotraumatologisch fundiertem Wissen. Explizit wird die Referenz zur bio-psycho-sozialen Sicht hergestellt.

Beim bio-psycho-sozialen Modell steht der Mensch in seiner Gesamtheit im Mittelpunkt. Es wird davon ausgegangen, dass bei jeder Erkrankung neben biologischen auch immer psychosoziale Aspekte zum Tragen kommen, welche in der Betreuung und Behandlung gleich gewichtet beachtet werden müssen. Wir orientieren uns an diesem ganzheitlichen Ansatz der Medizin als Grundgedanke der psychosozialen Betreuung, Ausbildung und Forschung (Lueger-Schuster 2003, S. 24). Hilfe bei der unmittelbaren Bewältigung des Ereignisses und eine gezielte psychosoziale Frühintervention reduzieren die erlebte Hilflosigkeit und fördern die Bewältigungskompetenz der Betroffenen (Plattform Krisenintervention 2009, S.5).

Psychosoziale Akutbetreuung wird als »Werkzeug« eines humanitären Auftrags (nach komplexen Schadenslagen verstanden (Lueger-Schuster 2003, Plattform Krisenintervention 2009). Psychosoziale Akuthilfe umfasst präklinische Krisenintervention (KIT – Akutbetreuung), diese wird von Interventionen der Akutpsychiatrie zur Behandlung von Menschen mit psychiatrischen Vorerkrankungen unterschieden. Im Mittelpunkt der psychosozialen Akuthilfe steht die psychotraumatologisch begründete Stärkung protektiver sozialer Ressourcen: Sie stärkt das soziale Netzwerk und die personale Kompetenz, es zu nutzen. Das Papier beansprucht nicht, das gesamte Spektrum der kurz-, mittel und langfristigen Maßnahmen zu beschreiben, sondern ausschließlich die psychosoziale Akuthilfe.

Ein weiteres nationales Papier haben die **Niederlande** mit dem Impact-Paper (**»Multidisciplinary Guideline – Early Psychosocial Interventions«**) 2007 vorgelegt, das seine Empfehlungen und seine Warnungen vor dem Hintergrund umfangreich dokumentierter (nicht vorliegender oder statistisch vorwiegend schwacher) empirischer Evidenzen vornimmt, denen eine im Vergleich zu anderen Leitlinien größere Bedeutung bei der Empfehlung von Maßnahmen beigemessen wird. Auch das Impact-Papier fand intensive Rezeption und Aufnahme in das NATO-Papier. Es beschränkt seine Empfehlungen auf den Zeitraum von sechs Wochen nach einem Notfallereignis, beschreibt aber Aspekte der Gestaltung von Schnittstellen zum Zeitraum danach.

»Early psychosocial interventions should achieve the … aims
- promote natural recovery and the use of natural sources of help
- identify those affected who need acute psychological help
- as necessary, refer and as necessary treat those affected who need acute psychological help« (Impact 2007, S. 10).

Der niedrigschwellige, bedürfnisorientierte und soziale Ressourcen aktivierende Ansatz der »psychosocial interventions« wird als Angebot eines unterstützenden Kontextes beschrieben: »As soon as those affected have been brought to safety, the priority is to provide a listening ear, support and solace and being open to the immediate practical needs of those affected; offering factual and up-to-date information about the shocking event; mobilizing support from their own social sphere; facilitating reuniting with people closest to them and keeping families together; and reassuring those affected who display normal stress reactions. This is likely to promote the powers of recovery of those affected. A supportive context must be available and accessible all the time in the period to which this guideline relates – the first six weeks. It forms the basis from which early psychosocial interventions are carried out« (S.10).

Die Arbeitsgruppe legt ihr Augenmerk insbesondere auf Fragen der Zuweisung von Personen zu geeigneten Maßnahmen und betont die Rolle der »secondary mental health care« – also spezialisierter i.d.R. heilkundlicher Akteure mit einem Angebot von »early curative psychosocial interventions« – hinsichtlich der Belastungserfassung im Zeitfenster von sechs Wochen als Kompetenzressource »in the background« (S. 11). D. h., auch hier werden diese heilkundlichen Angebote unter das Spektrum der psychosozialen Interventionen subsummiert. Für die spezifisch qualifizierten Kräfte, die nicht den Heilkundeberufen angehören, sei ein Weiterverweisungswissen bedeutsam. Die Autoren merken aber wiederholt an, dass Maßnahmen der frühen Hilfen in ihrer Wirksamkeit noch keine ausreichende empirische Evidenz aufweisen, und regen weiterführende Forschung an. Jedoch betonen sie auch, dass die Rahmenbedingungen eines größeren Unglücksfalles schlechte Voraussetzungen für Forschung böten.

In **Deutschland** fand der bundesweite Leitlinienprozess unter breiter Beteiligung von Fachvertretern, Berufsverbänden, Kammern, Anbietersystemen, Bundesländern, Behörden und Organisationen der Gefahrenabwehr, Kirchen und Kostenträgern statt. Er wurde durch die Bundesbehörde Bundesamt für Bevölkerungsschutz und Katastrophenhilfe moderiert. Forschungsprojekte und ihre Ergebnisse[6] sowie Gutachten zu ausgewählten Kontroversen unter Berücksichtigung internationaler Leitlinien förderten den Prozess. Unter Beteiligung aller wurde zu den Empfehlungen der Forschungsprojekte und weiteren fachlichen Empfehlungen in einem Konsensusprozess beraten und als **Psychosoziale Notfallversorgung – Qualitätsstandards und Leitlinien** verabschiedet (BBK 2009)[7].

Die **bundesdeutschen Leitlinien »Psychosoziale Notfallversorgung: Qualitätsstandards und Leitlinien (Teil I)«** definieren: »Der Begriff Psychosoziale Notfallversorgung (PSNV) beinhaltet die Gesamtstruktur und die Maßnahmen der Prävention sowie der kurz-, mittel und langfristigen Versorgung im Kontext von belastenden Notfällen bzw. Einsatzsituationen … Übergreifende Ziele der PSNV sind Prävention von psychosozialen Belastungsfolgen, Früherkennung von psychosozialen Belastungsfolgen nach belastenden Notfällen bzw. Einsatzsituationen [und] Bereitstellung von adäquater Unterstützung und Hilfe für betroffene Personen und Gruppen zur Erfahrungsverarbeitung sowie die angemessene Behandlung von

---

6   Forschungsprojekte zur Wirksamkeit der »primären und sekundären Prävention« (Krüsmann et al. 2006) sowie zur »Entwicklung von Standards und Empfehlungen für ein Netzwerk zur bundesweiten Strukturierung und Organisation psychosozialer Notfallversorgung« (Beerlage et al. 2006; Beerlage et al. 2009; Beerlage et al. 2008) im Auftrag des deutschen Bundesamtes für Katastrophenschutz (BBK) und Bundesministerium des Innern (BMI) sollten wissenschaftliche Argumente für die Klärung noch offener Fragen beitragen. Im Ergebnis legten die Projekte Empfehlungen vor.

7   Im November 2010 gab es eine dritte abschließende Konsensukonferenz (BBK, November 2010). Hier hat eine Wende stattgefunden: weg vom Extremereignis hin zum belastenden Alltag und zur Einbindung der PSNV in den Normaleinsatz (nicht nur mehr in große Schadenslagen).

Traumfolgestörungen und – bezogen auf Einsatzkräfte – einsatzbezogene psychische Fehlbeanspruchungsfolgen« (BBK 2009, S. 15).

Die »psychosoziale Versorgungskette« (BBK 2009, mod. nach Beerlage 2008) bildet alle Akteure als System ineinander greifender Maßnahmen ab, und macht so deutlich, dass alle Angebote nichtheilkundlicher Hilfen von geschulten Einsatzkräften sowie spezifisch für dieses Feld qualifizierten seelsorgerlichen, psychologischen und (sozial)pädagogischen Berufsvertretern (psychosozialen Fachkräften) sowie die heilkundlichen Interventionen durch (Fach-)Ärzte, ärztliche und psychologische Psychotherapeuten sowohl kurz- als auch langfristig interdisziplinär verknüpft sind. Alle Maßnahmen werden komplementär zu vorhandenen Ressourcen der Person und ihres sozialen Umfeldes geplant und vorgehalten. Das soziale Netzwerk als natürliche Bewältigungsressource ist zugleich auch Zielgruppe von Maßnahmen: Es wird informiert, gestärkt und unterstützt bei der Wiedereingliederung der von Notfällen Betroffenen oder von Einsatzkräften nach belastenden Einsatzsituationen. Die Ausrichtung ist in allen Handlungsstrategien präventiv.

Die Leitlinien übernehmen die auf der Basis des oben umrissenen psychosozialen Verständnisses ausgeführten Positionen und Formulierungen: »Die PSNV geht daher davon aus, dass zur Bewältigung von kritischen Lebensereignissen zunächst personale Ressourcen und soziale Ressourcen im informellen sozialen Netzwerk aktiviert werden. Maßnahmen der PSNV wirken ergänzend oder substituierend im Falle des Fehlens oder Versiegens dieser Ressourcen« (BBK 2009, S. 15, s. Beerlage 2009, S.16). Damit wird epidemiologischen Daten und praktischen Erfahrungen Rechnung getragen, wonach ein großer Teil der von Unglücksfällen betroffenen Bürger oder von kritischen Einsatzsituationen betroffenen Einsatzkräfte die Ereignisse mit den ihnen allgemein zur Verfügung stehenden persönlichen und sozialen Ressourcen bewältigt. Das ressourcenkomplementäre Verständnis der PSNV besagt damit zugleich, dass Unterstützung und Hilfe umso aktiver, aufsuchender und niedrigschwelliger angeboten werden sollte, je belasteter und ressourcenärmer betroffene Menschen sind. Zugleich verbindet es mit jedem Angebot von Unterstützung,

Hilfe oder Intervention einen hohen Respekt vor den Kompetenzen, Bedürfnissen und Wünschen der Menschen, vor ihrem soziokulturellen Eigen-Sinn und den Interaktionsgewohnheiten in ihren jeweiligen kulturell geprägten Lebenswelten.

Das zwischen einigen europäischen Staaten 2001 abgestimmte **EU-Policy Paper** (Seynaeve 2001) (»**Psychosocial support in situations of mass emergency**«) legt allen Angeboten die Annahme der primär sozialen menschlichen Natur zugrunde. Es verwendet »psycho-social intervention« und »psychosocial support« synonym und subsumiert darunter präventive und kurative Angebote: »to support affected people via psychological and social means« (Seynaeve 2001, Annex 2). »The response to a Mass Emergency (ME) therefore requires a special approach that is essentially **preventive** and **collective** in nature, although **curative** care can be necessary for some individuals« (S.2).

Das Papier beschreibt explizit und ausführlich seinen bedürfnistheoretischen und -orientierten Zugang. Im Zeitverlauf (Akutphase, Transitionsphase, Langzeitphase) wird – abgeleitet aus der Auswertung der Rekonstruktion ereignisspezifischer dynamischer »Bedürfnisentwicklungsverläufe« in zurückliegenden Großschadenslagen – ein gestuftes Vorgehen von heilkundlichen und nicht heilkundlichen Maßnahmen empfohlen.

In der Transitionsphase werde auch der Zugang zu Psychotherapie oder spezialisierten Psychologen zu bahnen sein. Neben Psychotherapie ist aber auch an spezialisierte Beratungsangebote sowie medizinische Behandlung bei ernsthaften psychosozialen Problemen bzw. psychischen Störungen und psychosomatischen Erkrankungen zu denken. Die Bewahrung individueller Rechte, ebenso ein integraler Bestandteil des psychosozialen Ansatzes, findet ihren Niederschlag in der ausführlichen Diskussion des personenbezogenen Informationsmanagements unter besonderer Berücksichtigung des informationellen Selbstbestimmungsrechtes. Dieser Aspekt wird jedoch in anderen Empfehlungen kaum thematisiert.

Das Papier des **Inter-Agency Standing Committee (IASC)** (»**Guidelines on Mental Health and Psychosocial Support in Emergency Settings**«, **2007**) nimmt gleich zu Beginn eine Begriffsklärung vor:

» The composite term ‚mental health and psychosocial support' is used in this document to describe any type of local or outside support that aims to protect or promote psychosocial well-being and/or prevent or treat mental disorder (IASC 2007, S.1).

» Why do the guidelines use the overlapping terms ‚mental health and psychosocial support'? For many aid workers these closely-related terms reflect different, yet complementary, approaches. Agencies outside the health sector tend to speak of supporting psychosocial well-being. People working in the health sector tend to speak of mental health, but historically have also used the terms psychosocial rehabilitation and psychosocial treatment to describe non-biological interventions for people with mental disorders. Exact definitions of these terms vary between and within aid organizations, disciplines and countries (S. 16).

» Are these guidelines for mental health professionals only? No, this publication offers guidance on how a wide range of actors in diverse sectors can protect and improve mental health and psychosocial well-being. However, some action sheets cover clinical intervention, that should be implemented only under the leadership of mental health professionals (S.17).

» Why do the guidelines not focus on traumatic stress and post-traumatic stress disorder? The types of social and psychological problems that people may experience in emergencies are extremely diverse … An exclusive focus on traumatic stress may lead to neglect of many other key mental health and psychosocial issues … The guidelines include (a) psychological first aid for people in acute trauma-induced distress by a variety of community workers … and (b) care for people with severe mental disorders, including severe PTSD [Posttraumatic Stress Disorder], by trained and supervised health staff only (S.18).

Es wird hier klar zwischen heilkundlicher und nicht-heilkundlicher Kompetenz und Zuständigkeit getrennt, beides aber unter »mental health and psychosocial support« subsummiert. Unterhalb der »specialised services« (im Bereich »secondary mental health care«) werden »basic services« (Befriedigung der Grundbedürfnisse), »community and family support« (Information und Psychoedukation und Stärkung sozialer Ressourcen) sowie »focused, non-specialised support« (spezifische Formen gezielter Unterstützung z. B. »psychological first aid« und »basic mental health care by primary health care workers«) für eine kleine Anzahl von Personen mit erhöhten Unterstützungsbedarfen beschrieben. Diese werden durch eine Gruppe besonders geschulter, aber nicht notwendigerweise heilkundlicher Kräfte durchgeführt.

»Specialised services« beinhalten für eine deutlich kleinere Gruppe von betroffenen Menschen mit massiven Beeinträchtigungen ihrer Alltagsfunktionen psychologische und psychiatrische Angebote »whenever their needs exceed the capacities of existing primary/general health services« (IASC 2007, S. 13). Diese Probleme erforderten entweder a) eine Vermittlung zu spezifischen spezialisierten (traumatherapeutischen) Angeboten oder b) eine langfristige Schulung und Sensibilisierung aller Mitarbeiter der primären und allgemeinärztlichen Gesundheitsversorgung.

Zudem unterscheiden die IASC-Richtlinien zwischen »minimal response« und »comprehensive response«. Letztere sollte erst organisiert werden, wenn alle betroffenen Orte und Gemeinden zumindest minimal versorgt seien. Davon sei in der Regel in der Stabilisierungsphase einer Katastrophe auszugehen, wenn Grundbedürfnisse nach Nahrung, Wasser, Hygiene und Obdach geklärt seien.

Die als Manual gestalteten Richtlinien nennen als Kernprinzipien des hier beschriebenen Arbeitsansatzes sechs Grundprinzipien: Bewahrung der Menschenrechte, Partizipation, Vermeidung nicht intendierter negativer Effekte, Ressourcen- und Kompetenzorientierung, integrierte multidimensionale und -disziplinäre Versorgung. Besonderes Augenmerk wird wiederholt auf Kultursensitivität, Gendersensitivität und die besondere Beachtung der begrenzten Ressourcen marginalisierter Gruppen gelegt. Zugleich werden – wie in den deutschen Empfehlungen – auch primärpräventive Notwendigkeiten zur Stärkung der Einsatzkräfte durch arbeitsorganisatorische Maßnahmen hervorgehoben.

Es werden Angebote auf der Basis der Maslow'schen Bedürfnishierarchie gestaffelt. Als Kernaufgaben von »mental health« and »psychosocial support« werden u. a. Aktivierung und Unterstützung von Gemeinschaften sowie Vernetzung der Dienste genannt. Bemerkenswert erscheint, dass die Richtlinien explizit psychosoziale Maßnahmen als Querschnittsaufgabe sehen, die auch in die Sicherstellung allgemeiner gesundheitlicher Dienste, Aufrechterhaltung der Teilhabe an Bildung, Informationsmanagement, Versorgung mit Nahrungsmitteln, Unterkunft sowie Wasser integriert sein sollte bzw. in diesem Rahmen auch psychosoziale Bedürfnisse erheben und beantworten soll.

Die Richtlinien starten mit einer Liste von energischen Do's und Dont's, darunter:

- Schaffen Sie keine getrennten Gruppen von »mental health« oder psychosozialen Angeboten, die nicht miteinander sprechen oder koordiniert zusammen arbeiten.
- Arbeiten Sie nicht isoliert voneinander oder ohne daran zu denken, wie die Arbeiten mit anderen zusammenpassen müssen.
- Glauben Sie nicht, dass jeder in einem Notfall traumatisiert ist, oder dass Menschen, die resilient wirken, auch keinen Unterstützungsbedarf haben.
- Stellen sie keine wiederholten Fragen zur Erfassung von Bedarfen und Befindlichkeiten, wenn Sie nachher kein Angebot machen können.
- Konzentrieren Sie sich nicht auf klinische Angebote unter Vernachlässigung multisektorieller Angebote (S. 15, Übersetzung durch die Herausgeberin).
- Versuchen Sie die Schaffung paralleler Mental-Health-Systeme zu vermeiden, die sich auf jeweils spezifischen Diagnosen konzentrieren (z. B. PTSD) oder auf Zugehörigkeit zu bestimmten Betroffenengruppen (z. B. Witwen). Es besteht die Gefahr einer fragmentierten und nicht nachhaltigen Versorgung, in der systematisch die Menschen ausgeblendet werden, die in keines dieser Schemata von diagnosti-

schen Kategorien oder Gruppen passen (S.129, Übersetzung durch die Herausgeberin).

Ein weiteres **internationales Papier**, das bereits einige der hier ebenfalls einbezogenen Empfehlungen berücksichtigt und integriert hat, ist das **NATO-Papier (2008, »Psychosocial Care«)**, das einen präventiven, ressourcenorientierten, explizit familien- und gemeindepsychologischen (»community«) Ansatz verfolgt[8].

Im Mittelpunkt stehen die ereignisspezifisch variierenden und unterschiedlichen Verläufe von Bedürfnissen der Betroffenen (hier deutlicher Bezug auf das EU-Policy Paper). Es nennt als Ziel aller Maßnahmen die Stärkung von personaler und sozialer Resilienz und Wiedererlangung psychosozialen Wohlbefindens im und durch Interaktion im natürlichen sozialen Netzwerk (»recovery« Absatz 23, S.7). Als gut belegt gelte, dass die Art und Weise, in der die psychosozialen Antworten von Menschen auf eine Katastrophe geregelt werden, maßgeblich die Fähigkeit der ganzen Gemeinde bestimmt sich zu erholen (Absatz 37, S. 15).

Es subsumiert »psychosocial services and mental health services« unter dem begrifflichen Dach der »psychosocial care«(Absatz 37-7, S. 15). »The adjective ‚psychosocial‘ refers to personal psychological development in the context of social environment. It is a specific term that is used to describe the unique internal processes that occur within people. It is usually used in the context of ‚psychosocial intervention‘, a term that is commonly applied alongside psychoeducation or psychopharmacological interventions« (Absatz 97, S.31). »Thus, the psychosocial approach espoused in this guidance is based on commitment to a broad range of eclectic approaches to planning and responding to disaster and major incidents. It includes social, psychological, educational, other non-healthcare and non-medical, and healthcare responses to the psychosocial impacts and, within that broad category, services for people who become distressed or

who fail to adjust or develop dysfunction and mental disorders« (Absatz 98, S.31).

Unter »psychosocial care« werden hier heilkundliche Interventionen und psychosoziale Hilfen aus einem breiten interdisziplinären Angebot für das breite Spektrum von Menschen mit unterschiedlichen Graden von Bewältigungskompetenzen und Belastungserleben, alltäglichen Beeinträchtigungen und psychischen Störungen mit Krankheitswert zusammengefasst. Alle Maßnahmen zusammen richten sich sowohl kurz-, als auch mittel- und langfristig an alle betroffenen Menschen, die unterschieden werden in a) resistente und resiliente Menschen, b) angemessen und kurzfristig gestresste, resiliente, rasch erholungsfähige Menschen, c) überproportional gestresste und kurz und mittelfristig im Alltag beeinträchtigte Langsamerholer und d) kurz-, mittel und/oder langfristig psychisch gestörte Menschen.

»Psychosocial care« wird also als **integrierte Versorgung aller Dienste** von der Notfallversorgung bis zu sozialen und gesundheitlichen, humanitären Institutionen, wohlfahrtsstaatlichen (z. B. Hilfsorganisationen) Diensten sowie ehrenamtlichen und Non-governmental-Organisationen verstanden.

Dabei ist das soziale Netzwerk nicht »Bestandteil« der psychosozialen Versorgung, sondern wird als Ressource und »Gegenstand« des Handelns erfasst, respektiert, adressiert und gestärkt, wobei Ungleichheiten und Nebenwirkungen sozialer Unterstützung nicht ausgeblendet, sondern mit reflektiert werden. Ziel der Interventionen sei einerseits die Stärkung der Resilienz der Individuen und sozialen Gemeinschaften (»sustain and develop the **psychosocial resilience** of populations, communities and potential responders« (Absatz 39, S. 15, Hervorhebung durch die Autorin), andererseits auch ihre Erholung (»recovery«).

Darunter verstehen die Autoren »die in sozialer Interaktion stattfindende dynamische Erlangung oder Wiederherstellung einer positiven Grundhaltung gegenüber sich selbst, seinen Rollenfunktionen und seinem Leben – jenseits des Systems der gesundheitlichen Versorgung. Es schließt die aktive Einbindung von allen Personen und Gruppen mit ihren Stärken und Vulnerabilitäten und ihre verfügbaren Ressourcen und positiven Faktoren in der

---

8   »Community: a group with the commonality of association and generally defined by location, shared experience or function. A social group that has a number of things in common, such as shared experience, locality, culture, heritage, language, ethnicity, pastimes, occupation, workplace, etc.« (NATO 2008, S. 124).

Umgebung im Management der eigenen psychosozialen Probleme und psychischen Störungen ein« (Übersetzung durch die Autorin, Absatz 104, S.34).

Die hier beschriebene Rolle der sozialen Unterstützung deckt sich mit den klassischen Überlegungen zum Empowerment bei Rappaport (1981), so dass »psychosocial care« auch Empowerment-Prozesse stärken und ermöglichen sollte, nicht nur die Überwindung von Problemen. Die gemeindebezogene Vorhaltung psychosozialer Unterstützung wird als die kritische Einflussgröße zur Minderung psychosozialer Folgen von Katastrophen angenommen.

Auch das handelnde und autonome Subjekt wird terminologisch aus seiner »Opfer«-Rolle befreit und als »Überlebender« bezeichnet, dessen Handlungen nach einem Unglück rationaler, prosozialer und kompetenter ausfallen, als in »Mythen« gemeinhin angenommen. Als zentrale personale Ressource wird auch die personale Ressource angenommen, soziale Unterstützung überhaupt wahrzunehmen und abzufordern (im Sinne von Veröffentlichungsbereitschaft und Hilfesuchverhalten; vgl. Klink u. Scherner 1986). Geschlechtsspezifische Aspekte seien hier zu berücksichtigen.

Das Papier trägt sozialepidemiologischen Erkenntnissen Rechnung, indem es auch ein erhöhtes Katastrophenrisiko sowie weniger soziale Ressourcen in marginalisierten, sozial unterprivilegierten bzw. armen Bevölkerungsschichten gebe, die mit weiteren soziodemographischen Risiken ursächlich zusammenhängen (ländlicher Raum, Armut, Bildung, Wohnverhältnisse und Mobilität). Gegenüber sozial nicht privilegierten Bevölkerungsgruppen herrsche zudem latente oder manifeste Versorgungsungerechtigkeit. So würden in den meisten Ländern die Angebote weder gerecht und bedürfnisorientiert (»needs-led«) noch rational angeboten. Immer noch erhielten Privilegierte mehr Angebote als Unterprivilegierte.

■ **Fazit**

Alle Leitlinien, die **explizit** Nachsorge und Einsatznachsorge unter dem Begriff »**psychosozial**« subsumieren (NATO 2008; IASC 2007; Impact 2007; Lueger-Schuster et al. 2003; Seynaeve 2001), beziehen sich in der Beschreibung der Maßnahmen und der Erklärung von Belastungen und psychischen Traumafolgen explizit auf ein bio-psycho-soziales Menschenbild und Störungsverständnis und betonen die Schutzfaktoren sozialer Ressourcen und dies deutlich stärker als in den Papieren, die andere Oberbegriffe wählen.

Heilkundliche Angebote werden unter dem Oberbegriff »psychosoziale Maßnahmen« subsummiert bei eindeutiger Arbeitsteilung und/oder zeitlicher Strukturierung unter Betonung der Notwendigkeit der Regelung von Übergängen. Dies gilt nicht für das ausdrücklich auf psychosoziale Akuthilfen (als ein Angebot nach Notfallereignissen) beschränkte, also akute Hilfen für Überlebende, Angehörige und Hinterbliebene beschreibende Österreichische Papier. Dieses beschreibt zwar Schnittstellen, schließt aber unter dem Begriff der »psychosozialen Akuthilfen« Heilkundeangebote aus. Dies deckt sich mit den Definitionen und ihrer Verwendung im Entwurf der Leitlinien im Ergebnis des Konsensusprozesses.

Auffällig ist, dass vor allem in den jüngsten internationalen, explizit »psychosozialen« Papieren (NATO 2008; IASC 2007), die unter Beteiligung von internationalen humanitären und Menschenrechtsorganisationen zustande kamen, Bedürfnisse der Betroffenen als zentrale handlungssteuernde Größe betont werden. Zugleich heben sie expliziter die Herausforderungen durch kulturelle Vielfalt, Genderperspektive, humanitäre Aspekte, soziale Ungleichheit in (Katastrophen) Risiken und Ressourcen sowie Menschenrechtsfragen hervor und stellen damit einen noch engeren Bezug zum ursprünglichen Entwicklungsimpuls für eine an zivilgesellschaftlicher Teilhabe ausgerichtete »psychosoziale Perspektive« her. Die »Überlebenden« (statt Opfer) werden als handelnde und autonome Subjekte, die zu rationalem, prosozialen und kompetentem Handeln fähig sind, somit als Akteure einer zielgruppenspezifischen Bedürfniserhebung wahrgenommen. Zugleich erscheint die Erhöhung oder Aufrechterhaltung ihrer Möglichkeiten zur Partizipation als ein wichtiges Ziel der Maßnahmen nach potenziell traumatisierenden Ereignissen und Erfahrungen.

1.5 Wissenschaftliche Untermauerung psychosozialer Handlungsstrategien: das Review Hobfoll et al. (2007) und seine Rezeption

Ende 2007 legte die beeindruckende Zahl von 20 psychotraumatologisch und psychosozial-stresstheoretisch einschlägig international ausgewiesenen Autoren ein Review zur Wirksamkeit von Methoden der kurz- und mittelfristigen Notfallnachsorge nach Großschadenslagen (»mass emergency«) vor. Sie leiten aus den vorliegenden wissenschaftlichen Ergebnissen – und damit leider vor dem Hintergrund insgesamt eher schwacher Evidenzen für einzelne Interventionsstrategien – grundsätzliche, eher »evidence-informed« als »evidence-based« (Hobfoll et al. 2007, S. 284) Kernüberlegungen ab. Diese können, so die Autoren, vor allem als ein reflexives Rahmenmodell und Leitbild für alle Handelnden unter den höchst unterschiedlichen Voraussetzungen der jeweiligen katastrophalen Lagen und Rahmenbedingungen fungieren. Die Autoren beabsichtigen nicht, ein allgemeingültiges und immer übertragbares Rezept darzustellen. Sie beschreiben eine Versorgungslogik, keine Versorgungsstruktur.

Die Autoren verstehen ihre abgeleiteten Prinzipien vor allem als »road map« für Behörden und Organisationen der Gefahrenabwehr und das System der Gesundheitsversorgung (S. 305). Auch sie beschreiben die Summe aller Maßnahmen als »psychosocial interventions«.

Es spricht aus Sicht der Autoren vieles dafür, vor allem die Integration, Flexibilität und ereignis- und situationsspezifische Adaptivität aller Maßnahmen sicherzustellen. Sie leiten ihren Artikel ein: »Restoring social und behavioral functioning after disasters and situations of mass casuality has been extensively explored over the past few decades. No evidence-based consensus has been reached to date with regard to effective interventions for use in the immediate and the mid-term post mass trauma phases ... Clearly, we have effective clinical interventions for survivors who develop PTSD (...) and for whom such treatment is accessible and acceptable. What is needed are more broad-scale interventions primary and secondary prevention,

psychological first aid, family and community support« (S. 300). »We, therefore, address the issue by asserting several general principles ... Thus, we believe that there are central elements or principles of interventions, ranging from prevention, to support, to therapeutic interventions« (S. 284).

Die Autoren arbeiten **fünf Kernelemente** heraus, die sowohl auf der Ebene personenbezogener Maßnahmen als auch der Ebene der Unterstützung im sozialen Netzwerk und auf der Ebene der betroffenen Gemeinden umsetzbar sind und bieten damit eine überschaubare Matrix von fünf Handlungsorientierungen auf drei Ebenen an: (1) Promotion of Sense of Safety, (2) Promotion of Calming, (3) Promotion of Sense of Self-Efficacy and Collective Efficacy, (4) Promotion of Connectedness, (5) Instilling Hope (Hobfoll et al. 2007).

Das zugrunde liegende Rahmenmodell der mehr oder weniger beeinträchtigten Balance zwischen Anforderungen und Ressourcen trägt der Tatsache Rechnung, dass in Katastrophen nicht nur die Individuen erschüttert und ihre personalen Ressourcen überfordert, bedroht oder zerstört seien, sondern dass dies auch für die sozialen Gemeinschaften und Gemeinden zutrifft, so dass es zu wechselseitig erschwerenden Prozessen der Wiederherstellung kommen kann. Die Erstellung von Ressourcen- und Risikoprofilen bezieht daher immer alle drei Ebenen ein. Zwei der fünf herauskristallisierten effektiven Wirkmechanismen bzw. daraus abgeleiteten Handlungsprinzipien fokussieren daher auf besonders eng miteinander verbundene personale und soziale Ressourcen: »Förderung des Erlebens von Selbstwirksamkeit und kollektiver Wirksamkeit« sowie »Förderung von Verbundenheit und Bindung«. Diese Bestandsaufnahme des aktuellen Wissensstandes stärkt damit psychosoziale Modellannahmen zu Schutzfaktoren im posttraumatischen Prozess. Auf die enge Verwobenheit personaler und sozialer Ressourcen wird mit Bezug auf Rappaport (1981) hingewiesen: »The second aspect of self- and collective efficacy, one that is often ignored, is that empowerment without resources is counterproductive and demoralizing« (S. 295).

Die »five essential elements« werden allseits als umfassende Grundlegung weiterführender wissenschaftlicher und praktischer Strategien gewürdigt und wurden auch mit beeindruckender Geschwindigkeit international rezipiert. Fairbank u. Gerrity (2007) und Flynn (2007) mahnen die wissenschaftliche Gemeinschaft an, sich aktiv in Policy-Prozesse einzubringen und sich in politische Kulturen hineinzudenken, damit diese Leitlinien in der Politik Gehör und praktische Umsetzung finden können, schließlich kontrolliere die politisch-administrative Ebene im Ernstfall die Ressourcen.

Jones et al. (2007) hinterfragen die Umsetzbarkeit der Empfehlungen und ihren ambitionierten Anspruch, weniger, weil sie nicht praxisnah seien, sondern weil vielfach noch die Ressourcen fehlten. So wird hervorgehoben, dass im Bedarfsfall ein umgehender Übergang ins System der fachärztlichen und psychotherapeutischen Versorgung erfolgen solle, aber offen sei, ob es eine ausreichende Anzahl ausreichend qualifizierter Therapeuten nach einem solchen Ereignis gebe (S. 363) (vgl. auch Blumenfield 2007). Die Frage fehlender Evidenz für die günstige Beeinflussung von Bewältigungsverläufen durch die vorgeschlagenen Handlungsstrategien sei auch darauf zurückzuführen, dass klassische Forschungsstrategien unter den Rahmenbedingungen einer Katastrophe schlecht durchführbar seien (z. B. der Einsatz standardisierter Instrumente) – die wichtigsten Informationen erhalte man eben durch achtsames Abwarten und kontinuierliche Ansprache der Betroffenen.

Vor dem Hintergrund einiger in der bundesdeutschen Diskussion gelegentlich zu hörender Stimmen, ein »psychosozialer« Ansatz sei »überholt« und eine wenig empirisch gestützte »Ideologie«, überrascht doch, wie sehr die hier beschriebenen empirisch (und auch durch Erfahrungen in Großschadenslagen/Katastropheneinsätzen) fundierten Essentials die psychosozialen Handlungsprinzipien unterstreichen, die im Kontext der Gemeindepsychologie herausgearbeitet wurden, z. B. die Einbeziehung und Stärkung der natürlichen personalen und sozialen Ressourcen vor Einsatz professioneller Methoden zur Überwindung von Problemen. Tatsächlich erweisen sich soziale Ressourcen in der Coping-Forschung oft als stärkste Prädiktoren der Wiedererlangung von Wohlbefinden im Kontext kritischer Lebensereignisse (Schwarzer u. Knoll 2007; Schulz u. Schwarzer 2002; s. auch im Kontext Notfallmedizin und Krisenintervention: Bengel 2003; im Kontext Nachsor-

ge für Überlebende, Angehörige und Hinterbliebene: Lueger-Schuster 2004; Krüsmann 2006; im Kontext Einsatzkräftegesundheit: Schulze 2004[9]; Hering et al. 2005).

Auch die Rezeption der »five essential elements« durch Flynn (2007) stärkt die Hoffnung, dass hier eine wissenschaftlich in jüngerer Zeit vernachlässigte Perspektive empirisch gestärkt wieder aufleben könnte. Die Konsequenz, die die Autoren aus umfangreicher Analyse zögen, sieht er in Übereinstimmung mit einem aktuellen Trend in der psychosozialen Notfallversorgung, wieder zu einem »Weniger ist mehr!« zurückzukehren, »away from more intense individual and group psychological interventions except when clearly warranted. It reinforces, with evidence, the importance identifying and securing basic needs in the early post event period. It reinforces the direction taken by the various emerging models of psychological first aid« (S. 366).

Ein Problem sieht Flynn jedoch darin, dass die Empfehlungen Aktivitäten und Rollenverständnisse beschreiben, die in der Regel nicht zu Handlungskompetenzen und Rollenselbstverständnissen der »mental health professionals« gehören, z. B. anwaltschaftliche Vertretung der Interessen einer Gemeinde oder Förderung der Erfahrung von kollektiver Selbstwirksamkeit in einer Gemeinde.

Intendiert oder nicht, der Text von Hobfoll et al. (2007) läse sich als evidenzbasiertes Argument für die Rückkehr zu Basisprinzipien der Gemeindepsychologie, die jedoch gegenüber einer seit Dekaden andauernden Tendenz »gegen den Strom schwimmt« (Flynn 2007, S. 368). Dieser zeichne sich dadurch aus, dass er praktische und wissenschaftliche Anstrengungen ausschließlich – und unter »tragischem und beschämendem Fehleinsatz von Ressourcen« – auf die Menschen mit schweren und anhaltenden Problemen konzentriert (S. 368, Übersetzung durch die Herausgeberin).

---

9   Unveröffentlichte Diplomarbeit, Schulze D (2004) Merkmale der Tätigkeit im Feuerwehrdienst und ihre Auswirkungen auf das Wohlbefinden der Einsatzkräfte, unter Berücksichtigung von Hilfesuchverhalten, Veröffentlichungsbereitschaft, sozialer Unterstützung und sozialer Kohäsion, Hochschule Magdeburg-Stendal

» One of the factors that attracted me to the field of disaster mental health almost 30 years ago was that it provides an opportunity to apply the principles and practice of community mental health. Little did I know then that disaster behavioral health would become one of the very few remnants of this perspective remaining in the United States today. The former community mental health system has fundamentally changed its focus … Today the System primarily focuses on treatment and support of those with serious and persistent mental illness. Long gone are publicly funded entities that, in addition to clinical services, incorporate notions of population based interventions, preventive efforts, consultation and liaison services to diverse community partners and promotion of healthy relationships between individuals and the community context in which they live … The ability to practice and promote principles of community mental health has been a significant factor in retaining my interest and commitment over decades (S. 367).

- **Fazit**

Die wissenschaftliche Bestandsaufnahme der Wirksamkeit von Interventionen der kurz- und mittelfristigen Nachsorge für Überlebende, Angehörige, Hinterbliebene und Augenzeugen sowie für Einsatzkräfte durch Hobfoll et al. (2007) zeichnet ein Bild eines bislang noch unzureichend sicheren Wissens und lückenhafter Forschung. Dennoch stützen die aus der Bestandsaufnahme abgeleiteten Prinzipien die in den jüngsten internationalen Empfehlungen vorgeschlagenen Ansätze und Handlungsorientierungen einer bedürfnisorientierten, niedrigschwelligen und multidisziplinären gestuften Mehr-Ebenen-Versorgung für Individuen, Gruppen und Gemeinden und unterstreichen die Praxistauglichkeit und wissenschaftlichen Grundannahmen des unter ▶ Abschn. 1.2 beschriebenen Verständnisses einer psychosozialen Notfallversorgung.

Alle vorgeschlagenen Maßnahmen verstehen sich als Ergänzungen der Bewältigungskompetenz von Personen, Gruppen und Gemeinden. Sie unterstützen und stärken Menschen in ihren Bemühungen, sich auf dem Kontinuum zwischen Gesundheit und Krankheit in Richtung Gesundheit zu bewegen. Sie integrieren den Einsatz heilkundlicher Methoden, wenn das Erleben und Verhalten von Menschen unter einem Missverhältnis von Bewältigungsressourcen und Bewältigungsanforderungen die Form psychischer Störungen annimmt.

1.6   Folgerungen zum Konzept PSNV

Die Haltung einer bedürfnisorientierten, geordneten, multidisziplinären Integration, Flexibilität und ereignis- und situationsspezifische Adaptivität aller Maßnahmen nach Notfallereignissen und belastenden Einsatzsituationen ist im Kern psychosozial.

- Psychosoziale Notfallversorgung (PSNV) ist als **Oberbegriff** für das geordnete und gestufte System aller Maßnahmen und Anbieter sowie für Strukturen und Organisationsformen im Kontext von Notfallereignissen und belastenden Einsatzsituationen geeignet.

- Psychosoziale Notfallversorgung umfasst das gesamte Spektrum aller resilienzstärkenden, präventiven und nachsorgenden kurz-, mittel- und langfristigen Angebote als **geordnete Zusammenarbeit in einer gestuften integrierten Versorgung**. Sie integriert alle heilkundlichen Interventionen und nicht-heilkundlichen, säkularen und kirchlichen Hilfen.

- Alle Angebote, auch wenn sie auf unterschiedlichen wissenschaftlichen Grundlagen (Neurologie, Psychiatrie, Klinische Psychologie, Sozialpsychologie, Theologie, verknüpft in der Psychotraumatologie) entwickelt wurden, dienen der Erhaltung und Wiederherstellung psychischen und sozialen Wohlbefindens auf der Basis eines bio-psycho-sozialen Diathese-Stress-Modells. Sie alle stützen und teilen **zentrale Prinzipien einer psychosozialen Versorgungsplanung.**

- **Handlungsstrategien** zur Stärkung von Schutzfaktoren und Bewältigungskompetenzen und zur Minderung von Risikofaktoren auf der Ebene der Person, der sozialen Netzwerke und größerer Gemeinschaften im Bewältigungsprozess sind vor und nach potenziell traumatisierenden Ereignissen **eng verknüpft.**

— Eine im Kern psychosoziale **Haltung** in der psychosozialen Notfallversorgung ist von einem tiefen Respekt für alle Beteiligten und ihre persönlichen, sozialen, beruflichen und kulturellen Besonderheiten geprägt. Maßnahmenplanung und -durchführung sind bedürfnis- und ressourcenorientiert, interdisziplinär, vernetzt und im Zeitverlauf geordnet. Diese Haltung sensibilisiert für die Belange betroffener Gemeinschaften, für soziale Ungleichheit im Zugang zu Ressourcen sowie für kultur- und gender-spezifische Bedürfnisse von Betroffenen. Je mehr internationale Organisationen, insbesondere Hilfs- und humanitäre Organisationen, Leitlinien gemeinsam formulieren, umso stärker wird die notwendige besondere Berücksichtigung ressourcenarmer und marginalisierter Gruppen hervorgehoben. Anforderungen, die aus dem Globalisierungsprozess resultieren, werden ebenfalls einbezogen.

— Jüngste wissenschaftliche Reviews, Metaanalysen und internationale Empfehlungen stützen die daraus abgeleiteten **Versorgungsprinzipien** und interdisziplinäre **Versorgungsplanung** von Menschen nach potenziell traumatisierenden Erfahrungen.

Im Folgenden sollen abschließend einige Impulse für die Weiterentwicklung psychosozialer Notfallversorgung auf der Basis dieses Verständnisses gegeben werden.

1.7   Bedürfnisorientierter und bedarfsgerechter gestufter Einsatz interdisziplinärer Kompetenzen

Berücksichtigt man die **ressourcenkomplementäre** Bereitstellung und Planung der Angebote der psychosozialen Notfallversorgung, so sollten die Angebote dem Bedürfnis- und Bewältigungsverlauf folgen. Zugleich sollte die Vorhaltung sozialunterstützender, beratend-helfender und klinischer Diagnostik- und Therapieangebote ökonomisch, zeitlich geordnet und in rationaler interdisziplinärer Kooperation erfolgen.

Alle jüngeren nationalen und internationalen Empfehlungen gehen von einem Bedürfnis- und Belastungsverlauf aus, bei dem im Zeitverlauf nach einem dem Ereignis folgenden unmittelbaren Belastungsanstieg bei fast allen Betroffenen eine immer kleiner werdende Zahl von Menschen anhaltende Belastungsmerkmale zeigt (z. B. IASC 2007; NATO 2008; BBK 2009; Plattform Krisenintervention-Akutbetreuung, 2009, s. auch Bering 2005). Das EU-Policy Paper beschreibt drei ereignisunabhängige Phasen der Bedürfnisverläufe: akute Phase, Übergangsphase, Langzeitphase (Seynaeve 2001).

Durchgängig wird – basierend auf epidemiologischen Daten – von der Dominanz der psychosozialen (Akut-) Hilfen in den ersten sechs Wochen ausgegangen, die vor allem Bewältigungsressourcen stärken und Belastungen auffangen (Seynaeve 2001; Impact 2007, NATO 2008; BBK 2009):

— 100 % aller Menschen, die von einem Notfallereignis betroffen sind, erleben Distress mit vorübergehenden Dysfunktionen (Seynaeve 2001; NATO 2008).

— 75 % der Überlebenden zeigen keine Anzeichen einer psychischen Störung infolge eines Notfallereignisses, aber psychologische Übergangserfahrungen, die am besten als »Distress« bezeichnet werden können, der mit Dysfunktionen einhergeht. Grundsätzlich ist in der Regel von einem vorübergehenden Stresserleben auszugehen. Langsame Erholung/Wiederherstellung ist in der Regel innerhalb der der ersten 30 Tage nach dem Ereignis zu beobachten (NATO 2008).

— 20–40 % erleben anhaltenden Distress, der innerhalb 4 Wochen abklingt (darunter nicht voneinander unterscheidbar resiliente Menschen, in Alltagsfunktionen belastete Menschen oder Menschen mit akuter posttraumatischer Belastungsstörung/-reaktion; Impact 2007)

— Die Rate schwerster psychischer Störungen verdoppelt sich von 1 % auf 2–3 %, die mittelschwerer psychischer Störungen steigt von 5–10 % auf 10 % (IASC 2007).

— Psychotische Episoden werden sehr selten getriggert (NATO 2008).

— Psychiatrische Notfälle treten bei unter 0,1 % der Notfallbetroffenen auf (NATO 2008).

- Psychische Vorerkrankung erweist sich als ein geringeres Risiko für psychische Folgen als Lebensstress und Mangel an sozialer Unterstützung im Vorfeld (NATO 2008).
- Versorgungsbedarfe von psychisch Kranken und von institutionalisierten Menschen (Krankenhäuser, Heime, Haftanstalten) ergeben sich weniger auf der Basis der psychischen Vorerkrankung als aufgrund der Tatsache, dass ihre institutionelle und professionelle Infrastruktur durch Katastrophen nicht mehr in vollen Umfang zur Verfügung steht. Sie sind daher eher als spezifische »Zielgruppe« mit spezifischen Bedarfen zu berücksichtigen denn als »Risikogruppe« (NATO 2008)[10]

Das Angebotsspektrum der psychosozialen Akuthilfen beinhaltet auch die Ermöglichung eines Zugangs zu spezialisierten Diensten im diagnostischen Klärungsfall oder therapeutischen Bedarfsfall. »The priority is to provide a listening ear, support and solace and being open to the immediate practical needs ..., offering factual and up-to-date information ... mobilizing support from the own social sphere; facilitating reuniting with people closest to them, keeping families together; and reassuring those affected who display normal stress reactions. This is likely to promote the powers of recovery of those affected« (Impact 2007, S. 10).

Alle genannten Leitlinien empfehlen, klinische, diagnostische und therapeutische Kompetenz in der akuten Phase lediglich für den Einzel- und Bedarfsfall im Hintergrund auf Abruf verfügbar zu halten.

Spezialisierte Angebote seien langfristig insgesamt nur für einen kleinen Prozentsatz der betroffenen Population vorzuhalten, deren anhaltendes Leiden Beeinträchtigungen in alltäglichen Funktionen hervorruft. Je mehr Menschen anhaltend belastet seien, umso höher werde jedoch der erforderliche und psychotraumatologisch spezialisierte professionelle Aufwand (NATO 2008). Vor allem für Betroffene, deren Probleme sich sehr rasch zur Krankheitswertigkeit entwickeln, die aber noch keinen Kontakt zum therapeutischen System hatten, ist es erforderlich, dass kurzfristig reibungslose, nahtlose Übergänge in das System der spezialisierten »health professionals« im Vorfeld bereits in der Akutphase ermöglicht werden. Psychotraumatherapieangebote bzw. eine erhöhte Anzahl an Therapieplätzen in betroffenen Regionen sollten bei Bedarf grundsätzlich einige Wochen nach dem Hauptereignis zur Verfügung gestellt werden können.

Darüber hinaus sind aus psychosozialer Perspektive auch genderspezifische, kulturelle, religiöse und soziodemographische Besonderheiten einzelner Bevölkerungsgruppen zu berücksichtigen. Eine spezifisch zu beachtende Gruppe stellen Menschen dar, die aufgrund einer bereits vorliegenden psychischen Störung schon im Hilfesystem versorgt werden, jedoch nach Notfallereignissen intensiverer Begleitung bedürfen. Sie müssten vor allem aus dem Spektrum ihrer bisherigen sozialen, psychologischen und medizinischen Hilfsangebote auf intensivierte Ressourcen zurückgreifen können. Ebenso sollte für Menschen, die in Institutionen (Heimen, Psychiatrien etc.) leben und deren Institutionen von Notfallereignissen betroffen oder zerstört wurden, umgehend ein tragfähiges stationäres Ersatzsystem verfügbar sein oder gemacht werden. Dies erfordert, dass auch im System der regulären psychosozialen und primärmedizinischen Versorgung ein basales psychotraumatologisches Wissen vorhanden ist. Wo dieses noch nicht zur Verfügung steht, sollten Fortbildungen dazu beitragen.

Psychotraumatologisch spezialisierte »mental health professionals« sollten daher, auch wenn sie nur im geringerem Umfang in zeitlicher Nähe nach einen Notfallereignis aktiv benötigt würden, in alle Planungen im Vorfeld einbezogen sein. Ihre Kompetenz ist zudem zur Fortbildung, Beratung, Planung und Reflexion (Supervision) von Versorgungsmaßnahmen nach Notfallereignissen wertvoll.

Die Konstruktion eines psychotherapeutischen oder ärztlichen Hintergrunddienstes ist in der sozialpsychiatrischen Versorgung und Krisenintervention nicht neu. Es gilt als Qualitätsmerkmal einer umfassenden sozialpsychiatrischen Krisenintervention, einen ärztlichen und/oder psycho-

---

10 Grundsätzlich kritisieren NATO (1008) und Impact (2007) jedoch alle genannten Raten, da sie unter Einsatz westlicher diagnostischer Kriterien und Instrumente zustande kämen und transkulturelle Differenzen nicht ausreichend berücksichtigt würden.

therapeutischen Hintergrunddienst prinzipiell in Rufbereitschaft zu haben (Wienberg 1993; Maerten u. Beerlage 2006[11]). Jedoch verfügen nur wenige Kommunen über 24-Stunden-Krisendienste mit ärztlichen Rufbereitschaften und psychotherapeutischem Personal, wie etwa Berlin und München, so dass bereits heute Notärzte und nichtärztliches Rettungsdienstpersonal im Alltag gefordert sind, psychische Einschätzungen vorzunehmen und im Extremfall für qualifizierte Vermittlung zu sorgen. Es kann aber nicht geleugnet werden, dass bislang den psychologischen und psychiatrischen Fachkenntnissen in der Qualifizierung der Notärzte und des nichtärztlichen Rettungsdienstpersonals ein vergleichsweise geringer Stellenwert zukommt.

1.7.1 Ressourcensensibilisierte Erfassung von Bedürfnissen und Bedarfen

Es bedarf geeigneter **Mittel** und **Kompetenzen**, um differenzierte Bedürfnisse (»needs« – Wünsche der Betroffenen) und Bedarfe (»responses« – indizierte Maßnahmen) zu erfassen. Oft werden Begriffe wie psychologische Triage, psychologische Sichtung oder Screening dafür verwendet. Die Diskussion der unterschiedlichen Formen, erfassten Merkmale prognostischen Aussagekraft und Durchführbarkeit der unterschiedlichen Formen kann hier nicht geführt werden (s. Beerlage 2009). Jedoch sollte zum einen allen Aktiven bewusst sein, dass – verglichen mit der hohen Prozessgeschwindigkeit bei der Erfassung von vitaler Lebensbedrohung – die psychischen Prozesse langsamer verlaufen. Erholung und problematische Entwicklungen – beides benötigt Zeit. Zum anderen sollte berücksichtigt werden, dass vom breiten Einsatz symptombezogener Screenings unter Einsatz standardisierter Instrumente aufgrund fehlender prognostischer Validität gegenwärtig eher abgeraten wird (Ozer et al. 2003; Impact 2007). Resistente, Resiliente und hoch Belastete unterschieden sich zunächst nicht in der Art und Ausprägung ihrer Reaktionen (Impact 2007).

Epidemiologisch ermittelte Risiken und Risikoprofile scheinen genauere Vorhersagen zum Bewältigungsverlauf zu erlauben. Sie können (im theoretisch geleiteten bzw. leitfadengestützten) Gespräch durch spezifisch geschulte, i.d.R. psychosoziale Fachkräfte erhoben werden und der frühzeitigen Identifikation von Menschen mit erhöhtem Unterstützungsbedarf dienen (Bering u. Fischer 2005; Bering et al. 2007). Jedoch können biographische Risiken (z. B. frühere Opferwerdungen, Alkoholismus, frühere kritische Lebensereignisse) auch in ersten Vier-Augen-Gesprächen im Rahmen psychosozialer Akuthilfen nur schwer und unter sorgfältiger Abwägung aller ethischen Überlegungen und Rücksicht auf die Verletzlichkeit der Betroffenen erhoben werden.

Direkt einschätzbare Risiken oder Ressourcen liegen in der Ereignisqualität, der Verfügbarkeit/Erreichbarkeit oder dem Fehlen sozialer Ressourcen, dem Grad der Aktivierung von individueller und prosozialer Handlungsfähigkeit und verbal mitgeteilten Empfindungen und anhaltenden Nöten. Betroffene teilen auch aktiv ihre Wünsche im Gespräch mit; nicht immer sind es jedoch diejenigen mit dem größten psychologisch begründeten Bedarf.

In Analogie zur Erstellung eines »Lagebildes« im Führungsvorgang in der Gefahrenabwehr kann der Vorgang, aus individuellen oder sozialen Belastungs-Ressourcen-(Dis-)Balancen Bedürfnisse und Bedarfe abzuleiten sowie Hilfen in angemessenem Umfang zu planen, als Erstellung eines »psychosozialen Lagebildes« bezeichnet werden. Die Mehrzahl der internationalen Empfehlungen nimmt an, dass eine spezifische Schulung oder berufliche Grundkompetenz ausreichend ist, um psychosoziale Lagebilder zu erstellen und zu beurteilen. Eine spezialisierte/heilkundliche Kompetenz wird mehrheitlich nicht gefordert (Plattform Krisenintervention – Akutbetreuung 2009; NATO 2008; IASC 2007; Impact 2007; US-DHHS 2005, WHO 2003; Seynaeve 2001)[12].

---

11   Maerten C, Beerlage I (2006) Weitervermittlung im Rahmen ambulanter Krisenintervention. Vortrag gehalten anlässlich des 16. Kongresses für Klinische Psychologie und Psychotherapie der DGVT, Berlin, 3.-7. März 2006

12   Lediglich die Schweizer Empfehlungen zur psychologischen Nothilfe fordern hier spezialisierte, heilkundliche Kompetenzen (NNPN 2006).

1.7.2 Ausbildung – ausgewählte Einzelaspekte

Kompetenz in der psychosozialen Notfallversorgung resultiert nicht nur aus dem klinischen, traumazentrierten Wissen um Verarbeitung und Verarbeitungsprobleme von Einzelnen nach Notfallereignissen (**Gesundheits- und Störungswissen**) und dem Beherrschen der notwendigen Methoden der person- oder netzwerkbezogenen Interventionen (**Handlungswissen, Handlungskompetenz**) (s. ausführlich: Beerlage et al. 2009).

Die Ausbildung sollte neben **Kompetenz zur Identifizierung** von Belastungen, Risiken und Symptomen auch – abgeleitet aus salutogenetischer Perspektive -- verstärkt die Kompetenz vermitteln, **Ressourcen differenziert wahrzunehmen**, zu erfragen sowie Risiken und Ressourcenprofile vor dem Hintergrund sozialepidemiologischer Befunde zu interpretieren, um eine komplexes psychosoziales Lagebild zu erstellen.

Kompetenz in der PSNV resultiert auch aus Einsatzerfahrung (**Feldkompetenz**) und Wissen um die Strukturen der Gefahrenabwehr (**Strukturwissen**).

Um in Großschadenslagen oder beim Massenanfall von Verletzten den Umfang an und die Qualitäten von geeigneten Maßnahmen im Zeitverlauf daraus abzuleiten, sollten Leiter von PSNV-Teams und Leiter aller PSNV-Maßnahmen vor Ort über spezifisch geschulte PSNV-**Planungskompetenzen** verfügen und über **Führungskompetenzen**, um die Maßnahmen zu leiten und zu koordinieren.

Die **Fähigkeit psychosoziale Lagebilder zu erstellen** muss mit dem Wissen um Kompetenz von Kooperationspartnern und Institutionen in der psychosozialen Akuthilfe und langfristigen Nachsorge verbunden sein, um geeignete Maßnahmen vermitteln zu können. Kompetente Helfer sollten daher auch über umfangreiches **Netzwerkwissen** zu den Kooperationspartnern im langfristig notwendigen System der allgemeinen psychosozialen und medizinischen Gesundheitsversorgung verfügen, so dass Maßnahmen nach der psychosozialen Akuthilfe in weichen Übergängen in eine bedarfsgerechte qualifizierte Weiterversorgung einmünden können.

Das Netzwerk(wissen) und **Netzwerkkompetenzen** sollten durch regelmäßigen fachlichen Austausch, **wechselseitige Fortbildungen** und regelmäßige Übungen gestärkt werden, damit die Kooperationspartner ein Gesicht bekommen. In den Behörden und Organisationen der Gefahrenabwehr sollten psychosoziale Aspekte, insbesondere die **Regeln psychischer erster Hilfe**, und psychosoziales Netzwerkwissen ein selbstverständlicher **Bestandteil in der Ausbildung** sein, um so frühzeitig wie möglich Bewältigungsprozesse zu stärken.

Abschließend sei die Schulung und Stärkung des **Reflexionswissens** und der **(Selbst)-Reflexionskompetenzen** angemahnt, die es erlauben, nach Einsätzen das eigene Handeln kritisch zu bewerten und weiter zu entwickeln und dabei auch Rückmeldungen und nonverbale Reaktionen der Betroffenen zu berücksichtigen. Die **Nutzer** werden damit als **Experten** in die Optimierung der Versorgung einbezogen[13]. Das Reflexionswissen betrifft auch die Fähigkeit zur kritischen Reflexion der Zusammenarbeit, um ggf. Schnittstellen zu optimieren, blinde Flecken zu erkennen und das Handlungsverständnis der Akteure zu einem zunehmend tragfähigen psychosozialen Netz zu verweben.

Abschließend sei hier unterstrichen, dass in vielen Ländern die Psychosoziale Notfallversorgung aus den Kinderschuhen heraus gewachsen ist. Die Phase der »aus der Not geborenen Lösungen« ist in die Phase der Konsolidierung und der Qualitätssicherung eingemündet. Das Erfahrungswissen der Pioniere ist mittlerweile zusammengetragen worden und hat in Aus- und Fortbildungen Eingang gefunden. Die vorliegenden Bestandsaufnahmen, nationalen und internationalen Konsense und Leitlinien sollten vor der Installierung neuer Angebote genutzt und für die regionalen Erfordernisse angepasst werden, um nicht im Aufbau von Teams, in der Ausbildung neuer Helfer oder in der Planung von Vernetzung im Vorfeld und Koordination im Einsatz immer wieder von vorn zu beginnen oder sich in kräftezehrenden berufsständischen

---

[13] s. z. B. die Arbeitsweise der Nachsorge Opfer und Angehörigen Hilfe (NOAH) im deutschen Bundesamt für Bevölkerungsschutz und Katastrophenhilfe, die Geschädigte früherer Katastrophen einbezogen haben, um die Planungen ihres Angebot zu optimieren (Beerlage et al. 2010).

Konkurrenzen zu verbrauchen. Die psychosoziale Handlungsorientierung stellt eine empirisch fundierte und erfahrungsbasiert hilfreiche Basis dar, um **gestuft, koordiniert und interdisziplinär gemeinsam** Menschen bei der Bewältigung von Notfallereignissen zu helfen.

Literatur

Antonovsky A (1979) Health, stress and coping: New perspectives on mental and physical well-being. Jossey-Bass, San Francisco

Antonovsky A (1997) Salutogenese: Zur Entmystifizierung der Gesundheit, dtsch. erw. Ausg. von Alexa Franke. DGVT, Tübingen

Arche noVa e.V., Weisskopf M, Langer C, Kretschmann K (Hrsg) (2005) Psychosoziale Nachsorge nach der Jahrhundertflut in Sachsen. DGVT, Tübingen

AWMF (2008). Leitlinien-Arbeitsgruppe Diagnostik und Therapie von Akuttraumata; Leitlinienvorhaben 051-027, Anmeldedatum 23.7.2014, Fertigstellungsankündigung 31.8.2016.»Akute Folgen psychischer Traumatisierung – Diagnostik und Behandlung«

Basaglia F (1971) Die negierte Institution oder die Gemeinschaft der Ausgeschlossenen. Suhrkamp, Frankfurt a.M.

Basaglia F, Basaglia-Ongaro F (1980) Befriedungsverbrechen. Suhrkamp, Frankfurt a.M.

BBK (Bundesamt für Bevölkerungsschutz und Katastrophenhilfe) (2009) Psychosoziale Notfallversorgung: Qualitätsstandards und Leitlinien, Teil 1. BBK, Bonn

Becker P (1982) Psychologie der Seelischen Gesundheit, Bd 1: Theorien, Modelle, Diagnostik. Hogrefe, Göttingen

Beerlage I (2009) Qualitätssicherung in der Psychosozialen Notfallversorgung. Deutsche Kontroversen – Internationale Leitlinien. Schriften der Schutzkommission, Bd 2. BBK, Bonn

Beerlage I, Arndt D, Hering T, Nörenberg L, Springer S (2008) Netzwerk psychosoziale Notfallversorgung – Umsetzungsrahmenpläne. Belastungen und Belastungsfolgen in der Bundespolizei. Bundesamt für Bevölkerungsschutz und Katastrophenhilfe, Bonn

Beerlage I, Helmerichs J, Waterstraat F, Bellinger MM (2010) Management Psychosozialer Notfallversorgung (PSNV) in Katastrophen- und Großschadenslagen. In: Schutzkommission beim Bundesminister des Innern (Hrsg) Leitfaden Katastrophenmedizin. BBK, München/Bonn, S 131–150

Beerlage I, Hering T, Nörenberg L (2006) Entwicklung von Standards und Empfehlungen für ein Netzwerk zur bundesweiten Strukturierung und Organisation psychosozialer Notfallversorgung. Zivilschutzforschung, Bd. 57. Bundesamt für Bevölkerungsschutz und Katastrophenhilfe, Bonn

Beerlage I, Springer S, Hering T, Arndt D, Nörenberg L (2009) Netzwerk Psychosoziale Notfallversorgung – Umsetzungsrahmenpläne 2. Qualität in Aus- und Fortbildung. Forschung im Bevölkerungsschutz, Bd 2. BBK, Bonn

Bengel J (2003). Notfallpsychologische Interventionen bei akuter Belastungsstörung. In: Maercker A (Hrsg) (2003) Therapie der Posttraumatischen Belastungsstörung, 2. Aufl. Springer, Berlin Heidelberg, S 185–204

Bengel J, Becker K (2008) Wissenschaftlichen Gutachten Leitlinien und Konsensuskonferenz. Albert-Ludwigs-Universität, Freiburg i.B.

Bering R (2005) Verlauf der Posttraumatischen Belastungsstörung. Shaker, Aachen

Bering R, Fischer G (2005) Kölner Risiko Index (KRI). In: Strauss B, Schuhmacher J (Hrsg) Klinische Interviews und Ratingskalen. Hogrefe, Göttingen, S 216–221

Bering R, Schedlich C, Zurek G, Fischer G (2007) Zielgruppenorientierte Intervention zur Vorbeugung von Belastungsstörungen in der hausärztlichen Praxis. In: Bering R, Reddemann L (Hrsg) Schnittstellen von Medizin und Psychotraumatologie. Jahrbuch Psychotraumatologie. Asanger, Heidelberg, S 51–66

Blumenfeld M (2007) The march toward evidence based criteria for mass trauma intervention. Psychiatry 70(4):354–357

Bundesverwaltungsamt (BVA) – Zentralstelle für Zivilschutz – Akademie für Krisenmanagement, Notfallplanung und Zivilschutz (AKNZ) (Hrsg) (2002) Workshop: Stress im Katastrophenschutz. Zwischenbilanz und Forschungsbedarf. WissenschaftsForum, Bd. 2. Eigenverlag, Bonn

Caplan G (1961) An approach to community mental health. Grune & Stratton, New York

Caplan G (1964) Principles of preventive psychiatry. Basic Books, New York

Deutscher Bundestag (1975) Bericht über die Lage der Psychiatrie in der Bundesrepublik Deutschland. Universitäts-Buchdruckerei, Bonn

Dilling H, Mombour W, Schmidt MH (2000) WHO. Internationale Klassifikation psychischer Störungen ICD 10 Kapitel V, Klinisch-diagnostische Leitlinien. Hans Huber, Bern

Dörner K (1969) Bürger und Irre. EVA, Frankfurt

Elgeti H (2002) Frankreich und seine Psychiatrie – Ein Annäherungsversuch. Sozialpsychiatrische Informationen (3):2–7

Fairbank JA, Gerrity ET (2007) Making trauma intervention principles public policy. Psychiatry 70(4):316–319

Faltermaier T, Krause Jacob M, Flick U, Böhm I (1992) Gemeindepsychologisches Handeln: Ein Einführung. In: Böhm I, Faltermaier T, Flick U, Krause Jacob M (Hrsg) Gemeindespsychologisches handeln: ein Werkstattbuch. Lambertus, Freiburg i.Br., S 9–28

Faltermeier T (1988) Notwendigkeit einer sozialwissenschaftlichen Belastungskonzeption. In: Brüderl L (Hrsg) Theorien und Methoden der Bewältigungsforschung. Juventa, Weinheim, München, S 46–62

Faltermeier T (2005) Gesundheitspsychologie. Kohlhammer, Stuttgart

Flynn BW (2007) A sound blueprint for building a stronger home. Psychiatry 70(4):366–369

Foucault M (1969) Wahnsinn und Gesellschaft. Suhrkamp, Frankfurt a.M.

Giese E (1982) Demokratische Psychiatrie. In: Keupp H, Rerrich D (Hrsg) Psychosoziale Praxis. Urban & Schwarzenberg, München, S 179–188

Goffmann E (1972) Asyle. Suhrkamp, Frankfurt a.M.

Helmerichs J (2005) Psychosoziale Notfallversorgung bei Großveranstaltungen. In: Peter H, Maurer K (Hrsg) Gefahrenabwehr bei Großveranstaltungen. Stumpf+Kossendey, Edewecht, S 167–185

Helmerichs J (2007) Psychosoziale Notfallversorgung im Großschadensfall und bei Katastrophen. In: Lasogga F, Gasch B (Hrsg) Notfallpsychologie. Springer, Berlin Heidelberg, S 371–388

Hering T (2009) Gesunde Organisationen im Rettungsdienst. Wissenschaftliche Beiträge aus dem Tectum-Verlag. Psychologie, Bd 11.Tectum, Marburg

Hering T, Schulze D, Sonnenberg D, Beerlage I (2005) Was belastet in der Feuerwehr? Primärprävention gesundheitlicher Beeinträchtigungen aus einer arbeitsorganisatorischen Perspektive. Notfall- und Rettungsmedizin 8(6):412–421

Hobfoll SE, Watson P, Bell CC, Bryant RA, Brymer MJ, Friedman MJ, Friedman M, Gersons BPR, TVM de Jong J, Layne CM, Maguen S, Neria Y, Norwood AE, Pynoos RS, Reissman D, Ruzek JI, Solomon AYZ, Steinberg AM, Ursano RJ (2007) Five essential elements of immediate and mid-term mass trauma intervention: empirical evidence. Psychiatry 70(4):283–315

Hollingshead AB, Redlich FC (1958) Social class and mental illness. A community study. Wiley, New York

Hurrelmann K, Laaser U (2006) Gesundheitsförderung und Krankheitsprävention. In Hurrelmann K, Laaser U, Razum O (Hrsg) Handbuch Gesundheitswissenschaften, 4., vollst. überarb. Aufl. Juventa, Weinheim/München, S 749–780

IASC (Inter-Agency Standing Committee) (2007) IASC guidelines on mental health and psychosocial support in emergency settings. IASC, Genf

IFRC (International Federation of Red Cross and Red Crescent Societies) (2005) FRC-Guidelines of emergency assessment. IFRC, Genf

Impact (2007) Multidisciplinary guideline development mental health care. Early psychosocial interventions after disasters, terrorism and other shocking events. National Steering Committee on Development in Mental Health Care (2007). ▶ http://www.ggzrichtlijnen.nl. Zugegriffen: 22.10.14

Jatzko S, Hitzfelder F (2007) Hinterbliebenen-Nachsorge. Stumpf+Kossendey, Edewecht

Joint Commission on Mental Illness and Health (1961) Action for mental health. Final report. Basic Books, New York

Jones N, Greenberg N, Wessely S (2007) No plans survive first contact with the enemy: flexibility and improvisation in disaster mental health. Psychiatry 70(4):361–365

Kaba-Schönstein L (2003c) Gesundheitsförderung III. In: BZgA (Hrsg) Leitbegriffe der Gesundheitsförderung, 4., erw. Auflage. Sabo, Schwabenheim, S 8–87

Kaba-Schönstein L (2003d) Gesundheitsförderung IV. In: BZgA (Hrsg) Leitbegriffe der Gesundheitsförderung, 4., erw. Auflage. Sabo, Schwabenheim, S 88–95

Kaba-Schönstein, L.(2003a). Gesundheitsförderung I. In: BZgA (Hrsg) Leitbegriffe der Gesundheitsförderung, 4., erw. Auflage. Sabo, Schwabenheim, S 73–77

Kaba-Schönstein, L.(2003b). Gesundheitsförderung II. In: BZgA (Hrsg) Leitbegriffe der Gesundheitsförderung, 4., erw. Auflage. Sabo, Schwabenheim, S 78–81

Keupp H (1979) Normalität und Abweichung. Urban & Schwarzenberg, München, Wien, Baltimore

Keupp H (1988) Psychische Störungen im gesellschaftlichen Lebenszusammenhang. In: Davison GC, Neale JM (Hrsg) Klinische Psychologie. Psychologie Verlags Union, München, Weinheim, S 69–92

Keupp H (2000) Eine Gesellschaft der Ichlinge. SPI, München

Keupp H (2003) Krisen des Aufwachsens als Verlust einbettender Kulturen und der sozialen Ozonschicht. Rundbrief Gemeindepsychologie 9(1):17–33

Keupp H, Zaumseil M (Hrsg) (1978) Die gesellschaftliche Organisierung psychischen Leidens Suhrkamp, Frankfurt a.M.

Kienle R, Knoll N, Renneberg B (2006) Soziale Ressourcen und Gesundheit, soziale Unterstützung und dyadisches Coping. In: Renneberg B, Hammelstein P (Hrsg) Gesundheitspsychologie. Springer, Berlin Heidelberg, S 107–122

Klink F, Scherner E (1986) »Dieses Mal brauch ich wirklich Hilfe«. Hilfesuchverhalten von Arbeitslosen im Sozialpsychiatrischen Dienst. Bremer Beiträge zur Psychologie 58

Konferenz Evangelische Notfallseelsorge in Deutschland (2007) Hamburger Thesen. Evangelische Notfallseelsorge in Deutschland. Hamburg, 12. September 2007. ▶ http://notfallseelsorge-berlin.de/index.php?id = 80. Zugegriffen:23.10.14

Krabs-Höhler H, Müller-Lange J (2006). Hoffen bis zuletzt? Verlag für Polizeiwissenschaft, Frankfurt a.M.

Krause Jacob M (1992) Gemeindepsychologie unter extremen politischen Bedingungen: Das Beispiel Chile. In: Böhm I, Faltermeier T, Flick U, Krause Jacob M (Hrsg) Gemeindepsychologisches Handeln: Ein Werkstattbuch. Lambertus, Freiburg i.Br., S 90–105

Krüsmann M (2006) Die Bedingungen posttraumatischer Bewältigung. In: Lueger-Schuster B, Krüsmann M, Purtscher K (Hrsg) Psychosoziale Hilfe bei Katastrophen und komplexen Schadenslagen. Springer, Berlin Heidelberg, S 45–69

Krüsmann M, Karl R, Butollo W (2006) Untersuchung bestehender Maßnahmen zur sekundären Prävention und Entwicklung einer Methodik und eines zielgruppenorientierten Programms zur sekundären Prävention einsatzbedingter Belastungsreaktionen und -störungen. Ludwig-Maximilian-Universität, München

Laing RD (1985) Die Stimme der Erfahrung. Erfahrung, Wissenschaft und Psychiatrie. Knaur, München

Lueger-Schuster B (2004) Präklinische Maßnahmen – Krisenintervention vor Ort – Folgeprävention. In: Friedmann A, Hofmann P, Lueger-Schuster B, Steinbauer M, Vyssoki D (Hrsg) Psychotrauma. Die Posttraumatische Belastungsstörung. Springer, Berlin Heidelberg, S 113–124

Lueger-Schuster B, Krüsmann M, Purtscher K (2006) Psychosoziale Hilfe bei Katastrophen und komplexen Schadenslagen. Springer, Berlin Heidelberg

Lueger-Schuster B, Purtscher K, Alfare M, Christoph R, Kalcher K (2003) Einsatzrichtlinien Psychosoziale Akutbetreuung. Eigendruck, Wien

Maerten C, Beerlage I (2006) Weitervermittlung im Rahmen ambulanter Krisenintervention. Vortrag gehalten anlässlich des 16. Kongresses für Klinische Psychologie und Psychotherapie der DGVT, Berlin, 3.-7. März 2006

Manz R (2007) Psychische Belastugen im Rettugsdienst. Auswirkungen berufsbeziogener alltäglicher traumatischer Belastung im Feuerwehr und Rettungsdienst. Vortrag gehalten anlässlich der LIT-Tage 2007 Innsbruck, September 2007, 21–23

Marin G (1988) The latin american experience in applying social psychology to community change. In: Blacker F (ed) Social psychology and developing countries. Wiley, New York, S 229–243

Montero M (1982) Fundamentos teoréticos de la psología social communitaria en Latinoamerica. Boletín de AVEPSO 5(1):15–22

Müller-Cyran A (2004) Krisenintervention im Rettungsdienst. In: Bengel J (Hrsg) Psychologie in Notfallmedizin und Rettungsdienst, 2. Aufl. Springer, Berlin Heidelberg, S 61–68

NATO (North Atlantic Treaty Organization) (2008) Psychosocial care for people affected by disasters and major incidents. A model for designing, delivering and managing psychosocial services for people involved in major incidents, conflict, disaster and terrorism. Euro-Atlantic Partnership Council, June 2008 WP, EAPC(JMC) WP(2008)0003

NICE (National Institute of Clinical Excellence) (2005). Posttraumatic stress disorder – the management of PTSD in adults and children in primary and secondary health care. National Clinical Practice Guideline 26. Gaskell & British Psychological Society, London

NNPN (Nationales Netzwerk Psychologische Nothilfe) (2006) Einsatzrichtlinien und Ausbildungsstandards für die psychologische Nothilfe. Eigendruck, Bern

Ozer EJ, Best SR, Lipsey TL et al. (2003) Predictors of posttraumatic stress disorder and symptoms in adults: a meta-analysis. Psychological Bulletin 129:52–73

Perren-Klingler G (Hrsg) (2000) Erste Hilfe durch das Wort. Haupt, Bern

Pieper G, Maercker A (1999) Männlichkeit und Verleugnung von Hilfsbedürftigkeit nach berufsbedingten Traumata

(Polizei Feuerwehr, Rettungspersonal). Verhaltenstherapie 9(4):222–229

Plattform Krisenintervention – Akutbetreuung (2009) Leitfaden Krisenintervention – Akutbetreuung. o.O.

Rappaport J (1981) In praise of paradox: a social policy of empowerment over prevention. American Journal of Community Psychology (9)1–25

Reinhard F, Maercker A (2004) Sekundäre Traumatisierung, Posttraumatische Belastungsstörung, Burnout und Soziale Uterstützung bei medizinischem Rettungspersonal. ZS medizin. Psychologie 13(1):29–36

Renneberg B, Hammelstein P (Hrsg) (2006) Gesundheitspsychologie. Springer, Berlin Heidelberg

Richter D (1994) Theorie als Identitätsstifter? Über Vorstellungen von Kollektiv-Identitäten in zivil-gesellschaftlichen und kommunitaristischen Theorien. Kommune (1):37–40

Röhrle B (2007) (Hrsg) Prävention und Gesundheitsförderung, Fortschritte der Gemeindepsychologie und Gesundheitsförderung, Bd 3. DGVT, Tübingen

Rosenhan DL (1977) Gesund in kranken Institutionen. In: Sommer G, Ernst H (Hrsg) Gemeindepsychologie. Urban & Schwarzenberg, München, S 12–23

Roth R (2001a) Auf dem Wege zur Bürgerkommune? Über das Spannungsfeld von Bürgerschaftlichem Engagement und Kommunalpolitik in Deutschland zu Beginn des 21. Jahrhunderts. Demokratische Gemeinde 53(9):20–21

Roth R (2001b) Chancen und Hindernisse bürgerschaftlichen Engagements in den neuen Bundesländern. In: Alfred Toepfer Stiftung (Hrsg) Ehrenamt und Bürgergesellschaft in den neuen Bundesländern. Christians, Hamburg, S 27–44

Rozas G (1986) Accesso a lacommunidad. Beitrag zur 2. Tagung der chilenischen Arbeitsgemeinschaft für Gemeindepsychologie. Santiago de Chile (unveröffentlicht)

Rudin E, McInnes RS (1963) Community mental health services act — five years of operation under the California law. California Medicine 99(1):9–11

Sass H, Wittchen HU, Zaudig M (2001) Diagnostisches und Statistisches Manual Psychischer Störungen. DSM-IV. Hogrefe, Göttingen, Bern, Toronto, Seattle

Schulz U, Schwarzer R (2002) Soziale Unterstützung bei der Krankheitsbewältigung: Die Berliner Social Support Skalen. Diagnostica 49:73–82

Schulze D (2004) Merkmale der Tätigkeit im Feuerwehrdienst und ihre Auswirkungen auf das Wohlbefinden der Einsatzkräfte, unter Berücksichtigung von Hilfesuchverhalten, Veröffentlichungsbereitschaft, sozialer Unterstützung und sozialer Kohäsion. Unveröffentlichte Diplomarbeit, Hochschule Magdeburg-Stendal

Schutzkommission beim Bundesminister des Innern (2006a) Dritter Gefahrenbericht der Schutzkommission beim Bundesministerium des Innern. Bericht über mögliche Gefahren für die Bevölkerung bei Großkatastrophen und im Verteidigungsfall. Eigenverlag, Bonn

Schutzkommission beim Bundesminister des Innern (2006b). Katastrophenmedizin. Leitfaden für die ärztliche Versorgung im Katastrophenfall. Bundesministerium des Innern, Berlin

Schwarzer R, Knoll N (2007) Functional roles of social support within the stress and coping process: a theoretical and empirical overview. International Journal of Psychology 42(4):243–252

Seynaeve GJR (ed) (2001) Psychosocial support in situations of mass emergency: a European policy paper concerning different aspects of psychological support and social accompaniment for people involved in major accidents and disaster. Ministry of Public Health, Brussels, Belgium

Sommer G, Ernst H (1977) Gemeindepsychologie. Therapie und Prävention in der sozialen Umwelt. PVU, Weinheim

Sommer G, Fydrich T (1989) Soziale Unterstützung. Diagnostik, Konzepte, Fragebogen F-SOZU. DGVT, Tübingen

Spitzer RL (1979). Ein Plädoyer für psychiatrische Diagnosen. In Keupp H (Hrsg) Normalität und Abweichung. Urban & Schwarzenberg, München, S 87–114

SSK (Ständige Konferenz für Katastrophenvorsorge und Katastrophenschutz) (2006) Wörterbuch für Bevölkerungsschutz und Katastrophenhilfe. ASB, Köln

Szazs TS (1961) The myth of mental illness. Harper & Row, New York

US-DHHS (U.S. Department of Health and Human Services) (2005) Mental health response to mass violence and terrorism: a field guide, Pib. No SMA 4025. Center for Mental Health Services, Substance Abuse and Mental Health Service Administration, USDHHS, Rockville

Waller H (2006) Gesundheitswissenschaft. Kohlhammer, Stuttgart

Waterstraat F (2006) Der Mensch in der Katastrophe. Ausgewählte Aspekte der psychosozialen Unterstützung (PSU). In: Schutzkommission beim Bundesminister des Innern (Hrsg) Leitfaden Katastrophenmedizin. BMI, Berlin, S 35–50

WHO (World Health Organization) (1948) The WHO Constitution. WHO, Genf

WHO (World Health Organization) (2003) Mental health in emergencies. Mental and social aspects of health of populations exposed to extreme stressors. WHO, Department of Mental Health and Substance Dependence, Genf

WHO (World Health Organization) (2005) International classification of functioning, disabilities and health – ICF (deutsche Ausgabe: DIMDI (Hrsg) Internationale Klassifikation der Funktionsfähigkeit, Behinderung und Gesundheit). WHO, Genf

Wienberg G (1993) Qualitätsmerkmale außerstationärer Krisenintervention. In: Wienberg B (Hrsg) Bevor es zu spät ist. Außerstationäre Krisenintervention und Notfallpsychiatrie. Psychiatrie-Verlag, Bonn, S 42–68

Zaumseil M (1978) Institutionelle Aspekte klinisch-psychologischer Arbeit. In: Keupp H, Zaumseil M (Hrsg) Die gesellschaftliche Organisation psychischen Leidens. Suhrkamp, Frankfurt a.M., S 15–58

Salutogenese und Ressourcenarbeit als Basis der PSNV

Gisela Perren-Klingler

G. Perren-Klingler (Hrsg.), *Psychische Gesundheit und Katastrophe,*
DOI: 10.1007/978-3-662-45595-1_2, © Springer-Verlag Berlin Heidelberg 2015

Gisela Perren-Klingler befasst sich seit mehr als 20 Jahren mit frühzeitigen Interventionen nach kritischen Ereignissen. Als Kinderpsychiaterin wurde ihr früh klar, dass der Epidemie von Gewalt gegen Kinder überall auf der Welt nur mit primären und sekundären Präventivmaßnahmen entgegengetreten werden kann. Daraus ist ihr Interesse auch an der Gesundheit von Berufsleuten, die an der Front stehen, entstanden (Einsatzkräfte, Notfallmedizin usw.). In ihrer praktischen Arbeit hat sie sich einerseits auf das Konzept der Salutogenese gestützt, andererseits die gängigen bekannten Techniken in der Vorsorge einbezogen und selbst neue konzipiert, gelehrt und angewandt. All diese neuen Techniken beruhen auf den neueren naturwissenschaftlichen Erkenntnissen von Stress- und neurobiologischer Forschung und tendieren weg von der interpretativen therapeutisch orientierten Psychologie hin zum Empowerment von Einzelnen und Gemeinschaften.

2.1 Psychosoziale Intervention im Kontext

2.1.1 Einleitung: Was ist psychosoziale Notfallversorgung (PSNV)?

Psychosoziale Notfallversorgung (PSNV) ist eine Antwort auf die Bedürfnisse von Menschen, welche durch kritische Ereignisse betroffen sind; ein kritisches Ereignis ist ein »einmaliges« Ereignis, bei welchem die körperliche und seelische Integrität von einzelnen oder auch vielen Menschen bedroht oder verletzt worden ist. Dabei handelt es sich stets um eine Einwirkung durch Gewalt, sei sie direkt durch Menschen (Verkehrs- und Arbeitsunfälle, Krieg, kriminelle Akte usw.) oder indirekt hervorgerufen worden, wie bei Natur- oder Industriekatastrophen. In Anlehnung an die Katastrophenvorsorge spricht man auch in der PSNV von Primärprävention oder Risikoverminderung (d. h., vor den Ereignissen zu erfolgende Strategien) und Sekundärprävention oder Schadensbegrenzung (d. h., sofort nach dem Ereignis eintretende Aktionen). PSNV bezeichnet die ganze Palette von Interventionsmöglichkeiten in der Primär- und Sekundärprävention, bis hin zur Behandlung von Spätfolgen mit psychiatrisch-psychotherapeutischen und rehabilitativen Interventionen.

Psychosoziale Unterstützung (PSU) hingegen, als ein Teil der PSNV, konzentriert sich auf die postimmediaten, d. h. sofort nach dem Ereignis durchzuführenden Aktivitäten mit dem Ziel der psychischen Schadensbegrenzung, d. h., um Spätfolgen zu vermeiden oder zu minimieren (Sekundärprävention).

Über effiziente klinische Behandlung (»Tertiärprävention«, Caplan 1964) ambulanter wie auch im Krankenhaus stattfindender Art ist in den letzten 30 Jahren genügend geforscht und publiziert worden (Perren-Klingler 1998; Gschwend 2004), sodass sich eine Beschreibung oder Zusammenfassung hier erübrigt.

Ein Teil der PSNV und PSU ist aus der Arbeit mit Betroffenen an der Basis erwachsen. Doch Diagnostik und Behandlung von psychischen Folgen wie Angststörungen, Depressionen, psychosomatischen Beschwerden oder post-traumatischen Belastungsstörungen haben auch Erkenntnisse gebracht, wie solchen Folgestörungen vorzubeugen sei. Ungewöhnlich ist das nicht, denn sowohl in der Medizin wie auch in der Psychologie ist Prävention häufig auch aus der Behandlung entstanden. Wesentlich ist jedoch, Behandlungsmethoden nicht einfach für die Prävention zu übernehmen, sondern eigene Methoden zur Notfallversorgung zu entwickeln. Denn man will mit den sofortigen Interventionen der PSU präventiv akutes, aber normales Leiden und negativen Stress nicht behandeln, sondern durch Ressourcenangebote vermindern und zur Integration bringen lassen.

PSNV und PSU befassen sich immer mit den menschlichen Reaktionen auf kritische Ereignisse, nie mit dem Ereignis selber. Die Versorgung der Bedürfnisse, die durch die normalen menschlichen Reaktionen augenfällig werden, hat zwar viel mit Psychologie zu tun; doch sollten PSU und die präventiven Anteile der PSNV nicht mit therapeutischen Techniken aus der klinischen (d. h., Kranke behandelnden) Psychologie geschehen; vielmehr spielt hier die Gemeindepsychologie mit ihren Konzepten von Ressourcen (Hobfoll 1989), posttraumatischem Wachstum (Tedeschi u. Calhoun 1996), Gemeindesolidarität, Erhaltung der Gesundheit bei hohem Stress von Einzelnen, Familien und Gemeinden usw. eine wichtige Rolle.

2.1.2   Historisches: Seit wann gibt es PSNV?

Bereits im 1. Weltkrieg ist diese Sicht zum Tragen gekommen. Salmon (1919) betreute britische Soldaten mit seinen berühmten 5 Interventionsparametern:

- Sofortigkeit,
- Nähe,
- Optimismus (Gesundheitsorientierung),
- Einfachheit (mit Peers, die selbst Soldaten waren),
- Kürze.

Lag damals das Hauptinteresse in der rasch wiedererlangten »Kampftüchtigkeit« der Betroffenen, so geht es heute vor allem um das Recht der Betroffenen oder die Pflicht der professionellen Helfer, Menschen beizustehen. Heute liegt das Interesse auf der Beobachtung, dass Betroffene, auch wenn sie unverletzt sind, unter massivem Distress stehen und leiden; daraus ist von Shalev (2000) abgeleitet worden, dass neben den präventiven Aspekten auch der menschenrechtliche Aspekt, Leiden so schnell wie möglich aufzufangen, als eine moralische Pflicht aufzufassen ist.

Schon vor der Psychiatrie hat sich bereits die Religion mit der Befindlichkeit von Menschen nach kritischen Ereignissen befasst: sei es in der Bibel, wo z. B. der Umgang mit den geretteten (gefolterten) Jünglingen aus dem Feuerofen (Dn. 3,15ff.) beschrieben wird, oder nach der Kreuzigung Jesu, wo die Jünger von Emmaus mit dem Fremden ihre traumatische Erfahrung teilen (Lk 24,13ff.) Auch in der Ilias von Homer wird beschrieben, wie der nach dem plötzlichen (traumatischen) Verlust seines Freundes Patroklos vor Schmerz tobende Achill nachts von der Halbgöttin Thetis, seiner Mutter, besänftigt und getröstet wird.

2.1.3   Zur Effizienz: Wie hilfreich und nützlich ist PSNV?

Die Diskussion um die Effizienz der Prävention ist auch in diesem Gebiet hoch aktuell; doch sollte man nicht vergessen, dass seit mindestens 30 Jahren in der Prävention des Brustkrebses bei Frauen eine an Ideologie mahnende Diskussion um die Effizienz der jährlichen Mammografie stattfindet: Es gibt wissenschaftliche Arbeiten, die statistisch signifikant die Effizienz dieser Intervention beweisen, während ebenso seriöse, auch statistisch signifikante andere Arbeiten beweisen, dass die jährliche Mammografie sinnlos ist (Bouchardy et al. 2001). Die kausale Verknüpfung einer Aktion mit dem Nicht-Eintreffen einer Erkrankung ist äußerst schwierig zu beweisen, da dieses Nicht-Eintreffen meistens durch verschiedene Faktoren beeinflusst wird. Zusätzlich kommt dazu, dass die Planung von Studien, welche die Effizienz von PSNV beweisen sollen, schwierig ist, da kritische Ereignisse und die davon betroffenen Bevölkerungen häufig nicht vergleichbar sind. Deswegen ist es schwierig, auf statistischer Evidenz basierte Interventionen zu planen; denn es

- ist eine Frage der Ethik, bei Bedarf schnell und nach bestem Wissen zu handeln, ohne zuvor ein statistische Evidenz beweisendes Setup aufzubauen, und
- braucht zu Forschungszwecken und Evidenz beweisenden Interventionen je auf das kritische Ereignis zugeschnittene Untersuchungsinstrumente, die kulturangepasst sind und in einem gemeindepsychologischen Setting durchführbar sind, was jedes Mal neu nach einer seriösen Vorbereitung verlangt.

Glücklicherweise gibt es aber neben der statistischen Evidenz auch eine »klinische« Evidenz und eine Nutzer- und Anwenderzufriedenheit (Engelbert 2011); diese Zufriedenheit wird von den in PSNV betreuten Menschen später bei Befragungen mehrheitlich, oft sogar durch Dankesbezeugungen ausgedrückt. Nachgewiesenermaßen (Flannery 2000; Fahnenbruck, ▶ Kap. 4) hilft PSU im Rahmen einer breit geplanten PSNV bei Betroffenen nach kritischen Ereignissen die Krankheitshäufigkeit statistisch signifikant zu senken und deren Wohlbefinden in der Arbeit wiederherzustellen.

Zur Zeit wird an der medizinischen Fakultät der Provinz Cordoba/Argentinien in einer gestaffelten epidemiologischen Untersuchung mit 1000 freiwilligen Feuerwehrmännern gemessen, wie hoch das Stressniveau vor und nach Ausbildung in PSU ist (Rosas Diego, Psychologe der freiwilligen Feuerwehr aus Villas Las Rosas/Cordoba).

2.1.4 Bedürfnisse und Handlungsanleitungen

Aus den wenigen Publikationen zur Evidenzfrage von psychosozialer Notfallversorgung geht hervor, dass 5 Basisbedürfnisse der Betroffenen sofort befriedigt werden sollten (Brian Allen et al. 2010). Diese sind:

- Sicherheit/Schutz,
- Beruhigung,
- Selbst- und Gemeinschafts-Ermächtigung (»efficacy«),
- menschliche Verbundenheit,
- Hoffnung.

Diese 5 Basisbedürfnisse sind über 8 verschiedene Aktivitäten der Helfer zu befriedigen (Brian et al. 2010; Hobfoll et al. 2007):

- Kontakt,
- persönliches Engagement,
- Sicherheit und Trost,
- Stabilisierung,
- Informationsaufnahme,
- praktische Unterstützung,
- Weiterverbindung mit sozialen Strukturen, Information über psychische Bewältigung,
- Verbindung mit den vorhandenen Hilfsdiensten.

Intuitiv sind diese Bedürfnisse von solidarischen Mitmenschen schon immer auf verschiedene inoffizielle Arten befriedigt worden. Aus diesem Grund beschäftigen sich auch so unterschiedliche Gruppen wie Seelsorger, Laienhelfer, Psychologen, Betriebsleiter, Sicherheitsleute usw. mit PSNV; denn die Notwendigkeit der Unterstützung von Betroffenen drängt sich für jeden Dazukommenden als Selbstverständlichkeit auf.

Faltblätter für Betroffene sollten heute diese 8 Punkte beinhalten: Tipps für einfache Selbsthilfen, Hinweise auf Reaktionen, auf die hin zusätzliche Hilfe in Anspruch genommen werden sollte, die Angabe von Telefonnummern für weiter Hilfsangebote – das alles sind nicht nur wichtige, die Betroffenen sonst eventuell nicht erreichende Hinweise, sie fördern auch die Selbstermächtigung. Natürlich müssen solche Faltblätter nicht nur leicht verständlich sein, sondern sollten auch auf dem neuesten Stand gehalten werden. Dass eine solche Unterstützung heutzutage in möglichst vielen verschiedenen Sprachen zur Verfügung stehen sollte, versteht sich von selber.

Postdirekte (nach der notfallmäßigen PSU) Unterstützung kann von freiwilligen Organisationen, aber auch weiteren Institutionen wie z. B. der Opferhilfe angeboten werden. Die Verschiedenheit der Sichtweisen ist als Pluriprofessionalität sicher ein Reichtum, manchmal auch ein Luxus. Entscheidend dabei bleibt die salutogenetische Haltung bzw. die Anwendung der 5 Prinzipien Salmons. Das bedeutet, dass in allen diesen Organisationen eine auf diesen Grundsätzen vergleichbare Ausbildung in psychosozialen Interventionen erfolgen muss, sei es für direkte wie auch indirekte Betroffene (Helfer). In jedem der beiden Anteile – für direkt und indirekt Betroffene – werden soziale Ressourcen eingesetzt. Diese können sich entweder spontan konstituieren oder in der Vorbereitung auf kritische Ereignisse – z. B. im Zivilschutz – bereitgestellt werden.

Es muss immer wieder betont werden, dass dabei die Gefühle wie Schmerz und Trauer über den Verlust von Beziehungspersonen, eigenen Funktionen, verlorenem Eigentum usw. ihren angemessenen Platz behalten werden; denn solche Verluste können nicht ungeschehen gemacht werden. Was die bedürfnisorientierte respektvolle und noch vorhandene Ressourcen einbeziehende Intervention hingegen vermag, ist, das schreckliche Gefühl von Hilflosigkeit und Verlassenheit früh aufzufangen und Selbstermächtigung und Hoffnung wieder anzustoßen.

2.1.5 Selbstkohärenz oder »Empowerment« (Selbstwirksamkeit, Selbstermächtigung) als Ziel der PSNV

Antonovskys Konzept der Selbstkohärenz (Antonovsky 1987, 1993) mit ihren drei Anteilen Kontrollmöglichkeit, Verständlichkeit und Sinnhaftigkeit kann nach Hobfoll (1989) als Basis eines Ressourcengleichgewichts betrachtet werden. In der PSNV gibt es einfache und praktikable Anweisungen für die Unterstützung von Betroffenen; dabei werden die fünf oben erwähnten Grundbedürfnisse intuitiv eingeschlossen. Innerhalb dieses Konzeptes kann auch die ganze Ressourcenarbeit konzipiert werden. Hobfoll zeigt, dass in einem kritischen Ereignis das Gleichgewicht der persönlichen und durch die Gruppe getragenen Ressourcen verloren geht; wenn dieses Gleichgewicht sich nicht wieder herstellt, entsteht negativer Stress, Distress, und Menschen werden krank. Von außen unterstützt, wird den Betroffenen schnell – mindestens zu einem vorübergehenden – neuen Ressourcengleichgewicht verholfen, das ihnen ermöglicht, ihre eigenen individuellen Ressourcen bald wieder zu entdecken und neu herzustellen.

Ressourcen werden hier unterteilt in individuelle und systemische, d. h., in der Gemeinschaft zu findende Ressourcen. Persönliche Ressourcen sind z. B. die Fähigkeit zu verstehen, selber zu entscheiden und zu handeln (Selbstkohärenz), aber auch die – biologische – Resistenz gegen Stress. Sofortige Hilfeleistung, Solidarität in kritischen Ereignissen, Unterstützung durch Personen und Institutionen der Gemeinschaft können als systemische oder kommunitäre Ressourcen angesehen werden. Die Wiederherstellung eines Ressourcengleichgewichtes ist die vordringliche Aufgabe der PSNV; denn sobald da wieder ein Gleichgewicht besteht, kann der massive Distress der Betroffenen abnehmen, Selbsthilfe einsetzen und eine Integration des Erlebten beginnen.

Das Ziel der PSNV ist die schnellstmögliche Wiederherstellung eines neuen Ressourcengleichgewichtes oder der Selbstkohärenz, sei es bei Einzelnen, Gruppen oder ganzen Bevölkerungsanteilen.

Gruppen das momentane Überleben ermöglicht. Wenn dabei das Gleichgewicht (Homöostase) auf der biologischen (wie auch auf der sozialen) Ebene erhalten bleiben kann, wird eine gesunde Anpassung entstehen; doch wenn die Homöostase durch die Stressbelastung überfordert wird und sich deswegen nicht mehr anpassen kann, entsteht traumatogener (möglicherweise traumatischer) Stress. Die Biologie dieser Stressreaktion ist heute, fast 100 Jahre nach Selye (1980), um einiges besser bekannt, obwohl auch heute noch nicht alle Mechanismen geklärt sind; das Verständnis dieser biologischen Reaktionen ist die Voraussetzung, um Betroffene unterstützen zu können; das heißt natürlich nicht, dass Helfer bis ins Detail diese neuro-kognitiven Mechanismen kennen müssen, doch müssen sie fähig sein, die häufig »ver-rückt« anmutenden verhaltensmäßigen Ausdrucksweisen dieser Mechanismen zu erkennen und damit umzugehen (1. Grundbedürfnis: Beruhigung, Sicherheit, Verständlichkeit).

Diese Stressreaktionen im Moment der Exposition sind als Ressourcen im Hinblick auf das Überleben und als Anpassungsleistung zu werten; doch im posttraumatischen Umfeld werden sie zu störenden Faktoren, die es dem Betroffenen nicht erlauben, wieder zum vorher bestehenden Ressourcengleichgewicht zurückzukehren; die lebensnotwendige Aktivierung der Stressreaktionen während der Exposition kann nun, im Nachhinein, die Rückkehr zur Norm verhindern und damit die Lebensqualität der Überlebenden massiv beeinträchtigen.

2.2 Menschliche Reaktionen auf kritische Ereignisse: Wie reagieren Menschen?

2.2.1 Das Prinzip der Anpassung

Der menschliche Organismus ist so angelegt, dass er sich an hohe Anforderungen der Umgebung anpassen kann; in der akuten Bedrohung, wenn das Leben oder die Integrität des Betroffenen oder auch von ihm nahe stehenden Personen bedroht ist, entsteht automatisch eine massive Stressreaktion, die sowohl Individuen als auch

2.2.2 Akute Stressreaktion als Überlebensleistung: die Stressreaktionen als Ressource und als sekundäre Bedrohung

Bei einer realen oder fantasierten Bedrohung reagiert der Körper, respektive das Hirn, lange bevor man sich der Gefahr bewusst wäre. Vorbewusst (d. h., innerhalb kürzerer Zeit, noch bevor das Bewusstsein eine Rolle spielen würde) und automatisch werden auf allen verschiedenen Hirnebenen Aktivierungen und Deaktivierungen in Gang gesetzt (»Neuroception«); diese kann man auf der

2.2 · Menschliche Reaktionen auf kritische Ereignisse: Wie reagieren Menschen?

43

2

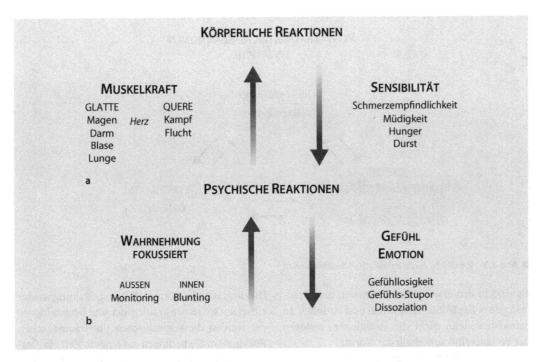

KÖRPERLICHE REAKTIONEN

MUSKELKRAFT

GLATTE   QUERE
Magen *Herz* Kampf
Darm   Flucht
Blase
Lunge

SENSIBILITÄT

Schmerzempfindlichkeit
· Müdigkeit
Hunger
Durst

a

PSYCHISCHE REAKTIONEN

WAHRNEHMUNG
FOKUSSIERT

AUSSEN   INNEN
Monitoring Blunting

GEFÜHL
EMOTION

Gefühllosigkeit
Gefühls-Stupor
Dissoziation

b

☐ **Abb. 2.1a,b** Körperliche (a) und psychische (b) Stressreaktionen

Beobachtungsebene folgendermaßen wahrnehmen (☐ Abb. 2.1 a, b):

— Die Person erhöht ihre Muskelkraft, sowohl glatte (unwillkürliche) als auch quergestreifte (dem Willen unterworfene) Muskulatur. Verlust von Urin oder Stuhl, Zittern, Schwitzen, Herzrasen sind alles Zeichen dieser erhöhten, im Dienst des Überlebens stehenden (Sympathikus-bedingten) Muskelkraft. Häufig werden diese Reaktionen nachträglich vom Betroffenen als »Angstphänomene« mit Scham wahrgenommen und deswegen verschwiegen.

— Die Körperwahrnehmung sinkt: Schmerz, Müdigkeit, Durst und Hunger werden vermindert wahrgenommen, der Körper ist (primär, durch den Parasympathikus bedingt) »eingeschläfert«, anästhesiert.

— Die Aufmerksamkeit ist fokussiert, konzentriert, mit dem Ziel des Überlebens, oder, bei Überwiegen des parasympathischen Anteils (Hilflosigkeit), nach Innen fokussiert, wie wenn Außen nicht mehr wichtig wäre (Abschottung, Blunting »Totstellreflex«).

— Die Emotionalität ist ebenso anästhesiert wie die Körperlichkeit.

Alle diese Reaktionen laufen automatisch ab, können also nur durch Training unter Stressbedingungen optimiert werden so, wie es bei Einsatzkräften geschieht. Sie sind auch alle lebenserhaltend und mobilisieren in diesem Sinne ungeahnte biologische Ressourcen. Doch der Ressourcenaufwand hat eine Kehrseite, sobald das normale Leben wieder einkehren sollte.

2.2.3 Spezifische posttraumatische Stressreaktionen

Der Organismus kehrt nach dem stressbedingten Extremaufwand nicht sofort zur Normalität zurück: spezifische, auf die Stressreaktion während der Exposition zurückgehende (universelle) biologische Reaktionen und unspezifische (mehr im Zusammenhang mit der Interpretation und Erklärung des Ereignisses, von der jeweiligen Herkunftskultur beeinflusste) posttraumatische Reaktionen belasten Überlebende fast immer.

Die spezifischen posttraumatischen Reaktionen (☐ Abb. 2.2) führen sich auf die verschiedenen Funktionsweisen während der Exposition zurück.

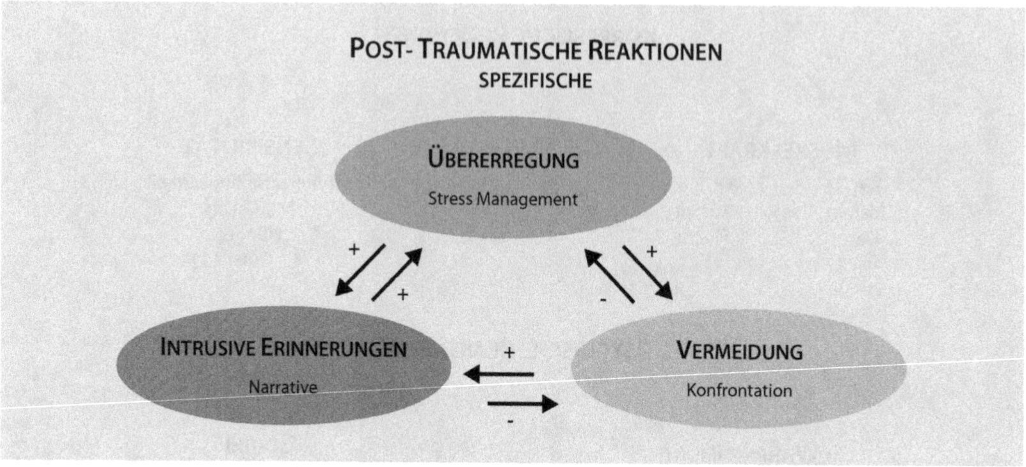

POST- TRAUMATISCHE REAKTIONEN
SPEZIFISCHE

ÜBERERREGUNG
Stress Management

INTRUSIVE ERINNERUNGEN
Narrative

VERMEIDUNG
Konfrontation

Abb. 2.2   Spezifische posttraumatische Stressreaktionen

Sie sind in den ersten 2 bis 3 Monaten nach traumatogener Exposition als normal und natürlich zu betrachten; denn nicht die Reaktionen, sondern das Ereignis sind außerhalb der Norm.

— Die durch die Aktivierung des sympathischen Nervensystems bedingte **Übererregung** kann weiter andauern und zeigt sich nun in innerer und äußerer Unruhe, Aggressivität, Schlafstörungen, Konzentrationsproblemen usw.

— Die durch die Fokussierung bedingte zwanghafte Beschäftigung mit dem Geschehen in **wiederkehrenden Erinnerungen**, von der Rumination (Gedankenwiederkäuen) bis hin zu Flashbacks und Alpträumen, erhöht die Übererregung und wird von der Übererregung verstärkt – ein Teufelskreis.

— Die durch verschiedene **dissoziative Mechanismen** bedingte körperliche und emotionale Gefühllosigkeit zeigt sich in stuporösem Verhalten, Gefühlskälte, Bagatellisierung des Geschehen einerseits. Andererseits kann es ein äußeres Vermeidungsverhalten geben, durch welches die wiederkehrenden Erinnerungen und die Übererregung kurzfristig beruhigt werden können.

In der meist kurzen, einige Tage dauernden posttraumatischen »Flitterwochenphase« spielen diese Reaktionen für Betroffene und deren Umfeld kaum eine Rolle; doch je länger das Ereignis zurückliegt und die normale Lebensgestaltung wieder einsetzen sollte, umso störender und beunruhigender werden diese spezifischen posttraumatischen Reaktionen. Sie bedingen auf längere Zeit ein Ressourcenungleichgewicht: Schlechte Schlafqualität, Konzentrationsprobleme, Übererregung, wiederkehrende Erinnerungen, Emotionsstupor und Vermeidungsverhalten bis hin zu Phobien behindern eine Wiedereingliederung im täglichen Leben. Familie und Arbeitsplatz reagieren mit Unverständnis, die phobische Vermeidung eines an das Ereignis erinnernden Stimulus wird missverstanden und kann sogar als »Rentenneurose« bezeichnet werden; kurz: Es ist, als ob der momentane große biologische Einsatz von Ressourcen keine entsprechende Belohnung hervorgerufen hätte.

2.2.4   Unspezifische posttraumatische Stressreaktionen (Mollica 1990)

Unspezifische posttraumatische Reaktionen (**Abb. 2.3**) sind teilweise durch den kulturellen Umgang mit dem Geschehen zu verstehen (Mollica 1990); sie verstärken zusätzlich die spezifischen posttraumatischen Stressreaktionen:

— Der Umgang mit der erlebten Hilflosigkeit nach dem Ereignis wird von intensiven Gefühlen begleitet, die durch Verletzung von Werten hervorgerufen sind. Denn in jeder traumatogenen

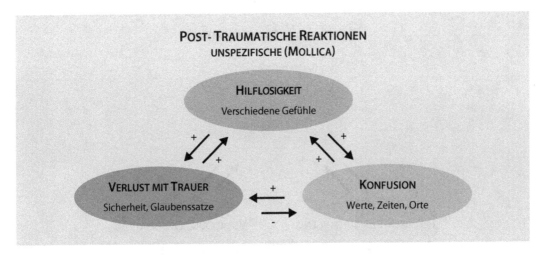

○ Abb. 2.3 Unspezifische posttraumatische Stressreaktionen

Exposition werden einer oder mehrere Werte der Person beschädigt; die intensiven Gefühle werden durch die andauernden Stressreaktionen noch vergrößert und dadurch schwer erträglich.

— In jedem traumatogenen Ereignis werden Verluste – größeren oder kleineren Ausmaßes – erlebt. Trauer ist ein Gefühl, das häufig neben den anderen Gefühlen steht; eventuell nötige Trauerarbeit kann aber nicht geleistet werden, solange die Übererregung die zum Trauern nötige Ruhe verhindert.

— Verwirrung ist eine weitere Folge des Erlebten, und sie verstärkt die dissoziativen Phänomene.

Praktisch ist es wichtig, beide, sowohl die spezifischen wie auch die unspezifischen Reaktionen zu kennen und als Raster im Kopf zu haben bei Unterstützung von Menschen nach traumatogener Exposition; denn beide Gruppen verstärken sich gegenseitig (○ Abb. 2.4); dies bedeutet natürlich auch, dass man durch Beruhigung einer dieser 6 Reaktionen die Verminderung anderer Reaktionen hervorrufen kann: So können z. B. unerträglich intensive Gefühle bei einem Betroffenen durch Senkung der Übererregung bereits verkleinert und erträglicher gemacht werden, oder Beruhigung der Dissoziation hilft die Konfusion zu klären.

2.3 Salutogenese als Ausweg aus dem biologischen und kommunitären Ressourcenungleichgewicht

2.3.1 Traumatogene Ereignisse

Traumatogene Ereignisse zeigen immer wieder auf, dass es keine Gemeinschaft gibt, die ihre Mitglieder vor allem Schlimmen bewahren kann, egal, wieviel Prävention primärer und sekundärer Art auch betrieben wird. Es entsteht ein Ungleichgewicht von Ressourcen, welches zum Überlebensstress führt (Hobfoll 1989). In der PSU befasst man sich nicht mit dem Ereignis als solchem, sondern immer mit dem daraus entstehenden Ressourcenungleichgewicht; dieses ist gleichzeitig Ursprung und Folge der biologischen Stressreaktionen der Betroffenen darauf; es ist wesentlich, der Versuchung zu widerstehen, in der postimmediaten Phase über die mangelnde Primärprävention, d. h., eine äußere, nicht vorhandene Ressource laut (oder leise) nachzudenken; hingegen kann man sich als Vertreter von PSU als eine von der nicht genügend schützenden Gemeinschaft delegierte Ressource verstehen. In diesem Sinne hat man die Aufgabe, die bei der Person noch vorhandenen inneren und äußeren Ressourcen zu mobilisieren. In der für diese Phase

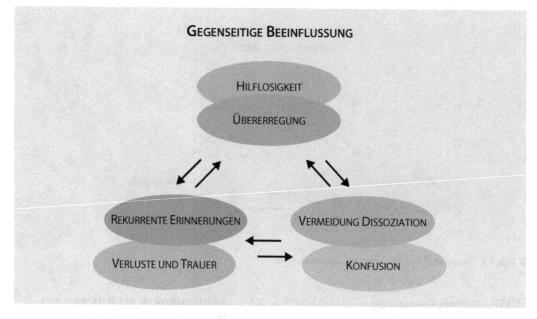

GEGENSEITIGE BEEINFLUSSUNG

HILFLOSIGKEIT

ÜBERERREGUNG

REKURRENTE ERINNERUNGEN

VERMEIDUNG DISSOZIATION

VERLUSTE UND TRAUER

KONFUSION

□ Abb. 2.4 Gegenseitige Beeinflussung der spezifischen und unspezifischen posttraumatischen Reaktionen

wichtigen Ermöglichung einer späteren Integration des Erfahrenen durch Bewältigung der neuro-kognitiven Reaktionen kann jede Gemeinschaft etwas dazu beitragen, sodass Betroffene das Überleben zuletzt nicht bedauern müssen, sondern im besten Fall sogar einen Ressourcenzuwachs erfahren können (z. B. Lerneffekte, posttraumatisches Wachstum, Tedeschi u. Calhoun 1996).

2.3.2 Das Konzept der Salutogenese (Antonovsky 1987)

Das Konzept der Salutogenese ist einfach und handlungsorientiert; deswegen ist es in der Notfallsituation gerade auch von psychologischen Laien gut und einfach anwendbar; in der Salutogenese wird die Selbstkohärenz Betroffener unterstützt oder wieder aktiviert. Diese Selbstkohärenz besteht aus den drei Faktoren Kontrolle, Verständnis und Sinnhaftigkeit.

Kontrollfähigkeit Je schneller die im kritischen Ereignis erlebte Hilflosigkeit durch erste »Mini-Kontrollen« bzw. kleine eigene Entscheide wieder angestoßen ist, umso eher kann sich der Mensch wieder selbstermächtigt fühlen; z. B. durch die –

angeleitete – Beruhigung der Stressphysiologie. Sei es, ein Glas Wasser zu trinken, sei es, noch effizienter, durch ruhige Atmung, findet Kontrolle und indirekte (biologische) Beruhigung statt; dies sind die besten Gegenmittel gegen die erlebte Hilflosigkeit und die damit verbundenen schwer erträglichen Gefühle; damit wird das Ressourcenungleichgewicht sowohl auf biologischer wie auch auf sozialer Basis bereits wieder etwas ausgeglichen.

Verständnis Wer weiß, was geschehen ist, kann wieder etwas kognitive Kontrolle und Klärung übernehmen; allerdings gilt es in der ersten Phase, sich bewusst zu bleiben, dass nicht unmittelbar interessierende Tatsachen kaum wahrgenommen werden können, d. h., überhaupt nicht gehört oder sogleich wieder vergessen werden (Müller-Cyran 2004); doch wer weiß, was in den nächsten Minuten geschehen wird, oder dass seine »ver-rückt« erscheinenden, ihn beunruhigenden (Stress) Reaktionen normal sind, kann sich auch kognitiv beruhigen. Auch damit wird wieder etwas mehr Kontrolle erlangt. Bei der Informationsübermittlung ist es allerdings wichtig, die oft reduzierte Aufnahmefähigkeit einzubeziehen und dementsprechend einfach zu sprechen und zusätzlich ein Merkblatt abzugeben.

Sinnhaftigkeit finden oder schaffen Dies ist ein komplexer und Zeit heischender Prozess, der erst in einer zweiten Zeit nach dem Ereignis beginnen kann; gerade Notfallseelsorger aus dem kirchlich-religiösen Bereich müssen sich zurückhalten und die eigene – aus dem Glauben erwachsende – Sinnhaftigkeit in den Hintergrund stellen. Eigene Bedürfnisse nach Sinnhaftigkeit müssen im Dienst der Betreuung zurückgestellt werden; sie können, wenn nötig, in einer Gruppensupervision später angegangen werden. Gefundene oder erlittene Sinnhaftigkeit ist das Zeichen eines längeren Prozesses, in welchem posttraumatisches Wachstum und ein neues stabiles Ressourcengleichgewicht entstanden sind.

Die Beachtung der Salutogenese beinhaltet automatisch die Befriedigung der vorher benannten 5 Grundbedürfnisse Sicherheit/Schutz, Beruhigung, Selbst- und Gemeinschafts-Ermächtigung (»efficacy«), menschliche Verbundenheit und Hoffnung.

2.4   PSU als einfache Interventionsart

Wenn PSNV alle möglichen Interventionsarten in der Folge von kritischen Ereignissen beinhaltet, so ist psychosoziale Unterstützung (PSU) der Beginn davon, sofort nach dem Ereignis; deswegen werden im Folgenden ausschließlich die in der PSU zusammengefassten frühzeitigen Interventionen beschrieben und erörtert. PSU lässt sich in zwei zeitlich voneinander zu unterscheidende Anteile gliedern: Die Anwendung des Konzeptes der Salutogenese macht jedoch zu beiden Zeiten jede Intervention einfacher und effizienter.

2.4.1   Direkte Unterstützung vor Ort

Sie findet kurz nach dem Geschehen statt, mit dem Ziel, die Rückkehr ins eigene soziale Netz zu ermöglichen und dort Hilfe zu suchen; in der sofortigen Intervention werden in Europa (ausgebildete) Freiwillige vor Ort eingesetzt: Ob sie nun als CARE-Team (Schweiz), Notfallseelsorger (Südtirol), SBE (Stressbearbeitung nach Belastenden Ereignissen, Deutschland), in der Notfallseelsorge aktive Pfarrer oder Peers im Luftfahrtsystem usw. bezeichnet werden, allen ist gemeinsam, dass sie innerhalb kurzer Zeit in genügender Anzahl vor Ort auftreten können. Ihre Aufgabe ist, sofort von außen das Ressourcenungleichgewicht der Betroffenen auszugleichen und akuten Distress zu vermindern. Dazu braucht es keine Ausbildung als Psychologe. Die sofortige Intervention vor Ort beruht auf dem Konzept, dass nach dem Geschehen die Orte des kritischen Geschehens sicher genug sind, um Unverletzte zu betreuen; in Israel hat sich im Anschluss an die erste Intifada ein den Umständen angepasstes anderes Konzept von PSU entwickelt (s. Sherf u. Schreiber, ▶ Kap. 5).

Die Bedürfnisse der Betroffenen müssen im Rahmen ihrer akuten Stressreaktion bedient werden und sind nur sehr basal zu befriedigen. Sicherheit und Beruhigung – und damit erste Kontrolle der biologischen Stressreaktionen –, optimal durch ein individualisiertes Beziehungsangebot, sind der erste Schritt; in einem zweiten Schritt werden die möglichen sozialen Ressourcen des Betroffenen gesucht und aktiviert (Selbstermächtigung und damit Hoffnung), sodass eine Rückkehr ins eigene soziale Netz in die Wege geleitet werden kann; dadurch wird es möglich, dass diese Sofortinterventionen meistens nur von kurzer Dauer sind (einige Stunden), immer unter der Bedingung, dass soziale Netze in der Nähe vorhanden sind; dies funktioniert natürlich nicht, wenn Touristen, Fremd- oder Gastarbeiter, Crews aus der Fliegerei oder humanitäre Organisationen betroffen sind. Die Haltung »so kurz wie möglich, so lange wie nötig« (Salmon 1919) ist eine alte und sinnvolle Richtlinie. Das STOP-Modell des Amerikanischen Roten Kreuzes wie auch die 6 A nach Perren-Klingler (2005) sind in diesem Sinne einfache Interventionsmodelle für Peers.

■■ **STOP-Modell**

S	Sicherheit
T	Tratschen, Teilen, Teaching
O	Organisation
P	Peer

■■ **Die 6 A**

1	Ansprechen
2	Anrühren
3	Anschauen lassen
4	Anhören
5	Atmen
6	Aushalten

Die Aufnahmefähigkeit der Betroffenen ist durch ihre mentalen Stressreaktionen beeinträchtigt. Deswegen benötigen alle Interventionen eine große Einfachheit und können durch »geschulte« psychologische Laien geleistet werden. Wegen der kognitiven Beeinträchtigung der Betroffenen lohnt es sich auch, zusätzlich mittels eines abgegebenen Faltblattes die nötige Information zu sichern. Die Haltung der Gemeindepsychologie (NATO 2000), die keine (klinische) Diagnostik mit einem Screening (Suche nach den »Kranken«) einbringt, ist optimal. Nur so kann die Konnotation »normal« glaubhaft und kongruent beibehalten werden, was wichtig ist, da sich die Menschen selber als »ver-rückt« erleben, was zusätzlichen Distress bedeutet.

2.4.2 Postdirekte, in den darauf folgenden Tagen bis ca. 3 Monate nach dem Ereignis stattfindende Unterstützung

Eine wichtige Aufgabe der Sofortintervention ist es, auf die Zeitspanne hinzuweisen, die es brauchen wird, bis Betroffenen wieder bei einer akzeptablen Befindlichkeit angekommen sind, und die möglichen Hilfestellungen für diese Zeit in einem Faltblatt abzugeben. Telefonnummern, Hinweise über einfache Selbsthilfe und wann es indiziert ist, mehr Hilfe zu suchen, sind in Bezug auf Selbstermächtigung und ein sinnvolles hilfesuchendes Verhalten (Perren-Klingler 2000) nützlich. Verständlichkeit und Kontrolle sind auch hier wichtig. Hier können neue freiwillige Organisationen wie auch andere bereits bestehende Institutionen ihre Dienste anbieten. Wichtig bleibt aber immer die salutogenetische Haltung oder die Anwendung der 5 Prinzipien Salomons (1919), was bedeutet, dass alle diese Organisationen eine minimale ähnliche Ausbildung in psychosozialen salutogenetisch orientierten posttraumatischen Interventionen aufweisen müssten, wenn sie nicht schaden wollen (Atzenweiler, ▸ Kap. 15).

2.4.3 PSU für Betroffene und auch Helfer

Psychosoziale Unterstützung ist primär für direkt Betroffene gedacht. Doch es kann sein, dass nach gewissen Einsätzen auch Helfer sofort Unterstützung benötigen; heutzutage haben viele Gruppen von Einsatzkräften eigene Peers, d. h., aus der gleichen Gruppe stammende, ausgebildete Mitglieder; sie haben die Aufgabe, Primär- und Sekundärprävention zu betreiben, indem sie Informationsarbeit in Bezug auf kumulative und außerordentliche Stressreaktionen bei Einsatzkräften leisten. Ebenso sollen sie Kollegen ansprechen, wenn sie ihnen im täglichen Umgang auffällig vorkommen, ihnen nach schwierigen Einsätzen Unterstützung anbieten und beim Mitgestalten eines vertrauensvollen kooperativen Arbeitsklimas aktiv werden. Nur so kann mit der Zeit eine Kultur entstehen, in welcher es dazu gehört zu zeigen, wenn man durch einen Einsatz besonders belastet worden ist. Weiter ist die Sensibilisierung der Kommandanten zu leisten, in Hinblick auf die Möglichkeit, dass gerade auch sehr engagierte Mitarbeiter einmal betroffen sein können und dass diese auch aus arbeitsversicherungstechnischen Gründen Anrecht auf Unterstützung haben. In dieser Sensibilisierungsarbeit ist es wichtig, Peers als Ansprechpartner zu haben, da sie die herrschende Kultur kennen und eine angepasste Sprache sprechen. Der gemeindepsychologische Ansatz, niederschwellig und in einfacher Sprache Prävention zu leisten, ist auch in diesen Belangen sinnvoll.

2.4.4 Ziele der PSU

Das Ziel der PSU ist die schnellst mögliche Wiederherstellung des individuellen oder auch kommunitären Ressourcengleichgewichtes und damit einer neuen Selbstermächtigung (Empowerment). So kann in kurzer Zeit eine minimale Lebensqualität unter Benützung von vorhandenen gruppenspezifischen Ressourcen wiederhergestellt werden; dies sind die besten Voraussetzungen dafür, dass die Betroffenen aus dem Chaos des kritischen Ereignisses herausfinden und sich am anstehenden mehr oder weniger großen Neuaufbau aktiv beteiligen können. Damit wird der Weg geöffnet, dass Betroffene neben dem Leid auch wieder an die Zukunft denken und Wachstum erfahren können. Dieses **posttraumatische Wachstum** (Tedeschi u. Calhoun 1996) ist das, was in Antonovskys Selbstkohärenz als »Sinnhaftigkeit« konzeptualisiert worden ist (Antonovsky 1987, 1993). Auch schlimmste

Erfahrungen können Menschen nicht am Wachsen hindern, wenn ihnen nur ein Minimum an Unterstützung zuteil wird; die Solidarität der Mitmenschen, die gegenseitige Unterstützung (Kropotkin 1975) erleichtert das Gefühl von Verlassenheit und Hilflosigkeit und lässt irgendwann wieder Dankbarkeit aufkommen.

2.4.5 Basisausbildung in PSU, Minimalstandards

Grundsätze

Sobald Menschen für Interventionen in kritischen Ereignissen vorbereitet werden, müssen sie auch für ihre Aufgabe ausgebildet werden; das Zeitalter der karitativen, von Sendungsbewusstsein geleiteten Interventionen ist in Europa definitiv vorbei. Deswegen müssen bei der Auswahl und Ausbildung der Menschen für Interventionen in PSU verschiedene Kriterien berücksichtigt werden.

Es gilt einen Unterschied zu machen zwischen psychologischen Laien (Peers, CARE-Team-Mitgliedern usw.) und professionellen, psychologisch bereits geschulten Intervenierenden, Notfallpsychologen; beide haben wichtige Funktionen, an verschiedenen Stellen und zu verschiedenen Zeiten.

Peers sind psychologische Laien, d. h., Berufsleute verschiedenster Herkunft, und damit hängt ihre Zugehörigkeit zum Team nicht hauptsächlich von ihrer Berufsaktivität ab, sondern von ihrer zusätzlich erfolgten Ausbildung in PSU und ihrem Engagement in einer definierten Gruppe.

Ihre Unterstützung durch und Rückgriff auf in Notfall- und Gemeindepsychologie zusätzlich ausgebildete und mit kritischen Einsätzen vertraute Notfallpsychologen oder Notfallpsychiater muss garantiert sein, während eine Verbindung zur klinischen Psychologie und Psychiatrie nur im Sinne des Weiterverweisens nach 8-12 Wochen offen stehen muss.

Eine spezielle Position haben die Notfallseelsorger: sie sind zwar einerseits ausgebildet, um Menschen in Krisen spezifisch beizustehen; andererseits fehlt vielen von ihnen das vertiefte Wissen um die neuro-kognitive und biologische Basis und die Folgen der Stressreaktion; diese Hintergründe sind besonders in der Ausbildung und Supervision von Peers zentral.

Voraussetzungen

- PSU-Arbeit muss freiwillig sein; auch wenn immer wieder betont wird, dass Pfarrer und Hausärzte ja bereits nachts abrufbar sind, eignet sich nicht jeder Pfarrer, Psychologe, Psychiater, Psychotherapeut oder Hausarzt für PSU. Neben anderen Auswahlkriterien ist die Freiwilligkeit unverzichtbar.
- PSU-Arbeit darf nicht als Lebensunterhalt betrachtet werden; dass die Leistungen durch Spesenentschädigung, bezahlte Weiterbildung und Supervision teilweise abgegolten werden, sollte den motivierten eingesetzten Peers und Notfallpsychologen genügen. Dies verhindert auch, dass arbeitslose Berufsleute sich in diesem Zweig ein prestigeträchtiges Auskommen – am Leid der anderen – suchen können.
- Ein Minimal- und Maximalalter wird bei den meisten Ausbildungen in Europa gefordert. Es hat damit zu tun, dass Stressresistenz auch altersabhängig ist. In der Postadoleszenz ist man zwar häufig übermotiviert, aber noch nicht maximal stressresistent; ebenso ist man nach Erreichen einer gewissen Altersgrenze trotz großer Erfahrung und Routine nicht mehr so stressresistent wie früher. Die Jahre zwischen 28 und 58 sind wohl die für erfolgreiche PSU-Einsätze besten Jahre.
- Eine ausgeglichene Persönlichkeit, mit einer gewissen Lebenserfahrung, überwundene und integrierte eigene Erfahrungen mit traumatogenen Inhalten, Motivation beizustehen, Disponibilität und Verlässlichkeit sind Qualitäten, die alle Mitglieder einer PSU-Organisation aufweisen müssen.

Minimalstandards in der Ausbildung von PSU und PSNV

Minimalstandards sind für alle an PSNV beteiligten Gruppen anzuwenden, seien es Peers, CARE-Team-Mitglieder, Notfallseelsorger, Notfallpsychologen oder auch aus andern Organisationen aktiv Beteiligte.

Die ausbildungsmäßigen Minimalstandards sind aus den jeweiligen Aufgaben der verschiedenen eingesetzten Gruppen empirisch entstanden.

Es ist wichtig, zwischen theoretischem Wissen und praktischem Können zu unterscheiden und die verschiedenen Anforderungen an Peers, CARE-Teams usw. (psychologische Laien für die Front) und »Notfallpsychologen« (zusätzlich ausgebildete Psychologen, Ärzte und eventuell Notfallseelsorger als rückwärtige Unterstützung) zu definieren. Besonders die Notfallpsychologen haben auf die Dauer gesehen die Aufgabe, aus dem Hintergrund die Qualität der PSU-Arbeit durch Ausbildung, Fortbildung und Supervision zu unterstützen.

- **Theoretische Inhalte für Peers**
– Salutogenese (Selbstkohärenz), das Konzept der Ressourcen und des posttraumatischen Wachstums
– Neurobiologische Grundlagen der expositionellen und posttraumatischen Stressreaktionen, Rolle der Physiologie als Feedback-Mechanismus
– Verschiedene Funktionen der Sprache: kognitive, informative, emotionale Anteile, Psychoedukation
– Funktion des Selbstschutzes auf äußerer und innerer Ebene; Integration in einen Einsatzablauf
– Funktion von Supervision, Intervision, Teambesprechung und kontinuierlicher Weiterbildung
– Grundlagen für Informationskampagnen unter Peers über Folgen von Stress und den Umgang damit
– Kenntnis der eigenen Verletzlichkeit und Resilienz, Akzeptanz des eigenen daraus folgenden Verhaltens der Hilfesuche

- **Praktische Inhalte für Peers**
– Beherrschung von Techniken, um das Ressourcengleichgewicht und die Selbstkohärenz zu fördern (vgl. Salvay u. Torre, ▶ Kap. 13)
– Beherrschung von (körperorientierten) Techniken, um die posttraumatische übererregte oder eingefrorene Physiologie zu beeinflussen und zu flexibilisieren
– Beherrschung verschiedener sprachlicher Techniken, um gezielt kognitive oder emotionale Anteile im Betreuten anzustoßen mit dem Ziel der Selbstkohärenz

– Beherrschung der Techniken von Peer-Defusing, -Demobilisation und eventuell von Techniken des psychologischen Debriefing (Atzenweiler, ▶ Kap. 15)
– Beherrschen von Selbstschutztechniken

Diese Inhalte für Peers können in einem theoretisch-praktischen Einführungskurs von ca. 4 Tagen erarbeitet und gelernt werden; eine minimale Kontrolle der Einsätze durch Protokollieren und Weiterleiten an PSU-Einsatzleiter, regelmäßige Einsatz-Nachbesprechungen, jährliche »Refresher«, (»Auffrischer«) und Weiterbildungen, welche dann auf der Basis von Einsatzerfahrungen aufbauen können, sind sinnvoll und werden auf Dauer erst eine hohe Qualität und Nachhaltigkeit der PSU-Arbeit garantieren.

- **Theoretische Inhalte für Notfallpsychologen (NFP)**
Die für die Peers geltenden Kenntnisse sind auch für NFP einzufordern; dabei gilt es hauptsächlich für klinische Psychologen, weg von klinisch-therapeutischen, hin zu präventiven Ansätzen zu gelangen und auf die automatisch funktionierende krankheitsorientierte Diagnostik verzichten zu lernen (Salmon 1919, ▶ Abschn. 2.1.2). Dem akademischen Wissen entsprechend sind alle Konzepte vertieft zu erarbeiten:
– Konzepte über Präventionsarten, verschiedene Theorien der Salutogenese, »self efficacy« (Bandura 1997), Bewältigungsstrategien (Antonovsky 1987, Janoff-Bulman 1985), gelernter Ressourcenhaftigkeit (Seligmann 1990) usw.
– Neurokognitive Konzepte über Informationsaufnahme und -verarbeitung, in Eu- und Distress, über Dissoziation und Assoziation (Ressourcen!), als Funktionsweise und als Arbeitsinstrument
– Wirkung von Sprache auf Kognition und Emotion, spezifische daraus erwachsene Interventionstechniken: NET, Defusing, Demobilisation, psychologisches Debriefing für Einzelne und Gruppen (Perren-Klingler 2000)
– Kenntnis der spezifischen Bedürfnisse verschiedener Gruppen von Betroffenen (Erwachsene, Kinder, Alte, Migranten, Behinderte usw.), kulturelle Sensibilität, respektvolle

Annahme verschiedenster religiöser/ritueller Ausdrucksweisen usw.

- Kenntnisse in Erwachsenenbildung, Sinn und Zweck von Team- und Einzelsupervisionen, Konzept der »Gegenübertragung« im Einsatz
- Kenntnisse über Selbstschutz bei sich selber und den Peers

- **Praktische Inhalte für NFP**
- Es ist wesentlich, dass alle NFP, die später mit Peers zu tun haben werden, sich Einsatzerfahrung vor Ort zulegen, sei es als Mitglied eines CARE-Teams, oder als Peer in einer Einsatzorganisation. Nur wer weiß, wie es an der Front zugeht, kann später Peers aus- und weiterbilden und Supervision anbieten.
- Alle für Peers geforderten Techniken müssen klar beherrscht und anhand einer Minimalanzahl von Protokollen und Supervision belegt werden.
- Die Fähigkeit, auf präventive Anliegen primärer und sekundärer Art für Laien verständlich aufmerksam zu machen, Gruppen für PSU zu mobilisieren und motivieren und dies auch aufrecht zu erhalten, gerade auch nach schwierigen Einsätzen, muss inhaltlich und sprachlich trainiert werden.
- Beherrschung aller durch Peers in PSU angewandten Techniken: sofortiger (immediater) und postimmediater psychosozialer Support, Defusing, Demobilisation, psychologische Debriefingtechniken für Einzelne und Gruppen, Mobilisation von individuellen und Gruppenressourcen usw.
- Die Fähigkeit und Motivation, zwar hoch willige, doch psychologische Laien zu ermächtigen, in schwierigen Situationen »ver-rückt« erscheinenden Betroffenen beizustehen und deren Ressourcen zu aktivieren, ist eine Voraussetzung zu Ausbildungstätigkeiten.

Alle diese Fähigkeiten und Techniken sollten in einem speziellen Kurs für Notfallpsychologen von ca. 16 Tagen erworben werden können. Eine rein akademische Ausbildung genügt nicht. Eine Darlegung der Integration des Gelernten und der Fähigkeit, im Gebiet von PSNV zu arbeiten, muss in diesem Kurs erbracht werden; Super- und Intervision, »Refresher«, Literaturlektüre und Kongressbesuche spielen eine wesentliche Rolle für eine gute Qualität und Nachhaltigkeit in dieser Arbeit.

Als sehr fruchtbar haben sich gemeinsame Supervisionen von NFP, Notfallseelsorgern und Peers bzw. CARE-Teams erwiesen; so kann, trotz anfänglicher Hemmungen, ein Klima von Zusammenarbeit, gegenseitigem Vertrauen und Achtung der jeweiligen »Mitspieler« entstehen.

Mit der Zeit wird sich ein in ganz Europa allgemein anerkannter Minimalstandard für die Aus- und Weiterbildung der PSU-Intervenierenden ergeben.

2.5 Vernetzung

Aus dem oben Dargelegten in Bezug auf Aufgaben, Funktionen und Ausbildung wird klar, dass in PSU und PSNV verschiedenste Berufe zusammenspielen dürfen; diese interprofessionelle Ebene macht die Arbeit in PSNV und PSU spannend und attraktiv. Vernetzung auf interprofessioneller, nationaler und internationaler Ebene ist deswegen ein großer Vorteil.

Vernetzung zwischen den Kantonen der Schweiz hilft, bei Großereignissen genügend Ressourcen mobilisieren zu können, ebenso mit den angrenzenden Regionen aus unseren Nachbarländern. Vernetzung auf europäischer Ebene lässt eine übernationale Identität der in kritischen Ereignissen Eingesetzten und Sensibilität für Eigenes und bei anderen Vorkommendes wachsen. So kann sie auf sinnvolle internationale Einsätze vorbereiten, wenn es nötig wird. Das Modell der skandinavischen Länder, wo ein Zusammenschluss in PSU bei Katastrophen innerhalb von 24 Stunden funktioniert, ist für Mitteleuropa noch nicht erreicht, doch sollte dies angestrebt werden; denn Katastrophen sind häufig grenzüberschreitend, und es braucht vereinte Kräfte, auch in der PSU, damit betroffene Nationen ihre Bevölkerung optimal versorgen können und ihre Rettungskräfte nicht überfordern. Schon nur die Betreuung von sprachlichen Minoritäten und deren spezieller kultureller Bedürfnisse kann manchmal von einem Nachbar besser geleistet werden als vom nationalen Team. Die interkantonale und internationale Vernetzung erleichtert es, aus dem größeren Ressourcenpool die richtige, angepasste Ressource zu mobilisieren.

Es ist ein Privileg, als Psychologe/Psychiater mit Menschen aus den Notfallorganisationen zusammenarbeiten zu können und etwas zur Überwindung von langanhaltenden posttraumatischen psychischen Folgen beitragen zu können, d. h., sekundäre Prävention in kritischen Ereignissen leisten zu können. Es ist ebenso ein Privileg für Vertreter der Notfallorganisationen, Berufsleute für die Erhaltung der psychischen Gesundheit kennen zu lernen und die Scheu vor ihnen abzubauen. Nur so können beide Gruppen voneinander lernen und schließlich zusammenwachsen in gegenseitiger Wertschätzung.

2.6   Ausblick

Die psychosoziale Unterstützung als Teil der PSNV von durch unerwartete Ereignisse schwer Betroffenen hat eine lange Tradition; in der Geschichte sind dabei vor allem Vertreter von Religionen aktiv geworden und haben so häufig sinnstiftende Ressourcen mobilisiert. Seit dem erweiterten biologischen Verständnis der Folgen von potenziell traumatischen Ereignissen ist einerseits klar geworden, dass Betroffene zwar massiv leiden und störende Gefühle und Verhaltensweisen zeigen können, andererseits weiß man jedoch auch, dass diese Betroffenen deswegen keiner Behandlung, weder durch Medikamente noch durch Psychotherapie, bedürfen; im Gegenteil: Eine Abgabe von Medikamenten (Rossi et al. 2011) und eine frühe psychotherapeutische »Aufarbeitung« behindern normale Integrationsprozesse.

Seit dem Beginn des 20. Jahrhunderts weiß man auch, dass gewisse frühzeitige unterstützende, salutogenetisch orientierte und Ressourcen mobilisierende Interventionen das Leiden erträglicher machen; sie fördern die Selbstermächtigung und den Selbstwert (Mancini et al. 2011) jener Menschen, die eben noch total hilflos und ausgeliefert waren, und lassen damit neue Hoffnung aufkommen. Gerade auch, wenn der materielle Wiederaufbau langsamer vor sich geht, als es sich die Betroffenen wünschen, ist die Selbstermächtigung wichtig, um Lobbies aufzubauen, aktiv zu werden und so

die Hoffnung aufrecht zu erhalten. Nur so wird die Durststrecke bis zur Rückkehr zu einem normalen Leben überbrückt werden können, ohne dass die psychische, psychosomatische und psychosoziale Gesundheit geschädigt wird. Wenn PSNV nicht als Feigenblatt für Unfähigkeiten im Management des realen Schadens missbraucht wird, kann sie den Betroffenen eine notwendige Unterstützung bieten, ihre angeschlagene Lebensqualität verbessern und die Türen für posttraumatisches Wachstum offen halten. Damit werden reale Verluste erträglicher und Menschen können auch an Schwerem wachsen und vielleicht sogar weise werden.

Literatur

Antonovsky A (1987) Unravelling the mysteries of health: how people manage stress and stay well. Jossey Bass, San Francisco

Antonovsky A (1993) The implications of salutogenesis: an outsiders view. In: Turnbull JP, BehrS, Murphy D et al. (eds) Cognitive coping, families and disability. Paul H. Brookes, Baltimore

Antonovsky A (1997) Salutogenese: Zur Entmystifizierung der Gesundheit, dtsch. erw. Ausg. von Alexa Franke. DGVT, Tübingen

Bandura A (1997) Self efficacy, the exercise of control. W.H. Freeman, New York

Bouchardy C, Raymond L, Levy F, Probst-Hensch N, Tubiana M, de Wolf C (2001). Ist es berechtigt, die Wirksamkeit der mammographischen Früherkennungsuntersuchung in Frage zu stellen? Schweiz. Ärztezeitung 82(13):648–49

Brian Allen M, Brymer J, Steinberg AM, Vernberg EM, Jacobs A, Speier AH, Pynoos RS (2010) Perceptions of psychological first aid among providers responding to hurricanes Gustav and Ike. J Traum Stress 23(4):509–513

Brymer M, Jacobs A, Layne C, Pynoos R, Ruzek J, Steinberg A et al. (2006). Psychological first aid: field operations guide, 2nd ed. National Child Traumatic Stress Network and National Center for PTSD, Los Angeles

Caplan G (1964) Principles of preventive psychiatry. Basic Books, New York

Engelhardt D von (2011) Erklären und Verstehen in der Psychiatrie. Genese und Bedeutung im Kontext der Medizin-und Philosophiegeschichte. ZS für medizinische Ethik 57(2):103

Engelhardt D von (2011) Erklären und Verstehen in der Psychiatrie. Genese und Bedeutung im Kontext der Medizin- und Philosophiegeschichte. ZS für medizinische Ethik 57(2):103 ff

Flannery RB (1999) Ein Aktionsprogramm für tätlich angegriffenes Psychiatriepersonal. In: Perren-Klingler G

(Hrsg) (1999) Debriefing, erste Hilfe durch das Wort. Haupt, Bern

Gschwend G (2004) Trauma-Psychotherapie. Hans Huber, Bern

Hobfoll SE (1989) Conservation of resources. A new attempt at conceptualizing stress. American Psychologist (44):513–24

Hobfoll SE, Tracy M, Galea S (2006) The impact of resource loss and traumatic growth on probable PTSD and depression following terrorist attacks. J Traum Stress 19(6):867–878

Hobfoll SE, Watson PE, Bell CC, Bryant RA, Brymer MJ (2007) Perceptions of psychological first aid disaster psychology. Practices and programs, vol. 2. Westport, CT, pp 1–12

Janoff-Bulman R (1985) The aftermath of victimization: Rebuilding shattered assumptions. Trauma and its wake 1:15–35

Kropotkin P (1975) Gegenseitige Hilfe in der Tier-und Menschenwelt. Kramer, Berlin; Reprint von 1908

Litz BT (2008) Early intervention for trauma: where are we and where do we need to go? A commentary. Journal Traum Stress (21):503–506

Mancini AD, Prati G., Black S (2011) Self worth mediates the effects of violent loss on PTSD symptoms. J Traum Stress (24):116–120

Mollica R F (1990) Assessing symptom change in Southeast Asian refugees, survivors of mass violence and torture Amer J Psychiatry 147:83–88

Müller-Cyran A (2004) Krisenintervention im Rettungsdienst. In: Bengel J (Hrsg) Psychologie in Notfallmedizin und Rettungsdienst, 2. Aufl. Springer, Berlin Heidelberg, S 61–68

NATO (North Atlantic Treaty Organization) (2008) Psychosocial care for people affected by disasters and major incidents. A model for designing, delivering and managing psychosocial services for people involved in major incidents, conflict, disaster and terrorism. Euro-Atlantic Partnership Council, June 2008 WP, EAPC(JMC) WP(2008)0003

Perren-Klingler G (1998) Trauma, von individueller Hilflosigkeit zu Gruppenressourcen. Paul Haupt, Bern

Perren-Klingler G (2000) Debriefing: erste Hilfe durch das Wort, Hintergründe und Praxisbeispiele. Paul Haupt, Bern

Perren-Klingler G (2002) Ressourcenarbeit, ein Handbuch. IPTS, Visp

Pynoos R, Nader K (1988) Psychological first aid and treatment approach to children exposed to community violence: research implications. Journal Traum Stress 1:445–473

Raphael B (1986) When disaster strikes: How individuals and communities cope with catastrophe. Basic Books, New York

Reyes G (2006). Psychological first aid: principles of community-based psycho-social interventions following mass violence and disasters. In: Reyes G, Jacobs GA (eds.)

Handbook of international disaster psychology, vol. 2. Praeger, Westport, CT, pp 1–12

Rossi A, Maggio R, Riccardi I, Allegrini F, Stratta P (2011) A quantitative analysis of antidepressant and antipsychotic prescriptions following an earthquake in Italy. J Traum Stress (24):129–132

Salmon TW (1919) War neuroses and their lessons. New York Medical Journal 109:993–4

Schauer M,.Ruf-Leuschner M (2014). Lifeline in der Narrativen Expositionstherapie. Psychotherapeut 59(3):226–238

Seligmann MEP (1990) Learned optimism: how to change your mind and your life. Random House, New York

Shalev AY (2000) Stress management and debriefing. In: Raphael B, Wilson JP (eds) Psychological debriefing, theory, practice and evidence. Cambridge UO, Cambridge

Tedeschi R, Calhoun L (1996) Posttraumatic growth, positive change in the aftermath of crisis. Lawrence Erlbaum, New York

Young BH (2006) The immediate response to disaster: Guidelines for adult psychological first aid. Guilford, New York

PROSAMIC – Aufbau eines Netzes zum Schutze der psychischen Gesundheit in Argentinien

Silvia Bentolila

G. Perren-Klingler (Hrsg.), *Psychische Gesundheit und Katastrophe,*
DOI: 10.1007/978-3-662-45595-1_3, © Springer-Verlag Berlin Heidelberg 2015

Silvia Bentolila wurde nach dem Krieg in den Malvinas (Falklands) vom argentinischen Gesundheitsministerium beauftragt, sich um die Veteranen in den Armenquartieren von Buenos Aires zu kümmern. Durch diese Beschäftigung ist sie aufmerksam geworden auf die Belastungen von Einsatzkräften nach Katastrophen außerhalb der Armee und der Zivilbevölkerung und hat das Konzept PROSAMIC (pro Salud Mental en Incidentes Críticos) geschaffen. Sie arbeitet eng zusammen mit der OPS (Organizacion Panamericana de Salud), der lateinamerikanischen Branche der WHO und bildet Peers in ganz Argentinien aus.

3.1   Ursprünge

Während fast drei Dekaden arbeitete die Autorin als Psychiaterin in einem psychiatrischen Spital, das sich als einziges Spital ambulant und stationär um die psychische Gesundheit der 3,5 Millionen Bewohnerinnen und Bewohner des Quartiers »La Matanza« kümmert, eines der bedürftigsten Quartiere der Provinz Buenos Aires. Schlechte sozioökonomische Bedingungen, tägliche Gewalt, Verwahrlosung, Missbrauch und Misshandlung scheinen bei der Bevölkerung eine sich ständig wiederholende Realität zu sein. Da die Autorin auch Koordinatorin für die psychische Gesundheit war, wurde ihr zudem die Verantwortung für die Erfassung und Behandlung der dort ansässigen 980 Veteranen aus dem Falkland-Krieg übertragen. Dies geschah im Rahmen eines Basis-Gesundheitsprogramms, welches speziell für die Veteranen entworfen worden war.

Durch die therapeutische Begleitung so vieler traumatisierter Personen wurde ihr klar, wie schwierig es ist, nach potenziell traumatischen Erfahrungen wie Krieg, familiärer oder urbaner Gewalt oder Naturkatastrophen die psychische Gesundheit wieder zu erlangen. So entwickelte sie ihre Überzeugung, dass Primär- und Sekundärprävention einbezogen werden müssten in einem Gesundheitssystem, das im Behandeln und Kurieren gefangen war.

Am 30. Dezember 2004 ereignete sich eine der größten Tragödien der Stadt Buenos Aires, der Brand im »Cromagnon«, einem Lokal für Musikvorführungen. Während des Konzertes einer Gruppe aus der Mattanza, an welchem hauptsächlich Jugendliche aus eben diesem Quartier teilnahmen, starben durch das Feuer 194 Personen und 1432 wurden verletzt. Noch viel mehr Menschen, darunter aus den Familien der Verstorbenen, doch auch Einsatzkräfte, wiesen Zeichen psychischer Reaktionen verschiedener Stärke auf.

Wie bei vielen anderen ähnlichen Ereignissen erstaunt es nicht, dass diese Tragödie mit dem kollateralen politischen Schaden dazu führte, dass man sich im Ministerium für Gesundheit bewusst wurde, dass etwas unternommen werden musste. Deshalb wurde der Autorin die Aufgabe übertragen, ein Programm zum Schutz der mentalen Gesundheit von Einsatzkräften zu schaffen und zu implementieren. Dieses sollte besonders bei komplexen Ereignissen und Katastrophen greifen. In jenem Moment gab es absolute Handlungsfreiheit, welche es ermöglichte, Dispositive zu entwickeln, welche vorher unmöglich gewesen wären.

3.2   Hin zur Schaffung eines Netzes

3.2.1   Soziodemographische Charakteristik der Region

Die Provinz Buenos Aires hat eine Oberfläche von 307.571 km², mit einer geschätzten Bevölkerung von 16,48 Millionen (2014), wobei das durchschnittliche demographische Wachstum jährlich 1,5 % beträgt); das sind ca. 40 % der Bevölkerung ganz Argentiniens (41.466.246). Im Großraum Buenos Aires leben 25 % der Bevölkerung des ganzen Landes. Mehr als 650.000 Personen leben in Notunterkünften (»Villas de emergencia«), die Hälfte davon Minderjährige unter 14 Jahren. Die Migrationskomponente, hauptsächliche aus angrenzenden Ländern, ist groß, so dass sich zu den Problemen der Marginalisierung, wie Gewalt, Sucht, Analphabetismus und Gesetzlosigkeit, auch Pathologien gesellen, die mit der Migration zusammenhängen. Mehr als 40 % der Toten durch Verkehrsunfälle stammen aus der Provinz Buenos Aires (8.205 im Jahr 2013).

Nach der Krise von 2001 mit hoher Arbeitslosigkeit in diesem Bevölkerungssegment und der daraus resultierenden Unmöglichkeit für viele, die Krankenversicherung zu bezahlen, stieg der Anteil des Teils der Bevölkerung, der ausschließlich mit dem öffentlichen Gesundheitsdienst rechnen konnte, von 40 % auf 60 %.

Ein großer Teil der Bevölkerung der Provinz Buenos Aires wird immer wieder mit kritischen Ereignissen konfrontiert, mit Notsituationen oder Katastrophen. Man denke nur daran, dass für jedes Todesopfer in einer Katastrophe 5 bis 10 % psychisch darauf reagieren (OPS 2006), was die Zahl der Betroffenen massiv erhöht.

3.2.2 Das Entstehen des Netzes

Glücklicherweise wissen wir heute aus der verfügbaren Literatur, dass der frühe psychosoziale Zugang für die psychische Gesundheit die beste Prävention bietet. Psychische Pathologien zeigen sich erst mittel- bis langfristig (OPS 2006). So wird sowohl von der Gemeindepsychologie wie auch von Psychotherapeuten verschiedener Schulen betont, dass ohne frühzeitige psychosoziale Interventionen (normale) posttraumatische Reaktionen sich zu posttraumatischen Pathologien entwickeln können.

Nachdem im Gesundheitsministerium das Risiko posttraumatischer Erkrankungen für die Bevölkerung erkannt worden und die Möglichkeiten deren Vorbeugung evaluiert worden waren, wurde im Juni 2005 entschieden, ein Netz zum Schutz der psychischen Gesundheit auf Provinzebene zu schaffen, dies unter der Verantwortung der Autorin. Nach der Auswahl der Mitarbeiter ging es darum, eine Bezeichnung zu finden, die den ethischen und ideologischen Rahmen umschreiben würde; so wurde der Name »PROSAMIC« geprägt, ein Zusammenzug aus »Red Provincial de Salud Mental en Incidente Critico«, zu Deutsch »Provinz-Netz für die Erhaltung der psychischen Gesundheit in kritischen Ereignissen«. Das war nicht einfach, galt es doch zu erklären, weshalb es ein »Netz« sein sollte und nicht ein »Programm« des Gesundheitsministeriums, weshalb das Netz nicht ausschließlich aus professionellen Helfern bestehen sollte, weshalb es »kritische Ereignisse« und nicht »traumatische Situationen oder Katastrophen« hieß, und weshalb das Netz bei der Direktion »Sanitarische Notfälle« (Teil des Stabes sozio-sanitärer Notfälle der Provinz) und nicht bei der Direktion »psychische Gesundheit« des Gesundheitsministeriums angesiedelt werden sollte.

Das Hauptziel ist, »das psychosoziale Risiko zu reduzieren und den Einfluss kritischer Ereignisse auf die psychische Gesundheit der Bevölkerung zu vermindern, als prioritäre Aufgabe bei Einsätzen in Katastrophen« (OPS 2006). Anders ausgedrückt heißt das »die Dimension der psychischen Gesundheit aller von Notfällen und Katastrophen Betroffenen einzubeziehen«. Natürlich bedeutet das, dass nicht nur die direkten Opfer, sondern auch die indirekten, die Einsatzkräfte, gemeint sind, insbesondere die Rettungssanitäter.

3.2.3 Aufbauen bedeutet konkrete Aktion

Nachdem das Netz auf eine ministerielle Anordnung hin aufgebaut worden ist, nährt es sich aus konkreten Aktionen, wie z. B. dem Bekanntmachen der Grundprinzipien einer gemeindeorientierten Psychologie, der Verbreitung des Wissens, der Ausbildung, der Suche und Ausbildung von freiwilligen Gemeindeakteuren, dem Management und der Supervision der Projekte. Mit diesen Aktionen macht sich das Netz bekannt, verbreitet damit gleichzeitig die Einsicht in den Sinn seiner Existenz, sichert sein Weiterbestehen und fördert sein Wachstum. Die Aktionen machen das Netz zu einer Realität, sowohl für seine Mitglieder als auch für seine Benützer.

Die Aktivitäten des Netzes basieren auf den Hauptprinzipien, welche von internationalen Organisationen und Referenten vorgeschlagen worden sind – OPS (Organización Panamericana de Salud), WHO (World Health Organization), UNHCR (United Nations High Commissioner for Refugees = UNO-Hochkommissariat für Flüchtlinge). Um die Aktionen verständlich zu machen, listen wir hier die wichtigsten Leitlinien auf:

- »Die erste Hilfe im Gebiet der psychischen Gesundheit ist primär praktisch.«
- »Die Effektivität eines Dienstes für Krisenintervention wächst direkt in Funktion zur zeitlichen und örtlichen Nähe zum Geschehen.« (Gesetz von Hansel und Salmon, GONETH 2002; McGee 1976).

◻ Abb. 3.1   Psychosoziale Strategie verschiedener Aktivitäten nach OPS

Die theoretische Position, welche der Praxis des Netzes zu Grunde liegt, betont, dass der Schutz der psychischen Gesundheit bei Notfällen und Katastrophen sofort nach dem akuten Ereignis einsetzen muss. Denn die sofortige psychosoziale Unterstützung ist die beste Prävention späterer mittel- und langfristiger schwererer Störungen. Damit diese sinnvolle und frühzeitige Unterstützung stattfinden kann, müssen die Einsatzkräfte an der Front (Sanitäter, Polizei und Feuerwehr) und die Basismediziner, Lehrer in Schulen usw. die Techniken der psychosozialen Unterstützung nicht nur kennen, sondern auch beherrschen. Denn sie sind es, die am Ort und zur Zeit des Geschehens anwesend sind, nicht die Spezialisten.

Sie können sofort nach dem Ereignis aktiv werden, kennen die Betroffenen und sprechen ihre Sprache, sind meistens sogar Teil der gleichen Gemeinschaft, kennen ihre Geschichte und ihre kulturellen Gepflogenheiten, kurz: Sie sind, was man als »Peers« bezeichnet. »Man muss die Fähigkeit haben, vom Konzept der Psychopathologie abzusehen und muss zu demjenigen der psychosozialen Probleme und Inhalte nach kritischen Ereignissen gelangen. Daraus entsteht die Notwendigkeit, die Fähigkeiten der Fachkräfte der psychischen Gesundheit zu erweitern« (OPS 2006).

Die konventionellen psychiatrischen und psychotherapeutischen Methoden entsprechen diesen Realitäten nicht. Die traditionellen Institutionen haben meist nur Antworten aus der klinisch-individualisierten Sicht bereit und können damit nur eine minimale Zahl Betroffener betreuen. In der psychosozialen und gemeindeorientierten Arbeit wird der Fokus vom Kampf gegen die individuelle Krankheit auf die Suche nach Ressourcen und den Schutz der Gesundheit in der Gemeinschaft hin verschoben.

Wie die Erfahrung zeigt, sind Programme an der Basis der Gemeinschaften am wirkungsvollsten, welche ihnen ermöglichen, vereint zu bleiben im Angesicht von Gewalt und Not, weil sie deren Folgen vermindern.

Das Netz befasst sich mit der Ausbildung psychosozialer Akteure aus den verschiedensten Berufen in der Gemeinde bis hin zu den Einsatzkräften, besonders auch aus den Schulen und nicht zu vergessen angesehener Gemeindemitglieder (der »informellen Weisen«). Dass nicht nur die »Spezialisten« ausgebildet werden, geschieht aus der Sicht, dass psychosozialer Schutz der Gesundheit in kritischen Ereignissen sich nicht auf die Psychopathologie stützen sollte, sondern im (Aus)Halten, in der Unterstützung und im Erklären von Reaktionen, die in abnormalen Situationen normal sind.

◻ Abb. 3.1 zeigt die psychosoziale Strategie verschiedener Aktivitäten nach OPS (Organizacion Panamericana de Salud)/PAOH (Panamerican Health Organisation) (2006).

Es sollen Räume in der Gemeinschaft geschaffen werden, wo der Einfluss des Geschehenen so sozialisiert wird, dass das Geschehen nochmals erarbeitet wird, und Ressourcen mobilisiert werden, um zukünftige Krisen zu verhindern. Das Maß dafür, was ein Unglück oder eine Katastrophe für die psychische Gesundheit bedeutet, wird nicht an der Anzahl der Toten oder der Überforderung der Sanitätsdienste gemessen, sondern daran, wie viel kollektiver Stress in der Gemeinschaft durch das Ereignis entsteht (◻ Abb. 3.2).

Ein Beispiel: In einem Dorf im Innern einer Provinz erschoss sich ein Junge von zwölf Jahren vor den Augen des Lehrers und der Klassenkameraden. Dieser Vorfall erschütterte das ganze Dorf. Wenn jeder jeden kennt, erhält der durch ein sol-

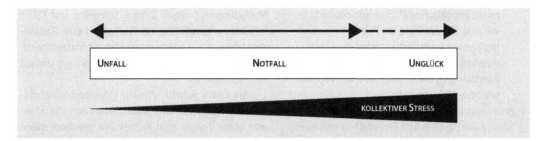

□ **Abb. 3.2** Psychosozialer Stress in Gemeinschaften

ches Ereignis ausgelöste Stress das Ausmaß wie in einem anderen Kollektiv eine Katastrophe.

3.3 Die Arbeit des Netzes

3.3.1 Basislinien

Das Netz entwickelt seine Aktionen unter den im Folgenden erläuterten theoretischen und praktisch-technischen Voraussetzungen.

Strategie der solidarischen Arbeit in den bestehenden Netzen:

- Es wird nur auf Grund einer ausgesprochenen Anforderung von Hilfe gearbeitet. Die im Einsatz aktiven und verantwortlichen Entscheidungsträger müssen einverstanden sein. Das Netz funktioniert nicht wie eine Gruppe von Experten, die anreisen, um Rezepte anzuwenden, sondern als Team, das sich zur Verfügung stellt für eine Zusammenarbeit, welche die Wünsche der Gemeinde aufgreift. Damit ist eine Position »down« definiert, was ein Klima von Vertrauen fördert, in welchem die lokalen Teams die institutionelle Unterstützung spüren, nachfragen und die vom Netz vorgeschlagenen Strategien annehmen können.
- Die Intervention wird mit dem medizinischen Katastrophensystem der Provinz koordiniert, in welchem Gesundheitsarbeiter, Allgemeinärzte, Krankenpflegepersonal, Ambulanzfahrer, Disponenten der Notrufzentralen, Verwaltungsleute usw. zusammen arbeiten.
- Die Intervention wird mit Vertretern verschiedenster Sektoren durchgeführt: Schulkräfte,

Rettungskräfte, Sicherheitskräfte, Vertreter der Gemeinden und der religiösen Gemeinschaften. Die gemeinsame Planung von Interventionen und die permanente Ausbildung in psychischer Gesundheit bei kritischen Ereignissen, Krisenintervention und Organisation von Reaktionen darauf ermöglicht einen quasi natürlichen Ablauf, in welchem das verschiedene Wissen und Können zusammenwirkt, immer unter dem Gesichtspunkt des Respekts für die lokalen Kriterien und Unterschiede.

- Die Entwicklung und Einführung des vernetzten Programms hat in der Region keine Vorgänger, so dass man die Resultate nicht mit anderen Erfahrungen vergleichen kann. Deswegen braucht es unbedingt eine ausführliche Registrierung im Hinblick auf eine Prüfung der kurz-, mittel- und langfristigen Effizienz.
- Zur Erstellung dieser Register wurde ein Datensystem erarbeitet, welches die Evaluation und Supervision der Interventionen und deren Resultate erleichtert.
- In jeder Intervention wird grundsätzlich registriert, an wen sich die Hilfe wendet (direkt Betroffene, deren Familienmitglieder oder Mitglieder der aktiven Einsatzkräfte), Zeitpunkt, Ort, Art der Intervention und Art der Reaktionen der Betroffenen. Es gibt eine Nachkontrolle für direkt Betroffene, ihre Familien, für Einsatzkräfte oder die Gemeinde, nach einem Monat, sechs Monaten und nach einem und zwei Jahren; so kann frühzeitig erfasst werden, wenn die Situation sich nicht günstig entwickelt oder sonstwie klare Anzeichen einer

posttraumatischen Pathologie entdeckt werden. Da das Netz im Provinz-Gesundheitswesen integriert ist, wird die Überweisung an Spezialisten wie Psychiater oder Psychologen, die in der Nähe des Wohnortes tätig sind, vereinfacht.

— Eine besondere Relevanz im Netz hat der Schutz der psychischen Gesundheit von in kritischen Ereignissen eingesetzten Kräften. Da wir wissen, dass sie bei diesen Aufgaben permanent hohem Stress ausgesetzt sind, werden regelmäßig spezifische Anlässe zum Schutz ihrer psychischen Gesundheit organisiert, wie Workshops mit kleinen Gruppen aus den Einsatzkräften, in welchen Techniken wie Stressmanagement, Psychoedukation, Defusing, psychologisches Debriefing, Demobilisation usw. gelehrt werden. Seminare, Trainingstage und Workshops zum Schutz der psychischen Gesundheit werden speziell auch für andere Gruppen wie Erzieher, Sozialarbeiter und Gemeindevertreter organisiert.

3.3.2 Praxis der Einführung des Netzes

Von Anfang an wurden die Aktivitäten des Netzes gleichzeitig auf drei Ebenen durchgeführt:
1. Ebene: Regionale Einführung mit einem Pilotprojekt
2. Ebene: Direkte Intervention des Teams in kritischen Ereignissen
3. Ebene: Teilnahme in den Planungs- und Ausbildungsaktivitäten

Entwicklung der Pilotstudie

Das Gesundheitsministerium hat das Territorium der Provinz von Buenos Aires in sanitarische Regionen unterteilt, um die Versorgung besser gewährleisten zu können (s. ▶ http://www.ms.gba.gov.ar/wp-content/uploads/2013/03/mapa-regiones-sanitarias.png). Auf die Empfehlungen der OPS hat das Netz eine Region ausgewählt, um das Modell zu prüfen und anzupassen, bevor es für die ganze Provinz eingeführt werden sollte. Für diesen Pilotversuch wurde die sanitarische Region VI ausgewählt, hauptsächlich, weil das Netz bereits im

Notfallkonzept dieser Region integriert war (SIES VI). Das ermöglichte von Anfang an eine Zusammenarbeit mit Disponenten der Notrufzentralen, Ambulanzfahrern, Ärzten, Krankenpflegepersonal und Technikern.

Als erster Schritt wurden Informationssitzungen durchgeführt, um jedermann über die Existenz eines Teams zum Schutz der psychosozialen Gesundheit bei komplexen Notfällen und Katastrophen zu informieren. Die Zusammenkünfte wurden gleichzeitig dazu benützt, um eine erste spezialisierte Grundausbildung im Thema zu geben. Bei verschiedenen Gelegenheiten wurden zusammengerufen:

— Direktoren der Spitäler und Notfallstationen mit ihren Referenten und Teamleitern,
— Referenten der Sicherheitskräfte,
— im Gesundheitssystem Arbeitende wie Ärzte, Krankenpflegepersonal, Psychologen, Psychiater, Sozialarbeiter, Disponenten der Notrufzentralen, Ambulanzfahrer usw.

In diesen Sitzungen wurden die Bedürfnisse jeder Gruppe eruiert und darauf Ausbildungsmodule geplant, deren Inhalte an die verschiedenen Rollen angepasst waren. Dementsprechend entschied man sich, die Kurse auf drei Ebenen abzuhalten:
1. Basiskurse für Mitglieder der Rettungs- und Notfalldienste,
2. intermediärer Kurs für Mitarbeiter der Gesundheitsdienste,
3. fortgeschrittener Kurs für Berufsleute der Dienste für psychische Gesundheit.

Jeder Kurs baute auf dem Vorhergehenden auf; d. h., die Berufsleute für psychische Gesundheit besuchten alle drei Kurse. In jedem Kurs gab es Workshops, um bewusst zu machen, wie wichtig der Selbstschutz der Beschäftigten und damit verbunden das Stressmanagement ist.

Während der Pilotphase begannen auch Interventionen bei Verkehrsunfällen mit mehreren Betroffenen, bei Überschwemmungen, bei Chemieunfällen (Gas- oder Benzinaustritt), bei Gewalt an Demonstrationen mit Toten und Verletzten, in Fällen öffentlicher Lynchjustiz und Geiselnahmen oder in der Begleitung von Patienten in kritischen

Zuständen bei deren Überführung ins Spital usw. Bei diesen Interventionen wurde das erste Registersystem erarbeitet, um die relevanten Daten für die Nachsorge bei den Betroffenen und das Erstellen der Statistik zu entwickeln.

Zweimal im Jahr wurden Auffrischungstage für die bereits Ausgebildeten organisiert, um die Kontinuität zu garantieren, doch wurden auch neue Basiskurse sowie Supervision der Interventionen der Mitglieder des Netzes angeboten. Diese nahmen auch an praktischen Katastrophenübungen und an Ausbildungen im Rest der Provinz aktiv teil. So wurde gleichzeitig das Netz konsolidiert, seine Existenz publik gemacht, das Erlernte als nützlich erlebt und die Kontinuität praktisch geübt; denn jedes Netz muss aktiv bleiben, wenn es nicht verschwinden soll.

In dieser Periode wurde zum ersten Mal auf dem internationalen Flugplatz von Buenos Aires, Ezeiza, eine Übung für psychosoziale Unterstützung simuliert, in welcher die Angestellten der Fluglinien, die Flughafenpolizei, das Personal und die Gesundheitsdienste des Flughafens gleichzeitig ausgebildet wurden. Dies waren wichtige Erfahrungen für Training, Integration und Bekanntmachung des Teams.

Erste Erfahrungen wurden gemacht mit Defusing, psychologischem Debriefing von Gruppen, welche unsere Unterstützung suchten nach schwierigen Einsätzen. Diese Teams wiesen einen hohen Gefährdungsgrad in der psychosozialen Gesundheit auf, so z. B. die Disponenten der Notrufzentrale im SIES VI, während der SARS-Epidemie (akute respiratorische Insuffizienz), bei welcher eine ganze Anzahl von Kleinkindern starben, oder in einem Stützpunkt der FFW, bei einer Brandbekämpfung, wo ein Feuerwehrmann starb, oder mit Mitgliedern aus den Polizeiposten für den Schutz der Frau nach Untersuchungen von Kindsmissbrauch oder Gewalt gegen Kinder durch den Mann.

Der Pilotversuch ermöglichte Anpassungen bei der progressiven Einführung des Programms in den verbleibenden Sanitätsregionen.

Interventionen des Teams bei komplexen Notfällen oder Katastrophen

Hier werden die Situationen betrachtet, in welchen wir persönlich zum Einsatz aufgeboten werden: Die Teammitglieder sind auf Abruf bereit, was bedeutet, dass immer jemand bereit ist, sofort zu intervenieren. Wegen der Weitläufigkeit der Provinz ist es nicht immer leicht, schnell vor Ort zu sein; deswegen ist es wesentlich, dass es in jeder Region und Gemeinde ausgebildete Mitarbeiter gibt.

- **Wie interveniert das Team des Netzes?**

Bei Eintreffen einer – meist telefonischen – Bitte um Unterstützung, Hilfe oder Zusammenarbeit wird eine erste Evaluation durchgeführt, in welcher festgelegt wird, wie viele Mitarbeiter mobilisiert werden sollen. Wenn das Ereignis von größerem Ausmaß ist, wird im Team ein Bereitschafts-Rundtelefon gestartet, während mit der Provinzdirektion für Gesundheitsnotfälle Kontakt aufgenommen wird. Im ersten Moment wird die Situation in Koordination mit dem Aufbietenden analysiert und entschieden, welches der geeignete Moment und Ort für die Intervention sein könnte. Die große Verschiedenheit der kritischen Ereignisse rechtfertigt dieses Vorgehen, und da normalerweise die Ressourcen kleiner sind als die Bedürfnisse, muss eine gemeinsam getragene Entscheidung über die Prioritäten gefasst werden. Es ist nicht das Gleiche, in einer Gemeinde der Region wegen einer Überschwemmung zu intervenieren, mit einer Gruppe von Arbeitern, welche durch eine Explosion schwere Verbrennungen erlitten haben, zu arbeiten, oder in einer Schule, wo mehrere Jugendliche bei einem Schulausflug ums Leben gekommen sind, einen Einsatz zu leisten.

Bei einem Verkehrsunfall mit vielen Verletzten wird evaluiert, ob es am Ort in PSU (psychosozialer Unterstützung) ausgebildete Personen gibt, wo die Verletzen hospitalisiert sind, wie groß die Anzahl und die Schwere der Verletzungen sind und ob es Tote gibt und wie man die Familienmitglieder der Betroffenen begleitet (Spitäler, Aufbahrungsorte, Polizeistelle usw.). Kurz gesagt wird »dort Unterstützung gewährt, wo man es für am nötigsten und sinnvollsten erachtet.«

Bei einer Überschwemmung wird im Zentrum für die zwangsweise und freiwillig Evakuierten und in den Schulen gearbeitet. Das folgende Protokoll zeigt, wie der technische Ablauf festgehalten wird.

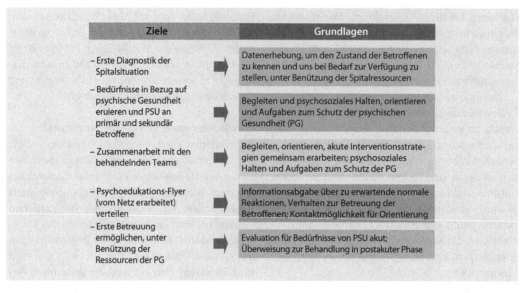

Ziele	Grundlagen
– Erste Diagnostik der Spitalsituation	Datenerhebung, um den Zustand der Betroffen zu kennen und uns bei Bedarf zur Verfügung zu stellen, unter Benützung der Spitalressourcen
– Bedürfnisse in Bezug auf psychische Gesundheit eruieren und PSU an primär und sekundär Betroffene	Begleiten und psychosoziales Halten, orientieren und Aufgaben zum Schutz der psychischen Gesundheit (PG)
– Zusammenarbeit mit den behandelnden Teams	Begleiten, orientieren, akute Interventionsstrategien gemeinsam erarbeiten; psychosoziales Halten und Aufgaben zum Schutz der PG
– Psychoedukations-Flyer (vom Netz erarbeitet) verteilen	Informationsabgabe über zu erwartende normale Reaktionen, Verhalten zur Betreuung der Betroffenen; Kontaktmöglichkeit für Orientierung
– Erste Betreuung ermöglichen, unter Benützung der Ressourcen der PG	Evaluation für Bedürfnisse von PSU akut; Überweisung zur Behandlung in postakuter Phase

Abb. 3.3 Entscheidungen und ihre Grundlagen

■■ Protokoll eines kritischen Ereignisses

– Typ Kritisches Ereignis: Natur: Gewitter, mit Blitzen
– Ort: Provinz Buenos Aires, Florencio Varelas
– Datum und Zeit: Dienstag, 11.1.2011, 18 Uhr
– Betroffene: 4 Tote, 10 Hospitalisierte, alle minderjährig außer einer Person
– Auftraggeber: SIES VI
– Tag 1: (11.1.) Spital A und Gemeinde
– Tag 2: (12.1.) Spitäler A und B
– Folgende Tage: telefonische Betreuung von Betroffenen und Besprechungen mit den verschiedenen Interventionsteams auf den drei Betreuungsebenen (Gemeinde, Provinz, Sozialdepartement)

Abb. 3.3 zeigt eine Art Flowchart, wo die verschiedenen Entscheidungen und deren Grundlagen dargestellt sind.

Die psychosoziale Unterstützung verstärkt die Basisversorgung der Gemeinde, indem sie Teilnahme und Koordinierung der verschiedenen sozialen Aktoren stimuliert. Dieses Modell unterstützt die Aktivitäten des Netzes durch verschiedene **Strategien**; die häufigsten sind:

– Erste Hilfe für die psychische Gesundheit in der akuten Phase, durch PSU; Psychoedukation durch Verteilen des Zettels: »Empfehlungen an die Bevölkerung«; das Gesundheitsministerium hat diese vom Netz erarbeiteten Zettel gedruckt, auf welchen über normale zu erwartende Reaktionen und Umgang damit in einer einfachen Sprache informiert wird. Diese Zettel existieren für betroffene Erwachsene, Jugendliche und Kinder sowie für Einsatzkräfte. Sie sind sehr nützlich, da während der Intervention die Betroffenen kaum mündliche Information im Gedächtnis behalten können. Doch zu Hause, wenn es ruhiger ist, können sie die Empfehlungen in Ruhe und mehrmals lesen. Betroffene Gemeinden haben bereits öfter Zusammenkünfte organisiert, in welchen zusammen gelesen, nachgefragt und erklärt wird. An diesen Orten wird psychische Gesundheit nachhaltig gefördert.

– Dispositive für Begleitung und Unterstützung primär und sekundär Betroffener an verschiedenen Orten, in Spitälern, in Wartezimmern der Spitäler, am Aufbahrungsort, im Verschiebungsflug von Schwerverletzten, beim Suchen von Ertrunkenen.

– Die Koordination der Antwort und der Weiterbetreuung soll, wenn möglich, durch die lokalen Ressourcen des Gesundheitssystems im allgemeinen und des Systems für psychische Gesundheit im speziellen geschehen.

 — »Outreach«: Suche und Aufspüren von Situationen mit speziellen Verletzungsgefahren und/oder -risiken in der Region.

 — Aktivitäten sozialer Kommunikation: Gemäß UNO soll diesem Punkt speziell Rechnung getragen werden: »Die Prävention von Katastrophen beginnt mit der Information«. Das Bewusstmachen, dass und wie verantwortlich mit Information umgegangen wird, die Ausbildung im Umgang mit Medien, Schutz und Recht auf Intimität in der Katastrophe sind wesentlich während der Interventionen. Die soziale Kommunikation ist ein strategisches Mittel mit einer Schlüsselfunktion bei jedem kritischen Ereignis. Die Planer und Macher in der Katastrophenbewältigung haben die Chance und die Verantwortung, mit der Inanspruchnahme der Medien Betroffene im Umgang mit der Katastrophe zu unterstützen (OPS). Man soll immer wieder daran denken, wieviel der soziale Stress beim Bekanntwerden einer Tragödie zunimmt, wenn man nur knapp weiß, dass etwas passiert ist. Selbstverständlich ist es wichtig, bei der Information ein gewisses Gleichgewicht zu halten zwischen
 — dem Recht der Bürger auf Information,
 — der Pressefreiheit,
 — dem Recht der Betroffenen auf Intimität.

 — Das Netz vermeidet es, auf die Medien zu reagieren, um nicht auf deren oft suggestive Fragen antworten zu müssen, sondern organisiert und verbreitet präventiv seine eigenen Informationen. So hat es das Netz in der Hand, Falschinformationen und Gerüchten vorzubeugen. Zusätzlich zum Umgang mit der Information in der Akutphase sind Strategien entwickelt worden, wie man die Grundkonzepte zum Schutz der psychischen Gesundheit verbreiten kann, durch Publikationen des Ministeriums, in Zeitungen, Zeitschriften sowie im Internet.

 — Der Schutz der psychischen Gesundheit von Mitarbeitern in Notfällen ist eines der wichtigen Anliegen des Netzes. Es gibt Dispositive zum Schutz der mitarbeitenden Feuerwehren, Polizisten, Lehrer, Ambulanzleute und Ge-

sundheitsarbeitern. Häufig stehen besonders sie im Fokus der Intervention. Darüber hinaus hat der Schutz der Intervenierenden einen Multiplikatoreneffekt, der sich sofort in einer besseren Betreuung der Betroffenen und in einer besseren Kommunikation untereinander zeigt.

 ■ **Beispiel aus der Zeit der H1N1-Pandemie (2005)**
Alle Spitäler waren durch die Anzahl der Konsultationen überfordert, die Gesundheitsarbeiter mussten mit der Panik der Bevölkerung umgehen. Sie mussten bei einer somatischen Pathologie helfen, für welche es auf der internationalen Ebene noch kein effizientes protokolliertes Vorgehen gab. Junge, vorher gesunde Menschen starben unglaublich schnell an der Grippe. Zusätzlichen Stress bedeutete die hohe Infektiosität, welcher die Gesundheitsarbeiter und auch ihre Familien ausgesetzt waren. Von einigen Familien wurden sie sogar gebeten, nicht zur Arbeit zu gehen, um nicht angesteckt zu werden. In den Gesundheitsinstitutionen gab es Gewaltausbrüche, sei es von Patienten gegenüber Arbeitenden, sei es im Team oder mit Vorgesetzten. In diesem Zeitpunkt wurden die Schulen, Universitäten, Theater und Kinos geschlossen, um die Expansion der Infektion zu bremsen.

Das Netz wurde um Zusammenarbeit gebeten und beschloss nach Evaluation der Schwere der Situation und der beschränkten Mittel, in verschiedenen Spitälern gleichzeitig Interventionen zu tätigen. Es ging darum, notfallmäßig die psychosoziale Gesundheit der Mitarbeiter zu schützen unter der Annahme, dass das gleichzeitig den Umgang mit Patienten, mit Kollegen und der Familie verbessern werde. Hohe Pegel von Stress erzeugen Übererregung, verbunden mit impulsiven und gewalttätigen Reaktionen, erhöhen die Sensibilität und irritieren schneller. Daraus resultieren Vertrauensverlust und Schlafstörungen sowie vermehrter Konsum von Kaffee, Alkohol und Beruhigungsmitteln in Selbstmedikation. Wenn viele Personen diesen Stress gleichzeitig erleben, verändert sich das Arbeitsklima für alle.

In Folgenden wird das technische Vorgehen beschrieben.

▪▪ Technisches Vorgehen

Titel: Psychosoziale Intervention zum Schutz der psychischen Gesundheit der Angehörigen der betroffenen Spitäler.

= Forschung – Aktion (in Bezug auf Stress),
= lokale partizipative Diagnostik von Stress, um die Aktion zu planen und deren Effekt mit den Betroffenen zu evaluieren,
= Einholung der Erlaubnis der Vorgesetzten jedes Sektors,
= Vertraulichkeit.

Ziele:

= Schutz der psychosozialen Gesundheit der Gesundheitsteams, welche in der Grippeepidemie A H1N1 intervenieren mussten,
= Sensibilisierung der Intervenierenden für ihre eigene psychische Gesundheit während komplexer Notfallsituationen,
= Erarbeitung von partizipativen Strategien, wie mit Arbeitsstress bei kritischen Ereignissen umzugehen ist.

Aktivitäten und Methodologie: Entwicklung eines Dispositivs, in welchem ein wöchentlich stattfindender Workshop mit Gruppenarbeit abgehalten wurde, mit folgenden Schritten:

= Diagnostik oder Analyse des Dienstes: Konzentration auf und Betonung des Einflusses der Epidemie auf die betroffenen Beschäftigten.
= Untersuchung über die zu erwartenden Reaktionen: Um eine klarere und objektivierte Sicht über die Beeinflussung zu bekommen, wurde ein selbstadministrierter Fragebogen erstellt, mit welchem Indikatoren für akuten Stress beim Spitalpersonal abgefragt wurden. Dieses Instrument erwies sich als sehr nützlich bei der Psychoedukation und Bewusstseinsbildung des Personals. Sobald verstanden wurde, dass die Reaktionen der Kollegen als Zeichen von akutem Stress und Übererregung interpretiert werden mussten und nicht persönlich gemeint waren, sank die Tendenz zu Gewalt.
= Angehen der durch jede Gruppe identifizierten »Probleme«, welche durch die Pandemie

bedingt waren. Die am meisten genannten Probleme waren:

= Kommunikationsschwierigkeiten,
= Konflikthaftigkeit,
= akute Stressreaktionen beim Personal während der Epidemie,
= Indikatoren, um einen Spezialisten für psychischen Gesundheit aufzusuchen,
= Schwierigkeiten bei der Teamarbeit,
= Konfusion in der Berufsrolle,
= Bedarf für Strategien und Hilfsmittel zum Stressmanagement und zum Schutz der psychischen Gesundheit in den Teams.

Abschluss der Workshops mit folgenden Anteilen:

= Übermitteln der Resultate aus den Fragebögen über Stressreaktionen,
= gemeinsame Evaluierung des Einsatzes,
= Sensibilisierung der Teilnehmer auf die Relevanz des Schutzes der psychischen Gesundheit von Mitarbeitenden im Gesundheitssektor,
= Übermittlung der erarbeiteten Vorschläge an die Vorgesetzten der verschiedenen Institutionen.

Diese technische Beschreibung kann als ein Beispiel angesehen werden, wie in Teams interveniert wird, unter der Berücksichtigung, dass jede Situation Anpassungen erfordert.

Als letztes musste an die frühzeitige Erfassung von Fällen gedacht werden, welche eine spezialisierte Behandlung benötigen, sei es in der akuten Phase, sei es nachher; meist ist dies aber die Ausnahme.

Planung und Ausbildung

Zeitgleich zur Entwicklung des Pilotprojektes und der Ausführung von Interventionen in der Akutphase nimmt das Netz aktiv teil in den verschiedenen Planungsgremien, wie z. B. dem Provinzgremium für Notfälle. Das ermöglicht die Einführung des Konzeptes zur Sorge um die psychische Gesundheit, die Koordination gemeinsamer Aktivitäten und die Kenntnis der Entscheidungsträger auf den verschiedenen institutionellen Ebenen.

Das Konzept zum Schutz der psychosozialen Gesundheit ist nicht ausschließlich ein Feld für spezialisierte Fachleute, im Gegenteil: Es stützt sich auf den Grundsatz, dass sämtliche Akteure, welche bei Notfällen und Katastrophen auftreten, aus- und weiterzubilden sind. So bilden Ausbildung und Weiterbildung eine fundamentale Achse in der Arbeit des Netzes.

Die Ziele der Ausbildung sind:

- Eine Grundausbildung in psychischer Gesundheit bei kritischen Ereignissen für die Betroffenen des Gesundheitssektors (Berufs- und Hilfskräfte), anderer professioneller Sektoren (Feuerwehren, Sicherheitskräfte, Zivilschutz, Vertreter von Erziehung und Justiz) und der Gemeinden. Der Kontext soll permanente Weiterbildung ermöglichen und damit das Netz aktiv erhalten.
- Wissen und verstehen, was uns auf biologischer und psychischer Ebene widerfährt, wenn wir uns in bedrohlichen Situationen befinden; lernen, die emotionalen und verhaltensmäßigen Manifestationen der Stress-Biologie wahrzunehmen und damit umzugehen.
- Lernen, Maßnahmen zur Erhaltung der psychischen Gesundheit in den verschiedenen Regionen der Provinz Buenos Aires bei Katastrophen zu entwerfen, zu planen und zu koordinieren.
- Programme für Ausbildungen aus Gemeindesicht entwickeln; häufig bewegen sich die spezialisierten Dienste auf einem abgehobenen Niveau, ohne jegliche Verbindung mit dem lokalen Gesundheitsnetz und seinen Vertretern. Alles Wissen muss in dem Umfange und auf dem Verständnisniveau »nach unten« weitergegeben werden, sodass alle Chargen optimal handeln können.
- Ausbilden von Instruktoren mit dem Ziel, unter Mitarbeit und Supervision des Netzes einen Multiplikatoreneffekt an den jeweiligen Arbeitsplätzen zu erzeugen.
- Lern- und Selbstevaluationserfahrungen im Feld ermöglichen, durch Großübungen, in welchen das Gelernte angewendet werden muss.
- Bewusstseinsbildung für den Schutz der psychischen Gesundheit bei den Einsatzkräften und Instrumente zu ihrem Schutz zur Verfügung stellen.

Mit diesen Zielen ist die Ausbildung definiert, um spezifische, einfache und hoch effiziente Ressourcen zu erarbeiten, und zwar für den Umgang mit direkt Betroffenen und ihren Familien, zum Schutze der psychischen Gesundheit der Rettungsteams und als Grundbedingung für die Notfallarbeit.

- **Einige bisherige Resultate**
- Es sind 6.081 Einsatzkräfte für kritische Ereignisse ausgebildet worden (in Kursen, Trainings und Großübungen).
- 2.980 Personen nahmen teil an Fortbildungen zur Prävention und zum Schutz der psychischen Gesundheit bei der Arbeit (Workshops in Spitälern, mit der Polizei, Disponenten der Notrufzentralen, Feuerwehrleuten, Not-Telefonbeantwortern usw.).
- Das Team hat in verschiedenen Interventionen insgesamt 591 Personen unterstützt (208 direkt Betroffene und 383 Familienmitglieder). In weiteren Interventionen Unterstützte: 53 (35 direkt Betroffene und 18 Familienmitglieder).

3.3.3 Vorläufige Schlussfolgerungen

Klassifizierung, Schematisierung und Modellentwicklung sind nötig beim Einsatz zum Schutz der psychischen Gesundheit in kritischen Ereignissen; doch es braucht zusätzlich zwei Grundhaltungen, nämlich einerseits die Flexibilität, die Intervention bezogen auf die jeweilige Situation spezifisch zu erarbeiten, sowie andererseits eine strategische Planung. Das bedeutet, dass man ein »Köfferchen von Werkzeugen« mit sich trägt, aus dem man nach einer sorgfältigen und respektvollen einvernehmlichen Abklärung die besten Interventionsmöglichkeiten auswählt. Wir könnten es eine situative Planung nennen, die, auch wenn sie den Erfolg nicht garantiert, es möglich macht, die Antwort an die grundlegenden Bedürfnisse der Betroffenen anzupassen. Das bedeutet auf keinen Fall, dass man improvisieren soll, sondern ganz im Gegenteil: Wir müssen permanent Aus- und Weiterbildung tätigen, um in genügender Quantität und Verschiedenheit die bestmöglichen Werkzeuge zur Verfügung zu haben; nur so sind wir für jede Situation gerüstet.

3.4   Bemerkung zur eigenen Verwundbarkeit und Motivation

Das »GONEHT« (Global Occupational Health Network) sagt: »Vielleicht der wichtigste Faktor, der bei der Ermüdung in der Arbeit und beim Burn-Out ein Rolle spielt, ist die Notwendigkeit, sich als effizient wahrzunehmen. Dies ist wohl einer der gemeinsamen Faktoren aller in der Gesundheit Arbeitenden.« Ein großer Teil derer, die eine Berufung zum Dienst am Kranken haben, hat implizit die unerfüllbare Erwartung, alles lösen zu können, was menschliches Leid bedingt. Dies bringt viele Frustrationen und Desillusionierungen mit sich und kann traurig und sogar depressiv machen. In Extremsituationen zu arbeiten kann das Gefühl geben, dass alles, was man tut, ungenügend sei; doch aus der Perspektive derer, welche unsere Unterstützung erhalten, ist die Hilfe vital. So wie es die Worte eines Überlebenden nach einem Erdrutsch ausdrücken: »Als die Erschöpfung mir nur noch erlaubte, mich dem Tod zu überlassen, hielt mich der Blick des Feuerwehmannes, der meine Hand während Stunden warm hielt, am Leben, bis die Rettung kam.«

In den letzten Jahren ist es dem Netz gelungen, einem großen Teil der Provinz Buenos Aires die Notwendigkeit des Schutzes der psychosozialen Gesundheit in komplexen kritischen Ereignissen bekannt zu machen. Mehrere tausend Personen, welche in solchen Situationen arbeiten, sind ausgebildet worden. Das Team interveniert seit mehr als fünf Jahren in verschiedenen akuten Ereignissen, mit Hunderten von Betroffenen. Täglich werden vom Netz mehr Mittel angefordert, aus dem ganzen Land, um den Stress der Intervenierenden zu bewältigen. Wir sind stolz auf das Erreichte in einem Bereich, welcher bis zur Schaffung des Netzes vollkommen unterschätzt worden war.

Für die nächsten zwei Jahre sind Ausbildungen geplant in Regionen, in welchen noch kein Netz besteht. In anderen Regionen wird eine Evaluation der Ausbildung gemacht. Weitergeführt werden die geplanten Aktivitäten für die Mitarbeiter des Justiz- und Sicherheitsministeriums und die Workshops mit den Gesundheitsteams und den Lehrern.

Viel bleibt zu tun, ein langer und manchmal kurvenreicher Weg ist noch zurückzulegen. Das Wichtige ist, dass wir unterwegs sind, und wir sind nicht Wenige, die dafür arbeiten, dass Gewalt – sei sie nun durch die Natur, durch die Technik oder die Menschen selbst bedingt – von denen, die davon betroffen sind, besser verarbeitet werden kann und dass damit die Welt etwas gerechter und solidarischer werde.

Literatur

GONETH (Global Occupational Health Network WHO) (2002) José M. Bertolote y Alejandra Fleischmann, No 2: Desgaste del personal. Departamento de Salud mental y Dependencia de sustancias, OMS

McGee RK. (1976) Perspectives on suicide. Speech delivered at the national Conference on Preventing the Youthful Suicide, October. Southern Methodist University, Dallas, Texas

OPS (Organización Panamericana de Salud) (2006) Guía práctica de salud mental en situaciones de desastres. Serie Manuales y Guías sobre desastres No 7, Washington

Pacheco T, Moreira C, Pérez Villa-Landa E, in Benegas B, Ajates Gutiérrez B (2008) Psicología: disciplina necesaria en emergencia extrahospitalaria: Prehospital Emergency Care, ed. esp. 1, 4

Perren-Klingler G (2003) Debriefing, modelos y aplicaciones: de la histaoria traumatica al relato integrado. Institut Psychotrauma Suizo, Visp

Über die Organisation der Betreuung von fliegendem Personal in akuten Krisen – Wie arbeitet die Stiftung Mayday?

Gerhard Fahnenbruck

G. Perren-Klingler (Hrsg.), *Psychische Gesundheit und Katastrophe*,
DOI: 10.1007/978-3-662-45595-1_4, © Springer-Verlag Berlin Heidelberg 2015

Als Psychologe und Pilot war Gerhard Fahnenbruck früh Ansprechpartner für seine Kolleginnen und Kollegen nach kritischen Ereignissen. Aus dieser Erfahrung heraus führte er im Rahmen der Stiftung Mayday fluggesellschaftsübergreifend die Betreuung des fliegenden Personals nach dem Mitchell-Modell (▶ Kap. 2) ein. Die ca. 300 freiwilligen Mitarbeiter der Stiftung Mayday, die meist für eine Fluggesellschaft arbeiten, werden für die Betreuungsarbeit und die regelmäßigen Schulungen freigestellt. Wegen der professionellen Betreuung durch die Stiftung Mayday ist die Zahl der betreuten Kolleginnen und Kollegen über die letzten Jahre kontinuierlich angestiegen. Sie liegt derzeit bei 600-800 Personen jährlich. Betreut werden sie zunächst durch das Netzwerk von ca. 250 fliegenden Kolleginnen und Kollegen, die durch ca. 50 Mental Health Professionals, überwiegend Psychologen und weitere Spezialisten, unterstützt werden. Gerhard Fahnenbruck ist heute Vorstand und Clinical Director der Stiftung Mayday und hat die fachliche Verantwortung für das Team.

4.1 Wozu das Ganze?

»In der Luftfahrt passiert doch so wenig.« »Das ist doch die sicherste Art zu reisen.« »Das Personal ist doch extrem gut ausgewählt und ausgebildet.« Ja, stimmt. Stimmt alles.

Trotzdem: Legt man die Definition zugrunde, dass ein **Trauma ein Ereignis ist, bei welchem eine Person selbst oder eine Person in unmittelbarer Umgebung mit dem Leben oder der Unversehrtheit bedroht war oder schien,** dann gibt es in der Luftfahrt sehr viele Vorfälle, die dieses Kriterium erfüllen. Passagiere (selten auch Crewmitglieder) sind an Bord schon verstorben, es gab und wird immer wieder schwere und schwerste Turbulenzen geben, Systeme (Triebwerke, Fahrwerke, Hydraulikpumpen, Elektronik etc.) fallen immer mal wieder aus. Zwar gibt es in der Luftfahrt viel Redundanz – Systeme sind oft doppelt oder gar drei- oder vierfach vorhanden – aber trotzdem: Auch Crewmitglieder fühlen sich selbst in ihrem Leben oder ihrer Unversehrtheit bedroht oder glauben, dass eine Person in ihrer Umgebung bedroht ist.

Die **Folgen** beim fliegenden Personal sind die gleichen wie bei allen anderen Menschen in kritischen Situationen auch. 80 % zeigen anfänglich zwar öfter keine oder kaum Reaktionen bzw. können selber schnell und gut damit umgehen. Etwa 20 % sind nach kritischen Ereignissen kurzfristig von posttraumatischen Belastungsreaktionen betroffen. Das sind zunächst einmal normale Reaktionen gesunder Menschen auf abnorme Situationen. Erst wenn diese Reaktionen länger anhalten und/oder sich verschlimmern, sind sie nicht mehr normal. Bei fliegendem Personal sind davon ohne Betreuung etwa 4 % der Kolleginnen und Kollegen betroffen. Bei ihnen treten in Folge eines Vorfalls gehäuft Suchtmittelmissbrauch, Depressionen oder posttraumatische Belastungsstörungen (PTBS) oder eine Kombination dieser Erkrankungen auf. Die entsprechenden Pathologien (wie Alkoholismus, anderes Suchtverhalten, Depressionen, Angsterkrankungen, PTBS usw.) sind bekannt. Mit professioneller Betreuung (CISM, Critical Incident Stress Management; Mitchell 1998) sinkt dieser Anteil auf 0,8 %. Das entspricht einer Reduktion der langfristigen Erkrankungen um 80 %. Allein schon dafür und aus ethisch-moralischen Gründen lohnt sich ein gewisser Aufwand. Zudem bringt eine solche Fürsorge viele positive Nebeneffekte für das Betriebsklima. In einem Unternehmen, in dem man sich um seine Mitarbeiter kümmert, arbeitet man gerne. Aber auch finanziell ist der Aufwand lohnenswert. Einer internen Lufthansa-Studie zufolge spart das Unternehmen jährlich etwa 500.000 €, weil es sich um sein Personal in und nach Krisen kümmert.

4.2 Auf was kommt es den Betroffenen an?

Betroffene brauchen in und nach einer kritischen Situation je nachdem Verschiedenes: Zum einen kommt es natürlich auf den **Grad der Betroffenheit** und **den Betroffenen selbst** an, zum anderen auf die **Zeit**, die seit dem Ereignis vergangen ist. Kurz nach dem Ereignis sind Informationen über Hergang, Ursachen und die Auswirkungen das allerwichtigste. In einem Flugzeug passiert im Cockpit etwas ganz anderes als in der Kabine. Sich darüber direkt nach dem Vorfall in aller Ruhe und in einer geschützten Umgebung mit allen Crewmitgliedern auszutauschen, ist wichtig. Die Durchführung und

Leitung eines solchen Austausches muss vorher erlernt und geübt sein. Dazu hat sich in der Luftfahrt weltweit das sog. operationelle Debriefing etabliert, das nach der Landung direkt erfolgt.

Ist ein wenig Zeit vergangen – klassischerweise eine Nacht bis hin zu wenigen Tagen –, dann wollen Betroffene in aller Regel verstehen, was mit ihnen passiert. Häufig treten bei ihnen störende Reaktionen auf, die sie an sich sonst nicht kennen. Diese müssen verstanden werden, um sie als normale Reaktionen akzeptieren zu können. Genauso wichtig ist es zu vermitteln, dass die Prognose gut ist, dass die Reaktionen in aller Regel in wenigen Tagen abklingen. Zudem ist es hilfreich, wenn Betreuer Hinweise geben können, wie diese Reaktionen aktiv gemildert werden können. Ähnliches gilt für die Gefühle, die sich parallel zu den körperlichen Reaktionen einstellen. Auch hier wollen Betroffene wissen, was mit ihnen passiert und wie sie damit umgehen sollen.

Erst wenn das Ereignis länger vorbei ist und die Reaktionen nicht abklingen, sollten Betroffene professionelle Hilfe aufsuchen. Diese sollte von der nachbetreuenden Unterstützungsstruktur selbst angeboten werden können, bzw. sie sollte in der Lage sein, ortsnahe Einrichtungen oder Personen zu benennen, die entsprechende Angebote machen.

Die Stiftung Mayday z. B. hat sich im Bereich der Fluggesellschaften einerseits auf die Entwicklung von Strukturen und Ausbildungen konzentriert, die sinnvoll und notwendig sind, bevor es zum Vorfall kommt (Primärprävention), und kümmert sich andererseits um die »erste Hilfe« nach kritischen Ereignissen (Sekundärprävention). Sollte trotz dieser Anstrengungen eine Kollegin oder ein Kollege erkranken, dann verweist die Stiftung Mayday an entsprechende behandelnde Einrichtungen.

Im Prinzip ist es für Betroffene am besten, **möglichst schnell** eine erste Betreuung zu erhalten. Dies ist nur mit einer entsprechenden Infrastruktur (24/365 Hotline) möglich. Zudem sollten alle potenziell betroffenen Mitarbeiter wissen, dass sie nach Vor- und/oder Unfällen betreut werden können. Nur wenn sich Betroffene möglichst schnell selbst melden können, ist eine optimale Versorgung möglich. Entsprechend wurden im deutschsprachigen Raum über 30.000 Flugbegleiter und Piloten auf den Fall der Fälle vorbereitet und darüber informiert, dass die Stiftung Mayday existiert und sie betreut, sollte nach einem Vorfall der Bedarf dazu bestehen. Aufgrund der optimierten Organisation konnte die Reaktionszeit der Stiftung Mayday, obwohl ehrenamtlich organisiert, von den Anfängen bis 2009 auf nur noch durchschnittlich 22 Minuten reduziert werden.

Ein weiterer Vorteil, wenn sich Betroffene nach kritischen Ereignissen selbst melden, besteht darin, dass sie sich garantiert nicht zu früh melden. Betroffene melden sich unter der Voraussetzung, dass sie von der möglichen Unterstützung wissen, erfahrungsgemäß dann, wenn sie einerseits den Bedarf haben und andererseits dazu in der Lage sind, Unterstützung auch anzunehmen. Würde man als Betreuer immer schon dann reagieren, wenn man Kenntnis von einem Vorfall erlangt, dann wäre man häufig zu früh und würde eher schaden als nutzen. In der Vergangenheit gibt es eine Reihe von Beispielen, bei denen Crews zu früh die Kontrolle entzogen worden ist. Das Ergebnis war in aller Regel eine starke Destabilisierung. Crews hatten in der erlebten kritischen Situation die Kontrolle verloren und haben sie anschließend durch ihr eigenes Unternehmen oder behördlich ein weiteres Mal entzogen bekommen.

Ein klassisches Beispiel aus der Fliegerei, wie man heute mit derartigen Situationen besser umgeht, ist die Reaktion auf den 11. September. Viele Crews mussten zwischenlanden und konnten weder zu ihrem Startflughafen zurück noch zu ihrem Zielflughafen fliegen. Hätte man die Crews am Ort der Zwischenlandung ausgetauscht, hätten sie ihre Aufgabe, Passagiere von A nach B zu fliegen, nicht zu Ende gebracht. Dies führte bei Crewmitgliedern in der Vergangenheit erfahrungsgemäß relativ häufig zu psychologischen Problemen in Bezug auf die eigene Leistungsfähigkeit: »Warum muss ich ausgetauscht werden?« »Bin ich nicht in der Lage, meinen Job zu machen?« Nach dem 11. September wurde anders vorgegangen. Zwar wurden Hilfsflüge mit Hilfsgütern und Ersatzcrews zu den Orten der jeweiligen Zwischenlandung geflogen. Hilfe wurde den Crews aber nicht aufgedrängt, sondern nur angeboten. Die ursprünglichen Crews sollten selbst entscheiden, ob und welche Hilfe sie gerne annehmen würden. Das Ergebnis war, dass alle Crews ihren Dienst erfolgreich beendet haben, kaum Gebrauch von der Unterstützung gemacht haben und auf Dauer psychisch stabil geblieben sind.

Außer der zeitlich angemessenen Reaktion ist es Betroffenen wichtig, dass sie sich **professionell** betreut fühlen; denn die kritische Situation hat in aller Regel eine Verunsicherung bewirkt. Entsprechend führt eine professionelle Betreuung zu einer wahrgenommenen körperlichen und gefühlsmäßigen Sicherheit Betroffener.

Ergibt sich aus der Erstbetreuung Betroffener die Notwendigkeit, Folgemaßnahmen einzuleiten, dann ist für Betroffenen wichtig, eine Empfehlung für weitere Maßnahmen zu erhalten. Auch dies führt zur Stabilisierung und muss vorgehalten werden.

4.3   Was ist wichtig für Betreuer?

Im Rahmen der Erstbetreuung von operativem Personal (Rettungskräfte, Polizei, Militär, fliegendes Personal) werden die besten Betreuungsergebnisse mit **Freiwilligen aus dem gleichen Arbeitsumfeld** (Peers) erreicht.

Diese ehrenamtlichen Betreuer sind sehr häufig intrinsisch motiviert. Sie wollen ihre Kolleginnen und Kollegen dabei unterstützen, mit der erlebten kritischen Situation und vor allem den Reaktionen darauf fertig zu werden.

Damit sie ihre Arbeit machen können, brauchen sie eine **professionelle Ausbildung** für das, was sie tun. Nur dann sind sie in der Lage, sich einzubringen. In der Fliegerei hat sich dafür als Standard eine 3-tägige Einführungsschulung mit einer darauf folgenden 2-tägigen Aufbauschulung plus einer 2-tägigen Auffrischungsschulung alle 2 Jahre etabliert. Unterschreitet man diesen Standard, sinkt die Bereitschaft, sich einzubringen, dramatisch, weil die eigene Sicherheit, es richtig machen zu können, fehlt.

Speziell in der Fliegerei ist es darüber hinaus wichtig, eine **angemessene Infrastruktur** und Logistik zur Verfügung gestellt zu bekommen. Aufgrund der Natur der Arbeit ist eine gute internationale Vernetzung notwendig, da Vor- und Unfälle nicht regional, sondern international passieren.

Für einige Peers ist das mit der Arbeit verbundene **soziale Netz** sehr bedeutsam. Ihnen kann man durch das Angebot regelmäßiger, informeller Treffen entgegenkommen. Erfahrungsgemäß wird es nur von einigen genutzt. Trotzdem sollte man die Wichtigkeit dieses Angebots nicht unterschätzen.

Was aber für die Betreuer fast das Wichtigste ist, ist die **Anerkennung für ihr Engagement** und die geleistete Arbeit. Ohne diese Anerkennung bricht, wie überall in der Freiwilligenarbeit, die Bereitschaft für die Arbeit irgendwann weg. Als Organisation sollte man diese Anerkennung immer wieder demonstrieren. Dies gilt insbesondere dann, wenn die Zahl der Vorfälle pro Betreuer pro Jahr relativ gering ist. Insbesondere dann kommt der Anerkennung durch die Organisation große Bedeutung zu, weil die wenigen Fallbearbeitungen dem Freiwilligen das Gefühl vermitteln, kaum einen Beitrag geleistet zu haben.

4.4   Und wie lässt sich das Ganze organisieren?

Wenn das Team überschaubar klein ist und lokal arbeitet, wie z. B. bei einer Feuerwehr, die in einer lokal begrenzten Region arbeitet, dann ist nur ein Teil der folgenden Überlegungen relevant. Wie verändert sich das, wenn ein überregionales Team zu organisieren ist, das, wenn es arbeitet, quasi nicht erreichbar ist und das darauf angewiesen ist, dass es vergleichbare, nach gleichen Standards arbeitende Teams in Regionen gibt, die durch das eigene Team nicht betreut werden? In beiden Fällen ist zunächst zu überlegen, nach welchem **Standard** die Teams auszubilden sind. Dabei sind die Freiheitsgrade in einem lokalen Team sehr hoch. Es gibt eine Reihe auch regionaler Modelle, nach denen man gut arbeiten kann. Keines dieser Modelle ist per se besser als das andere. Vielmehr kommt es darauf an, in welchem Kontext man nach welchem Modell arbeitet und wie die jeweiligen Randbedingungen sind. Im militärischen Kontext ist der Bedarf Betroffener möglicherweise anders als bei der Polizei oder der Feuerwehr. In der internationalen Luftfahrt gibt es an dieser Stelle im Prinzip keine Wahl mehr. Dort hat man sich in den 1990er Jahren geeinigt, nach den Standards der **International Critical Incident Stress Foundation (ICISF)** zu arbeiten. Diese Entscheidung stellt sicher, dass eine Crew in Amerika genauso betreut wird wie in Europa oder Asien, und gewährleistet eine Kontinuität der Weiterbetreuung in der Heimat.

Wie groß aber sollte ein Team sein, damit es der Betreuungsaufgabe gewachsen ist? Wie immer:

Es kommt darauf an. Für große Gruppen potenziell betroffener Mitarbeiter (Anzahl > 1000), die dezentral stationiert sind, hat sich als Teamgröße des ehrenamtlich arbeitenden Teams 1 % der Belegschaft als sehr gut erwiesen. Entsprechend arbeitet die Stiftung Mayday mit ca. 300 Teammitgliedern für ca. 30.000 potenziell betroffene Mitarbeiter.

Das Team kann umso kleiner sein, je stärker es »professionalisiert« wird. Werden z. B. Teammitglieder per Dienstplan zu Bereitschaftsdiensten als Betreuer eingeteilt oder geht es um die Betreuung von Betroffenen nach kritischen Ereignissen in einer klar umgrenzten Region, dann wäre eine Betreuung mit weniger Personal sicher problemlos denkbar. Unter 0,3 % Teammitglieder wird man allerdings auch auf diesem Weg nicht kommen, da es sonst allein aufgrund der geringen Zahl der Betreuer schwierig wird, das Thema »Betreuung des Personals nach kritischen Ereignissen« im Unternehmen zu verankern.

Der Malteser Hilfsdienst arbeitet in Deutschland z. B. mit 200 Teammitgliedern in 22 Teams, um ca. 48.000 ehrenamtlich Aktive und hauptamtlich Beschäftigte zu betreuen.

Unter bestimmten Bedingungen kann es auch sinnvoll sein, mehr Personal mit dem Thema vertraut zu machen und als Betreuer auszubilden. Dies wäre insbesondere dann sinnvoll, wenn der Grad der Bedrohung des eigenen Personals dauerhaft und absehbar hoch ist – z. B. im militärischen Kontext.

Als wichtig hat sich herausgestellt, von vorne herein ein **Schulungskonzept** für die Teammitglieder zu verankern. Die Stiftung Mayday arbeitet nach dem in ▶ Abschn. 4.3 beschriebenen Verfahren. Grundsätzlich ist das Schulungskonzept natürlich wichtig, um die Qualifikation der Teammitglieder aufrecht zu erhalten. Das Konzept ist für dezentral arbeitende Teams aber auch deshalb wichtig, weil es die Möglichkeit bietet, den Kontakt zu den Teammitgliedern zu halten. Auf diese Weise geht niemand still und leise »verloren«, ohne dass die Organisation es mitbekommt.

Einem ähnlichen Zweck dient aus Sicht der Organisation der **regelmäßige soziale Austausch**. Je nach Teamkultur finden solche sozialen Treffen eher als Stammtisch, als Kaffeekränzchen, eher im dienstlichen oder eher im privaten Rahmen statt.

Der Austausch sollte in jedem Fall gefördert werden, weil er die Gruppe deutlich stabilisiert.

Darüber hinaus ist es für die Psychohygiene der Teammitglieder enorm wichtig, dass es ein **Supervisionsangebot** gibt. Supervision ist sicher lange nicht nach jedem Einsatz notwendig, sollte aber in jedem Fall vorgehalten werden. Bei der Stiftung Mayday wird von diesem Angebot immerhin in etwa 1-2 % der Betreuungen Gebrauch gemacht.

Bezüglich der **Infrastruktur** für die Arbeit kommt es sehr darauf an, über welche Dimensionen der Betreuungsarbeit gesprochen wird. Ein lokal arbeitendes Team einer Feuerwehr oder eines Rettungsdienstes braucht sicher außer einem Raum, in dem vertrauliche Gespräche geführt werden können, keinerlei weitere Infrastruktur.

Bei größeren Teams werden Telefone und Computer benötigt, um Informationen zu verteilen und den Kontakt aufrecht zu erhalten.

Bei noch größeren, womöglich dezentralen Teams mit diversifizierten Aufgabestellungen wird der Aufwand noch ein Stück größer. Die Stiftung Mayday ist dafür ein gutes Beispiel: Im Betreuungsfall ist sehr schnell und zielgenau der richtige Betreuer auszuwählen. Dies geschieht unter den 300 Teammitgliedern mit einer Software, die die Qualifikationen der Mitarbeiter und die internen Prozesse der Stiftung Mayday sehr genau abbildet. So können Betroffenen sehr schnell die adäquaten betreuenden Mitarbeiter zugeordnet werden und die notwendige Maßnahme organisiert werden. Die Fälle werden standardisiert dokumentiert und automatisch ausgewertet. Auch die Schulungsplanung wird mit der speziellen Software organisiert, um den hohen Ausbildungsstand sicherstellen zu können. Auch Räumlichkeiten, Telefone und Computer sind bei einem Team dieser Größenordnung unabdingbar vorzuhalten.

Zu Beginn der Betreuung von fliegendem Personal und deren Angehörigen nach Vor- bzw. Unfällen war es eine kluge Entscheidung, **Führungskräfte** in den Entwicklungsprozess mit einzubinden. Es hat sehr geholfen, zu einem frühen Zeitpunkt den Führungskräften von Fluggesellschaften angeboten zu haben, sie zu Betreuern auszubilden, auch wenn klar war, dass sie als Betreuer nach kritischen Situationen nicht eingesetzt werden können. Die Entscheidung war deshalb klug, weil das Führungsper-

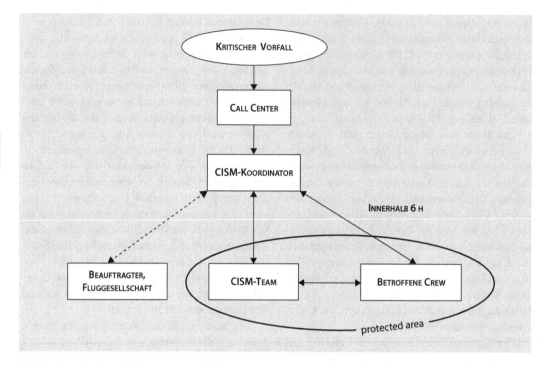

Abb. 4.1   Möglicher Ablauf nach einem Vorfall

sonal der Fluggesellschaften sehr detailliert wusste, wie die Stiftung Mayday arbeitet, und entsprechend wurde ihr seither der Rücken für alle Maßnahmen freigehalten. Auch den Führungskräften, die nicht an einer kompletten Ausbildung teilnehmen wollten oder konnten, wurde das Angebot einer Fortbildung gemacht. Sie konnten an einer Kurzschulung/Information von ca. 3 Stunden teilnehmen, die die Inhalte der Arbeit und die Strukturen zum Inhalt hatte, ohne praktische Übungen zu enthalten.

Insgesamt hat die Stiftung Mayday auf diese Weise etwa genauso viele Führungskräfte wie Mitglieder ausgebildet, hat aber seit ihrer Gründung keinerlei finanzielle oder organisatorische Schwierigkeiten. Bezüglich der CISM(Critical Incident Stress Management)-Arbeit ist die Stiftung Mayday immer unterstützt worden.

Auch das Thema **Vertraulichkeit** war durch die Ausbildung der Führungskräfte nie ein Problem, da sie um die Wichtigkeit des Themas wussten. Im Gegenteil: Einige Kollegen sind von Führungskräften mit vertraulichen Themen zur Stiftung Mayday geschickt worden, um diese im vertraulichen statt im disziplinarischen Rahmen zu besprechen.

Ein weiteres großes Thema ist die **Ausbildung potenzieller Opfer** kritischer Ereignisse. Da die tatsächliche Zahl der Opfer in der Fliegerei glücklicherweise zwar relativ gering, die der potenziellen Opfer aber sehr hoch ist, müssen sehr große Zahlen an Menschen mit Schulungen erreicht werden, um eine flächendeckende Durchdringung zu erreichen. An dieser Stelle müsste man kapitulieren, käme einem nicht der Umstand entgegen, dass fliegendes Personal sehr regelmäßig zu diversen Themen geschult werden muss. Nutzt man diese Schulungen, um auf die Arbeitsweise der Stiftung Mayday aufmerksam zu machen, hat man eine Chance, das gesamte fliegende Personal einer Fluggesellschaft innerhalb eines Jahres vollständig zu erreichen. Auf diesem Weg ist es der Stiftung Mayday gelungen, über 30.000 Mitarbeiter von verschiedenen Fluggesellschaften zu erreichen und zu schulen.

Abb. 4.1 zeigt, wie der Ablauf nach einem Vorfall organisiert sein kann, nachdem alle potenziellen Opfer gut informiert sind.

Die Betroffenen melden sich nach einem Vorfall selbst über eine Hotline beim CISM-Team. Der Koordinator ruft zurück und klärt die Situation mit dem Anrufer. Beide gemeinsam entscheiden daraufhin, welche der möglichen Maßnahmen getroffen werden soll. Die betroffene Airline wird nur dann informiert, wenn entweder die gesamte Crew betroffen ist oder wenn operationelle Änderungen für Crewmitglieder notwendig werden und das betroffene Crewmitglied dem Kontakt **vorher** zugestimmt hat.

Nach diesem Verfahren arbeitet die Stiftung Mayday seit einigen Jahren sehr erfolgreich; dies setzt aber informierte mögliche Betroffene voraus und macht nur Sinn für dezentrale Teams einer bestimmten Größe. Gerade wegen der Größe und der Komplexität hat die Stiftung Mayday sich die Mühe gemacht, die Prozesse so zu dokumentieren und zu optimieren, dass sie seit 2008 in allen Bereichen ISO-zertifiziert ist.

In der Luftfahrt wurde über die klassischen Werkzeuge der International Critical Incident Stress Foundation (ICISF) hinaus das sog. **operationelle Debriefing** oder kurz Ops-Debriefing entwickelt, das natürlich vor seiner Anwendung ebenfalls geschult werden muss. Hierbei geht es um ein Verfahren, bei dem Betroffene selbst direkt nach einem Ereignis alle relevanten Informationen zusammentragen. In der Regel sind es gerade diese Informationen, die zu einer enormen Entlastung bei den Betroffenen führen und eine weitere CISM-Maßnahme überflüssig machen. Dauert diese Intervention länger als 15 Minuten, dann ist in aller Regel Unterstützung durch das CISM-Team nötig. Das Verfahren sieht vor, dass der Verantwortliche (im Falle der Fliegerei der Kapitän) vier Fragen an die Runde stellt, um zu erreichen, dass alle beteiligten Team- bzw. Crewmitglieder einen Überblick darüber bekommen, was passiert ist. Die Fragen lauten:

- Was ist faktisch und verfahrenstechnisch passiert?
- Gibt es abweichende Wahrnehmungen zwischen verschiedenen Crewmitgliedern?
- Gibt es Bedarf an weiteren CISM-Maßnahmen?
- Wie geht es weiter?

Die Einführung des Verfahrens war so erfolgreich, dass die Zahl der später zu betreuenden Mitglieder im Folgejahr signifikant zurückgegangen ist.

Netzwerke sind ein weiteres wichtiges Thema. Wenn sich eine Organisation auf die Prävention von potenziell traumatischen Ereignissen spezialisiert hat, dann ist damit häufig gemeint, dass sich diese Organisation bei einem Vorfall um Betroffene kümmert. Wenn entsprechende Organisationen lang genug existieren, dann sollten sie sich präventiv auch um die Schulung des potenziell betroffenen Personals kümmern.

Worum sich die allermeisten Organisationen aber nur indirekt kümmern können, weil einfach die Zahl der Betroffenen, die trotz der Prävention erkranken, viel zu gering ist, ist die **Nachsorge** von tatsächlich Erkrankten. Spätestens hier ist ein externes Netzwerk notwendig, um das sich der fachlich Verantwortliche für dieses Team kümmern muss. Dieses Netzwerk muss mindestens aus klinischen Psychologinnen und Psychologen bestehen, die sich auf Traumatherapie spezialisiert haben. Nicht jede Psychologin oder jeder Psychologe kann mit dem Thema angemessen umgehen. Zudem sind Kliniken ausfindig zu machen, die sich mit den Themen Suchtmittelmissbrauch, Depression und posttraumatische Belastungsstörung auskennen. Hinzu kommen spezielle Anforderungen aus speziellen Gruppen. Die Polizei, aber auch die Feuerwehren arbeiten traditionsgemäß eng mit kirchlichen Einrichtungen zusammen. Entsprechend ist ein enger Kontakt zur örtlichen Notfallseelsorge zu pflegen. In der Luftfahrt ist es wichtig, den Kontakt zu allen möglichen ähnlich aufgebauten Organisationen in der Welt aufrecht zu erhalten, da eine Erstversorgung häufig genug außerhalb der Heimatbasis stattfinden muss. Beim Thema Nachsorge sollte man sich möglichst gut darüber im Klaren sein, was man als Institution selbst leisten kann und was man über ein geeignetes Netzwerk »zukaufen« muss.

4.5 Finanzielle Überlegungen

Bei dem zu betreibenden Aufwand drängt sich zunächst der Eindruck auf, dass die Maßnahmen Geld kosten. Tun sie aber nicht! Zumindest nicht in wirtschaftlich denkenden Unternehmen. Mehrere Studien belegen, dass die **Kostenersparnis** bei einer gut funktionierenden psychischen »ersten

Hilfe« so immens ist, dass sie die Kosten der Infrastruktur und Schulung bei Weitem übersteigt. Das Beispiel Lufthansa mit ca. 500.000 € Ersparnis pro Jahr ist nur eines von vielen. Die Ersparnis kommt im Wesentlichen dadurch zustande, dass die Zahl der kurzfristig Erkrankten nach einem kritischen Ereignis mit Betreuung fast im Normalbereich liegt und dass die Zahl der durch ein kritisches Ereignis langfristig psychisch Erkrankten um 80 % reduziert werden kann.

Selbstverständlich muss die Rechnung für ein spezifisches Unternehmen oder eine spezifische Organisation gesondert aufgestellt werden. Doch der vermutlich größte Kostenblock für jede Organisation ist die Aus- und Fortbildung der Peers. Da die potenziellen Organisationen für ein Peersystem in aller Regel über eine gute Alarmierungsstruktur verfügen, ist dieser an sich teure Teil für die allermeisten Organisationen mit keinerlei Zusatzkosten verbunden. Hinzu kommt die Information und Ausbildung potenzieller Opfer. In der Luftfahrt war dieser Teil vergleichsweise preisgünstig, da vorhandene Schulungen genutzt werden konnten, den spezifischen CISM-Teil einzubauen.

Rechnet man den gesamten Aufwand gegen den Nutzen, dann gibt es praktisch keine Organisation, bei der nicht – neben der Wahrung der Verantwortung für die Mitarbeiter und dem Wert der Betreuung, den die Mitarbeiter für sich persönlich daraus ziehen – der Aufwand auch finanziell lohnenswert ist.

Eine Studie der Stiftung Mayday aus dem Jahr 2010 auf Datenbasis Oktober 2009 bis September 2010 über alle von ihr betreuten Flugbetriebe bestätigt diese Zahl. Mit ihrem Team von ca. 300 Mitgliedern und 27.000 potenziell zu betreuenden Mitarbeitern (fliegendes Personal der beteiligten Fluggesellschaften) erspart sie den beteiligten Unternehmen in Summe 2,25 Mio. € an Kosten. Grundlage der Berechnung sind die Fixkosten (IT, Telefon, Clinical Director, Reisekosten zur Pflege internationaler Kontakte etc.) in Höhe von 145.000 €, Trainingskosten für das Team in Höhe von 169.350 € und fallspezifische Kosten für 203 Vorfälle von 124.500 €. Dagegen werden nur die Ersparnisse aus vermiedenen kurzfristigen Erkrankungen von 747.000 € und entsprechende Ersparnisse aus langfristigen Erkrankungen in Höhe von

1.942.200 € gerechnet. Folgekosten wegen unplanbarer Ausfälle und ähnliches sind in diese Rechnung nicht eingegangen. Sie würden den Betrag der ersparten Kosten noch weiter erhöhen, sind aber schwer zu kalkulieren.

Basis der Berechnung der ersparten kurzfristigen Krankheitskosten ist die Erfahrung, dass Mitarbeiter nach Vorfällen, nach denen sie nicht betreut werden, in den ersten 30 Tagen nach einem kritischen Ereignis zu 55 % für durchschnittlich 9,6 Tage erkranken. Werden sie betreut, sinkt diese Rate auf unter 10 % und 5 Tage je erkranktem Mitarbeiter.

Eine aktuelle Studie aus dem Jahr 2014 der Stiftung Mayday bestätigt diese Zahlen. Mit ihrem Team von ca. 300 Mitgliedern, 27.000 potenziell zu betreuenden Mitarbeitern (fliegendes Personal der beteiligten Fluggesellschaften) und 251 tatsächlich betreuten Vorfällen im Jahr 2013 erspart sie den beteiligten Unternehmen in Summe ca. 2,16 Mio € an jährlichen Kosten. Grundlage der Berechnung sind die Fixkosten (IT, Telefon, Clinical Director, Reisekosten zur Pflege internationaler Kontakte usw.) in Höhe von 145.000 €, Trainingskosten für das Team in Höhe von 100.500 € und Personal- und Overheadkosten von 237.000 €. Dagegen werden nur die Ersparnisse aus vermiedenen kurzfristigen Erkrankungen von 846.000 € und entsprechende Ersparnisse aus langfristigen Erkrankungen in Höhe von 1.800.000 € gerechnet. Folgekosten wegen unplanbarer Ausfälle und ähnliches sind in diese Rechnung nicht eingegangen. Sie würden den Betrag der ersparten Kosten noch weiter erhöhen, sind aber schwer zu kalkulieren.

Die Ersparnis bei langfristigen Erkrankungen wurde folgendermaßen berechnet: Der Arbeitgeber muss bei fehlender Gegenleistung während eines Jahres das Gehalt für 3 Monate unnötigerweise zahlen. Typische langfristige Erkrankungen nach einem kritischen Vorfall sind Depression, Suchtmittelmissbrauch oder posttraumatische Belastungsstörung. Allen drei Erkrankungen ist gemein, dass in der Zeit bis zur vollständigen Arbeitsunfähigkeit eine mehr oder weniger lange Zeit der unregelmäßigen Arbeits(un)fähigkeit vorliegt. In dieser Zeit ist der Arbeitgeber zur Zahlung des Gehalts verpflichtet, bekommt aber naturgemäß keine Gegenleistung in Form von Arbeitskraft.

In diesem Sinne ist die Unterstützung durch Peers und die dahinter stehenden Professionellen auch aus finanziellen Überlegungen sinnvoll.

4.6   Fazit

Es lohnt sich nicht nur für die Betroffenen, sondern auch für die Arbeitsgeber, eine Unterstützung zu planen und zu organisieren, sobald in einem Betrieb die Gefahr besteht, dass Mitarbeitende im Rahmen ihrer Arbeit kritischen Ereignissen ausgesetzt werden können. Der finanzielle Aufwand lohnt sich, weil dadurch ein besseres Betriebsklima entsteht; finanzielle und arbeitsrechtliche ethische Interessen können sich auch ergänzen.

Literatur

Mitchell JT(1998) Critical Incident Stress Management(CISM): A new era in crisis intervention Traumatic Stress Points vol.12, no. 4

Fortgesetzte Raketenangriffe: Erfahrungen des Barzilai Medical Center in Ashkelon/ Israel

Shimon Scharf, Gabriel Schreiber

G. Perren-Klingler (Hrsg.), *Psychische Gesundheit und Katastrophe*,
DOI: 10.1007/978-3-662-45595-1_5, © Springer-Verlag Berlin Heidelberg 2015

In diesem Kapitel wird eine für Europa ungewöhnliche Vorgehensweise dargestellt; die beiden Ärzte, der Psychiater Gabriel Schreiber und der Spezialist für öffentliche Gesundheit und beim Schreiben des Artikels noch nicht pensionierte Shimon Sharf, haben in einer koordinierten Aktion eine Intervention ermöglicht, welche die Sicherheit in einem unsicheren Umfeld optimal garantiert. Wenn man denkt, dass das Spital in Ashkelon keine bombensichern Gebäude hat und das Geld für mehr Sicherheit im Spital fehlt, kann man ermessen, wie kreativ die Leistung der beiden Ärzte ist. Sie bringen es fertig, sowohl die Zivilbevölkerung des Einzugsgebietes, wie auch das Spitalpersonal so zu unterstützen, dass die Raketenangriffe nur eine geringe psychische, durch das erweiterte psychiatrische Team gut auffangbare Belastung darstellen. Zusätzlich kommt in ▶ Abschn. 5.5, wo auch über die Entwicklung seit 2009 berichtet wird, klar zum Ausdruck, dass bei guter Primärprävention die Traumatisierung der Bevölkerung statistisch signifikant zurückgeht. Dies ist ein Beispiel für optimalen Einsatz von beschränkten Ressourcen.

5.1   Einführung

Das Barzilai Medical Center (BMC) hat ein Einzugsgebiet, in welchem die Städte Ashkelon, Ashdod, Kirjat Gat und Sderot und die (israelische) Umgebung von Gaza, also ca. 500.000 Einwohner, bedient werden. Das medizinische Zentrum hat 500 Spitalbetten, 40 Tagesbetten, und 65 Pflegebetten. Das Personal beträgt mehr als 1.700, mit 350 Ärzten, 750 Krankenpflegern und 250 paramedizinischen Berufsleuten. Das BMC befindet sich 12 km von der Grenze zum Gazastreifen entfernt. Seit 2001 gab es immer wieder Raketen- und Mörserangriffe aus dem Gazastreifen. Bis Januar 2009 – also in dem Zeitraum, auf den sich die Angaben in diesem Kapitel überwiegend beziehen – wurden über 8.600 Raketenangriffe gestartet, davon fast 6.000 seit dem Rückzug Israels aus Gaza im Jahr 2005. 28 Tote und mehrere Hundert Verletzte, weit verbreitete psychische Traumatisierung und Unterbrechungen des täglichen Lebens sind direkte Konsequenzen davon. Anfänglich war die Reichweite der Waffen auf ca. 10 km limitiert, und die Angriffe beschränkten sich auf Sderot und Umgebung. In der Zwischenzeit ist die Reichweite gestiegen, und Orte in Israel bis zu 40 km entfernt von Gaza sind getroffen worden. Auch die Stadt Ashkelon ist davon nicht verschont geblieben. Spezielle Vorrichtungen zum Schutz der Bevölkerung, u. a. in Schulen und Busstationen, und ein Alarmsystem »ROT« wurden deswegen eingerichtet.

Körperlich Verletzte werden im BMC behandelt, körperlich unverletzte psychisch Betroffene können, wie in den meisten israelischen Städten, in der psychiatrischen Ambulanz des BMC Hilfe erhalten.

5.2   BMC – ein Spital unter Raketenangriff

Das BMC ist gegen Raketenangriffe nicht geschützt. Doch eine Vorbereitung des Spitals auf terroristische Angriffe, Massenanfall von Verletzten und Bomben war nötig. Um sensible Orte wie z. B. die zentralen Sauerstofftanks herum wurden hohe Schutzwälle aus Beton errichtet. Unterirdische Räume wurden zu einer geschützten Aufnahmeeinheit und Neugeborenenintensivstation umgebaut. Ebenso wurde die Einsatzzentrale für die Spitalleitung in den Untergrund verlegt, und die Sicherheitskontrolle für Fahrzeuge wurde verbessert. Wenn Alarmstufe ROT deklariert wird, wird das ganze Spitalpersonal einberufen, alle nicht gesicherten Teile werden evakuiert, 80 % der Patienten werden nach Hause oder in andere Spitäler verlegt, die 20 % kritisch Erkrankten ebenso wie die Notfallstation und die Kinderkrippe des Personals werden in teilweise gesicherte Teile unter die Erde verlegt, damit das Personal seinen Aufgaben ruhig nachgehen kann, weil die Kinder sicher sind. Das BMC ist für einen Massenanfall von Verletzten und für die Behandlung von durch chemische Waffen Verletzte bereit.

Trotz der Raketenangriffe sind in den letzten Jahren viele palästinensische Patienten aus Gaza für Behandlungen ins BMC transferiert worden, sodass das Spital zu einer Arte Brücke über unruhiges Wasser geworden ist, zu einer Art humanitärer Insel, wo israelische und palästinensische Patienten behandelt und von Raketen angegriffen und in geschützte Unterstände gebracht werden. Sie erhalten weiter ihre Behandlung durch israelische und palästinensische Ärzte.

Das Personal der psychiatrischen Dienste (die über keine Betten verfügen) besteht aus 20 Psychiatern, 15 Psychologen und 7 psychiatrischen Sozialarbeitern. Alle wurden beruflich und administrativ auf den Umgang mit akuten psychischen Reaktionen vorbereitet – durch Vorlesungen, praktische Kurse und Gruppenarbeit, um Methoden des psychologischen Notfallmanagements zu beherrschen sowie die Notfallbehandlung von großen Gruppen von Menschen, die von traumatischen Ereignissen und Stress betroffen sind.

5.3 Interventionsprinzipien für psychische Reaktionen

Ein traumatisches Ereignis ist ein körperlich, emotional und kognitiv schwieriges Ereignis. Die dabei entstehenden Zeichen einer akuten Stressreaktion sind labil und polymorph. Symptome haben sich noch nicht herauskristallisiert. Das Stressmanagement nach einem traumatischen Ereignis, das viele Leute betrifft, ist eine Herausforderung wegen der Anzahl der Betroffenen, besonders dann, wenn gleichzeitig das intervenierende Personal betroffen ist. Weitere Herausforderungen sind der Polymorphismus der Stressreaktionen sowie die daraus entstehenden Schwierigkeit, zwischen normalen und pathologischen Reaktionen zu unterschieden.

Frühzeitige psychologische Interventionen können langfristig den Einfluss durch negativen Stress vermindern. Doch diese Interventionen müssen angepasst werden an die Umstände und die Phasen der Reaktionen auf das Trauma. Solomon u. Benbenishty (1986) untersuchten die Effizienz der geltenden Interventionsstrategien in akuten Kampfreaktionen bei Soldaten im Libanonkrieg und betonten die Prinzipien der Nähe (d. h., Interventionen nah beim Ort des Geschehens), der Sofortigkeit (so schnell wie möglich nach dem Ereignis) und der positiven Erwartung (mit einer Haltung von Normalisierung und der Erwartung, dass eine normale Funktion sehr schnell wieder möglich ist). Zwei Erfolgskriterien sind gemessen worden: Rückkehr zur militärischen Einheit und

Abwesenheit einer posttraumatischen Belastungsstörung (PTBS). Alle drei Behandlungsprinzipien korrelierten mit einer höheren Rückkehrrate zur militärischen Einheit. Die Vorteile einer Intervention an der Front wurden auch durch niedrigere Zahlen von PTBS bestätigt. Die beiden Autoren nehmen an, dass diese Prinzipien auch mit anderen Populationen bei der Prävention von PTBS gelten könnten.

Wenn man sich um psychische Störungen kümmert, die durch Katastrophen und Massengewalt bedingt sind, ist es unbedingt nötig, die Interventionspolitik auf die aktuellsten Forschungsdaten zu stützten. Leider gibt es bis heute keinen Konsens mit klaren Empfehlungen für sofortige und intermediäre Interventionen nach Massentraumata. Weil es auch unwahrscheinlich ist, dass in näherer Zukunft Evidenz durch klinische Untersuchungen gebracht wird, wurde weltweit eine Expertengruppe für die Untersuchung und Behandlung von Betroffenen bei Katastopen und Massengewalt zusammengestellt, um aus ähnlichen Bereichen einen Konsens über Interventionsprinzipien zu finden. Dabei wurden fünf empirisch gestützte Interventionsprinzipien gefunden, welche frühzeitige und intermediäre Prävention und Behandlung leiten sollten:

1. Sicherheit zurückgeben,
2. Beruhigung,
3. das Gefühl von Selbst- und Gemeindeeffizienz,
4. Verbundenheit und
5. Hoffnung.

Es muss betont werden, dass anfänglich schwere, an Symptome gemahnende Reaktionen keineswegs eine schlechte Prognose haben müssen; man kann sie als normale Reaktionen auf traumatische Situationen ansehen. Deswegen sollten die Interventionen kurz, direkt und positiv sein. Ihr Ziel ist die Stabilisierung und die Rückkehr zum Funktionieren. Man soll die Geschichte anhören und dabei den Kommunikations- und Bewältigungsstil beachten, entsprechend dem **BASIC PH-Bewältigungsmodell**, das von Lahad (Lahad et al. 1997), dem Direktor des Gemeinde-Stress-Präventionsmodells in Quiriat Shemona im Norden Israels, entwickelt wurde. Das Modell nimmt an, dass es sechs typische Dimensionen im Bewältigungsstil eines Individuums gibt. Jeder Mensch hat eine angeborene Fähigkeit, alle diese Anteile zu benützen, obwohl in den meisten Fällen nur auf einige bereits während längerer Zeit gewohnte Mechanismen zurückgegriffen wird. Bewältigungsmechanismen sind effektiv, solange die Person weiterhin ihre Routine erledigen kann. Man kann Menschen darin unterstützen, ihr Repertoire für die Bewältigung auszuweiten, indem man ihnen ein Umfeld bereitstellt, ihnen zeigt, wie sie ihre bereits bestehenden Fähigkeiten benützen und neue schaffen können. Die Mobilisierung der Bewältigung erfolgt über folgende sechs Anteile (»BASIC PH«), welche jeder Mensch eigentlich zur Verfügung hat:

- Glaubenssätze (Vorannahmen), Belief (**B**): Eine Person, welche ihre Glaubenssätze/Vorannahmen als Bewältigungsmechanismus benützt, stützt sich auf ihre zentralen Werte.
- Affekt (**A**): Gefühle und Emotionen. Eine Person, die ihren Affekt benützt, stützt sich auf ihre Fähigkeit, Gefühle auszudrücken und sich damit auseinanderzusetzen.
- Sozial (**S**): Eine Person, die mit Schwierigkeiten über den sozialen Kanal umgeht, sucht Unterstützung und Kontrolle durch ihre Beziehungen.
- Imagination (**I**): Häufig benützen Personen ihre Kreativität, um Traumata zu bewältigen.
- Kognitiv (**C**): In dieser Bewältigungsstrategie werden direkt Problemlösungsstrategien für wichtige Angelegenheiten angewandt.
- Physiologie (**Ph**): Körperliche Aktivität hilft manchen Personen zur Bewältigung, sei es formell angeleitet, mit Spielen oder körperlicher Betätigung, oder spontan durch eigene Beschäftigung. Die Bewegung spielt die wichtige Rolle in dieser Bewältigungsart.

Bei allen einzelnen Interventionen muss man ein positives Feedback geben, normalisieren, unkontrollierte Konfrontation mit dem Geschehenen verhindern, Wahlmöglichkeiten anbieten, um das Gefühl von Kontrolle zu stärken, negative Gedanken durch Reframing neutralisieren und positive Gedanken stärken. Bei Gruppeninterventionen ist es wichtig, kognitive Rekonstruktion des Geschehenen, Ausdrücken von Gefühlen, soziale Unterstützung, Normalisierung der Reaktionen und Konzentration auf Bewältigung zu ermöglichen.

5.4   Traumatische Ereignisse in Israel

Psychisches Trauma wird im zurzeit gültigen DSM-IV folgendermaßen definiert: ein potenziell traumatischen Ereignis, das außerhalb der normalen menschlichen Erfahrung liegt, wie z. B. Kriegshandlungen, gewalttätiger Angriff auf die eigene Person. Eine PTBS scheint schwerer und länger andauernd zu sein, wenn das Ereignis durch Menschen hervorgerufen ist (z. B. Bomben), als bei Naturkatastrophen. Im Trauma wird immer Hilflosigkeit erlebt, bedingt durch Tod, schwere Verletzung oder Angriff auf die körperliche und/oder seelische Integrität, sei es real oder auch einfach fantasiert. Es kann auch das Miterleben oder Bewusstsein genügen, dass ein Ereignis Tod, Verletzung oder Gefahr für die Integrität anderer Personen bedingt, um betroffen zu sein.

Typisch für PTBS ist, dass folgende Symptome auftreten: eindringende Gedanken und Bilder, Vermeidung von Dingen, die an das Geschehen erinnern, emotionale Stumpfheit und/oder Übererregung. Die Symptome verstärken sich häufig, wenn Betroffene außerhalb des therapeutischen Settings Stimuli ausgesetzt, sind, die das erste Trauma symbolisieren oder ihm ähnlich sind. Unkontrollierte Exposition an Stimuli kann die Person unangepasst oder mit Vermeidung und allen sozialen Konsequenzen reagieren lassen, und dies kann sowohl sie selbst als auch andere Personen gefährden.

Die Lebensexposition an Trauma in der normalen Bevölkerung ist relativ hoch. In der nationalen israelischen Komorbiditätsstudie haben 56 % der Befragten angegeben, mindestens einmal in ihrem Leben einem traumatischen Ereignis ausgesetzt gewesen zu sein (Kessler et al. 1995). Die Diagnose PTBS kann allerdings nur gemacht werden, wenn die Symptome mehr als 8 Wochen dauern und die Lebensqualität negativ beeinflussen. Israel und speziell die Umgebung von Ashkelon ist in den Jahren bis 2009 durch hohe traumatogene Situationen betroffen gewesen. Die Region um Sderot und an der Grenze zu Gaza hat täglich intensive Raketen und Mörserangriffe aus Gaza überstehen müssen. Auch Ashkelon hat Raketenangriffe aus Gaza erlebt. Aus diesen Gründen ist Trauma in Israel seit Langem ernst genommen worden. Es wird berichtet (Amir et al. 1999), dass 67 % einer Gruppe von

983 israelischen Studenten mindesten einem traumatischen Ereignis – meist Krieg und Terrorismus – ausgesetzt gewesen ist. Die Exposition an traumatogene Ereignisse war in Hochrisikogebieten 51 % (Kaplan et al. 2005). Eine repräsentative Auswahl aus der israelischen Bevölkerung zeigt, dass 16,4 % dem Terrorismus direkt und zusätzlich 37,3 % indirekt ausgesetzt waren (Bleich et al. 2003).

5.5 Interventionen durch den BMC-Dienst für psychische Gesundheit

Der Dienst für psychische Gesundheit des BMC ist verantwortlich für notfallmäßige Interventionen mit Personen aus Ashkelon, der Umgebung von Sderot und Gaza, die unter akuten Stressreaktionen (ASR), akuten Stressstörungen (ASD) und posttraumatischen Belastungsstörungen (PTBS) leiden. Die Zahl von Notfalluntersuchungen und -interventionen mit Personen aus Sderot ist massiv gestiegen: 370 Personen im Jahr 2006, 451 im 2007 und 335 von Januar bis März 2008. Ungefähr 1.000 Personen erhalten in unseren Ambulanzen spezifische psychologische und psychiatrische Behandlung für ASD und PTBS. In Ashkelon haben unsere Explorationen und Behandlungen für stressbedingte Störungen von 311 im Jahr 2006 auf 401 im 2007 und dann auf 460 in der Zeit von Januar bis März 2008 zugenommen. Nach 2009 gingen die Raketenangriffe auf Sderot, Ashkelon und die umliegenden Gebiete weiter, bis hin zu einem Rekord von 100 Raketen pro Tag. Während der militärischen Operation »Protective Edge« im Juli und August 2014 gingen 4.382 Raketen über besagtem Gebiet nieder. Doch die Errichtung des »Eisendoms«, des neuen Israelischen Antiraketensystems, hat die Anzahl der Treffer reduzieren können: Von den 4.382 abgefeuerten Raketen trafen nur gerade 5 % bewohnte Gebiete, d. h., 80 % der auf bewohnte Gebiete gerichteten Raketen wurden durch den »Eisendom« abgewehrt (das sind 20 % der insgesamt abgefeuerten Raketen). Dieser erfolgreiche Schutz der Bevölkerung reduzierte im BMC die stressbedingten Notfallkonsultationen im Zeitraum von 2008 bis 2014 auf 1.216. Die Anzahl der Personen, welche wegen akuter Stressstörungen oder posttraumati-

scher Belastungsstörungen behandelt wurden, ging von 1.014 im Jahr 2009 auf 338 im Jahr 2013 zurück.

5.6 Effekte von Trauma bei Menschen mit schweren psychischen Erkrankungen (SPE)

Wenn schon bei psychisch Gesunden Trauma einen negativen und krankmachenden Effekt hat, ist dies umso mehr der Fall bei Menschen mit schweren psychischen Erkrankungen (SPE). Untersuchungen zu PTBS bei Gruppen mit SPE zeigen, dass die aktuelle PTBS-Symptomatik zwischen 29–49 % betrifft (Calhoun et al. 2007). Diese Raten gehen weit über die Prävalenz der PTBS von 3,5 % in der normalen Population während der ersten 12 Monaten nach Exposition und von 7–12 % in Lebenszeitbetroffenheit hinaus (Breslau et al. 2004). In unseren Diensten für psychische Gesundheit haben wir keine erhöhte Konsultationsrate der Menschen mit SPE wegen Traumaexposition wahrgenommen. Im Durchschnitt werden in der Notfallambulanz pro 24 Stunden 271 Personen untersucht. Im Mittel werden in 24 Stunden 6,86 (SD 2,68) Patienten mit SPE untersucht. Das heißt, dass der Anteil an Menschen mit SPE, welche ans BMC überwiesen werden, 2,53 % (SD 0.88) aller Überweisungen beträgt. Verglichen mit der gewohnten Repräsentation der Patienten mit SPE, die auf diese Ambulanz kommen, sinkt die Zahl derer, die während Raketenangriffen Hilfe suchen. Während der Raketenangriffe sank die Beteiligung auf 1,20 % (SD 0,16). Damit stellt sich heraus, dass in Zeiten von Raketenbeschuss Patienten mit schweren psychischen Erkrankungen nur 47 % der zu erwartenden Konsultationen betätigten, d. h., statistisch signifikant weniger als normal (t = 13.393, n1 = 271, n2 = 210; p < 0.0001).

Diese Daten widersprechen klar Beschreibungen, die sagen, dass die Frequenz von PTBS bei Patienten mit SPE die Prävalenz bei der normalen Bevölkerung stark übersteige. Allerding haben wir in unserer Studie die PTBS bei Patienten mit SPE nicht gemessen, sondern ihre Nutzung der Dienste des BMC während des Beschusses. Eine Folgerung kann sein, dass Patienten mit SPE das Zentrum für Behandlung von Stress in hohen Stresszeiten unterbenützen. Da in diesen Zeiten die Behandlung darauf ausgerichtet ist, PTBS präventiv anzugehen, mag einer der Gründe für die Überrepräsentierung dieser Gruppe mit komorbidem PTBS sein, dass diese Menschen Präventivinterventionen weniger nutzen als die Normalbevölkerung. Eine Schlussfolgerung dieser Untersuchung mag sein, dass psychiatrische Dienste bei kritischen Ereignissen wie z. B. Raketenangriffen nach außen gehen sollten, um Patienten mit SPE aktiv zu untersuchen und ggf. präventiv zu unterstützen.

5.7   Praktische Vorbereitung und Beispiele von Interventionen

Das Personal der Dienste für psychische Gesundheit des BMC, Psychiater, Psychologen, Sozialarbeiter und Pflegedienst wurden administrativ und professionell vorbereitet durch Vorträge, Kurse und Gruppeninteraktionen. Der psychologische Umgang mit und die Behandlung von großen Gruppen, welche von traumatischen Ereignissen und dem damit verbundenen Stress belastet sind, ist also bekannt. Das Personal wurde aufgelistet und in drei Kreise von Bereitschaftsdienst eingeteilt: in Personen, die

- sofort zur Verfügung stehen (normalerweise das im Dienst stehende Personal),
- innerhalb von 15 Minuten zur Verfügung stehen,
- innerhalb von 60 Minuten zur Verfügung stehen.

5.7.1   Beispiel: Individuelle Notfallsituation – Ruth

Als Beispiel dient die Intervention mit einer Frau, welche im BMC Hilfe suchte. Ruth, 45-jährig, verheiratet, in Teilzeitarbeit als Kindergärtnerin, Mutter von drei Kindern, lebt mit ihrer Familie in Lod, einer im zentralen Israel gelegenen Stadt in der Nähe von Tel Aviv. Ruth war bei ihrer Mutter und Schwester in einem kleinen Haus im südlichen – armen – Quartier von Ashkelon zu Besuch, als ein Raketenangriff auf die Stadt passierte. Eine der Raketen schlug im Garten vor dem Haus ein. Nie-

mand wurde verletzt, doch Ruth reagierte mit einer Lähmung und sprach kein Wort mehr, auch nicht auf Fragen. Ruths Mann fürchtete, sie sei körperlich schwer verletzt, und brachte sie in einer Ambulanz auf die Notfallstation im BMC. Obwohl die körperliche und die Laboruntersuchung keine Anhaltspunkte gaben für eine körperliche Verletzung, blieb die Frau weiterhin gelähmt in ihrem Bett, schweigend, ohne irgendeine Bewegung, wie eingefroren. Der gewählte Zugang ging über ihre Familie:

Während der Psychiater zu ihrem Mann und ihrer Schwester neben dem Bett sprach, beobachtete er, wie sie aufmerksam folgte. Um sie aus ihrer Position als kranke und hilflose Person herauszuholen, brachten man sie aus einer liegenden in eine sitzende Position, indem sie mit Hilfe der Familie in ihrem Bett aufgesetzt, dann sukzessive auf einen Rollstuhl und dann auf einen gewöhnlichen Stuhl gebracht wurde. Dann – mit Absicht – sagte der Psychiater, dass sie in ihrem aktuellen Zustand im Spital bleiben müsse und nicht nach Lod zu ihren Kindern zurück könne. Als sie diese Information hörte, begann sie, im Gesicht Zeichen von Unwohlsein zu zeigen, Bewegungen und Tränen kamen, es zeigten sich ängstliche und traurige Gefühle, und sie begann zu reden. Es gelang, die Geschichte kognitiv zu rekonstruieren. Sie fühlte die Verantwortung, dass sie ihren Kindern hätte schaden können. Zuerst war das nicht verständlich, da ihre Kinder in Lod geblieben waren. Dann sagte sie, dass sie am Morgen versucht hätte, ihre Kinder zu überreden, mit ihr zu kommen und die Großmutter zu besuchen, sie hätte sogar sehr insistiert. Glücklicherweise seien sie aber nicht gekommen. Sie kam nicht vom Gedanken los, dass die Kinder, hätten sie ihren Vorschlag angenommen, im Garten gespielt hätten und so wahrscheinlich getötet worden wären. Diese Idee, die Kinder fast dazu gezwungen zu haben, sich in Ashkelon töten zu lassen, war für sie unerträglich.

Man gab ihr die Möglichkeit, ihre Gefühle auszudrücken und das traumatische Ereignis zu rekonstruieren, indem sie durch ihre Familie unterstützt wurde, ihre Reaktionen normalisiert wurden und sie so auf ihre Art und Weise die Bewältigung leisten konnte. Wir suggerierten weiter, dass wohl eine Kraft ihre Familie beschütze, und deshalb sie, ihre Mutter und Schwester nicht verletzt worden und ihre Kinder in Lod geblieben waren. Das half ihr, ihre Kontrolle wieder zu übernehmen. Die Konzentration auf die Bewältigung und das Wiedererlangen ihrer Funktionen half ihr, zurück zu ihren Kindern nach Lod zu gehen und weiterhin als Mutter zu funktionieren.

In diesem Fall kann man zeigen, wie die Intervention nach dem BASIC PH-Modell strukturiert war. Ruth kam an einen sicheren Ort – in das Spital mit einer gründlichen medizinischen Untersuchung und umgeben von medizinischem Personal und ihren Familienmitgliedern. Ruths anfänglich maladaptive Bewältigungsmechanismen bestanden aus Lähmung (PH), blockiertem und unklarem Affekt (A), Verlust der Bindung an die Familie, speziell ihre Kinder, die nicht präsent waren (S) mit dem Bild, dass ihre Kinder beim Raketenangriff im Garten der Mutter sterben würden (I), mit dem Glauben, dass sie für den Tod ihrer Kinder verantwortlich wäre (B) und mit ihren Selbstvorwürfen bezüglich deren Tod (C).

Unsere Aufgabe in der psychologischen Intervention war, den sicheren Ort des Spitals zu einer inneren Repräsentanz der eigenen Sicherheit werden zu lassen, sie so zu beruhigen und zu versichern, indem wir eine Selbst- und Gemeinschaftseffizienz ermöglichten, was durch das Ereignis und ihr Glaubenssystem gestört war. Unsere Aufgabe war es, sie wieder zu ihren adaptiven Bewältigungsmechanismen zurückkehren zu lassen. Dadurch, dass wir die Mobilisierung ihres gelähmten Zustandes progressiv ermöglichten, vom Liegen über Sitzen zum Stehen (PH), ermöglichten wir ihr, wieder Verbindung mit ihren sozialen Kanälen aufzunehmen und so Unterstützung und Kontrolle zu erhalten. Wir sprachen zu ihr durch die Familie an der Seite des Bettes, ihren Mann, ihre Mutter und Schwester, und thematisierten die Sache mit den Kindern (S). Diese Schritte beschleunigten die Möglichkeit, Gefühle und Affekt auszudrücken oder sich damit auseinanderzusetzen (A). Indem wir Ruth halfen, zu ihrem Glaubenssystem zurückzukehren, indem wir ihre Kernwerte ansprachen und ihr die Möglichkeit gaben, dankbar zu sein, dass Gott sie und ihre Familie am Leben erhalten hatte und ihre Kinder sicher in Lod gelassen hatte (B), wurde es möglich, ihren kognitiv maladaptiven Glauben zu verändern, dass sie Strafe verdiene, weil sie aktiv ihre Kinder nach Ashkelon hatte bringen wollen. Dies wiederum half, ihre Lähmung umzuwandeln in eine aktive sorgende Haltung für ihre Kinder als Mutter und Ehefrau, welche zurück zu ihrer Familie kann und ihre Kinder nicht schädigt (C). Die Hilfe bei ihrer Bewältigung brachte ihr ein Gefühl von Sicherheit und Selbst- und Gemeinschaftseffizienz, Verbindung zu anderen und die Hoffnung zurück. Wir führten die Intervention nach den Regeln von Nähe, Sofortigkeit und positiver Erwartung durch und ermöglichten Ruth so, am gleichen Abend in ihre Familie zurückzugehen, als eine funktionierende Frau, Mutter und Gattin.

Es ist anzufügen, dass die Unterstützung von durch Stress betroffenen Menschen, wie eben beschrieben, für das Team sehr befriedigend sein kann; denn es sind normal funktionierende Menschen, die wegen einer Stressbelastung schlecht funktionieren, mit schweren symptomähnlichen Reaktionen. Mit einer angepassten Intervention können sie schnell wieder besser funktionieren, und zwar gänzlich.

5.7.2 Beispiel einer Massenintervention

Bei einer Raketenattacke auf die Stadt Ashkelon, welche beträchtlichen Schaden in einer Einkaufsstraße bewirkte, kamen mehr als 80 Menschen, die unter akutem Stress litten, ins BMC. Auf Befehl des Direktors des BMC wurde innerhalb von Minuten ein Ort für diese Leute in der Personalkantine nahe der Notfallaufnahme bereitgestellt. Der Raum wurde so organisiert, dass es eine Sicherheitskontrolle am Eingang gab, mit Registrierung der persönlichen Daten und Erstellen eines Dokuments für eine Krankengeschichte. Die Betroffenen wurden dann körperlich untersucht, und es wurde eine kurze Anamnese gemacht. Die Leute durften maximal von zwei Personen begleitet werden und wurden so in den Raum für psychosoziale Intervention gebracht. Ein kurzes Interview mit einem der erfahrenen Psychiater sollte schwere psychische Störungen ausschließen. Dann wurden die Menschen an eine Berufskraft, einen jüngeren Psychiater, Psychologen oder Sozialarbeiter für eine individuelle oder eine Gruppenintervention weitergeleitet. Die Entscheidung für Gruppen- oder individuelle Intervention wurde nach Verfügbarkeit der Berufsleute und nach Schwere der Stressreaktionen getroffen. Schwerer erscheinende Reaktionen erhielten individuelle Interventionen. Die Ärzte durften keine sedierenden Medikamente verwenden. In schweren Fällen wurden nicht-Benzodiazepin-enthaltende Medikamente für die Sedation verwendet.

Aufgabe der Einzel- und Gruppeninterventionen war, kognitive Restrukturierung zu ermöglichen, Gefühle ausdrücken zu lassen, soziale Unterstützung, Normalisierung der Reaktionen und Konzentration auf die Bewältigung zu fördern. Die Sitzungen wurden so geführt, dass wieder ein Gefühl von Sicherheit und von Selbst- und Gemeindeeffizienz ermöglicht wurde, dazu wurde Verbindung mit anderen und Hoffnung aktiviert. Die intensive Arbeit verhinderte leider schriftliche Berichte über die Gruppenarbeit. Nach der Intervention wurden alle Teammitglieder zusammengenommen für ein kurzes Debriefing mit einer kurzen Zusammenfassung über die Details und für die Statistik. So konnten die Teammitglieder spezielle Themen und Interventionsarten diskutieren, Gruppensupervision erhalten, eigene Gefühle, Beobachtungen und Empfehlungen ausdrücken, wie man den Interventionsprozess für die Zukunft verbessern könnte.

5.7.3 Beispiel einer Gruppenselbstermächtigungsintervention

In der Zeit der israelischen Militärintervention in Gaza gab es intensive Raketenangriffe auf die Umgebung des Gazastreifens und die Städte Ashkelon, Ashdod und Beer Sheva. Damals initiierten die Direktion des BMC und das Department für Psychiatrie eine gemeinsame Aktion, um die Helfer psychologisch zu unterstützen. Es begannen strukturierte Gruppentreffen des Personals der verschiedenen Departemente mit einem Psychotherapeuten.

Die Gruppe bestand aus acht Teammitgliedern der Einheit für kardiologische Katheterisierung: Ärzte, Pflegepersonal, Techniker und eine Sekretärin. Es waren Juden, Christen und Moslems, alle israelische Staatsbürger.

Die Gruppenmitglieder konzentrierten sich beschreibend auf ihre individuellen Gefühle und Befindlichkeiten. Sie beschrieben eine surrealistische Realität, in welcher sie Gefühle von De-Realisierung und De-Personalisierung erlebten. Eine Krankenschwester begann über ihre Angst zu reden, dass ihr Sohn, der in der Armee war, vielleicht bei den Militäroperationen involviert sei. Die Teilnehmer diskutierten, wo es sicherer sei: im Militär oder in einer bombardierten Stadt wie Ashkelon. Andere beschrieben die Schäden, welche die Raketenangriffe in ihrer Nachbarschaft bewirkt hatten. Die Sekretärin sagte, dass sie nicht wisse, wo sie ihre Sorge hinwenden sollte: Ihr Sohn sei in der Armee, ihr Haus werde von Raketen bedroht, und in der Nachbarschaft des Spitals würden Raketen niedergehen. Gleichzeitig funktioniere ihre Einheit in einer nicht geschützten Abteilung weiter. Auch diese Sitzung finde in einem nicht geschützten Raum statt. Dann gab es Beschwerden, die gegen die Regierung gerichtet waren, weil die Bürger allein gelassen würden, die gleichen Klagen galten dann auch der Direktion des Spitals.

Der Psychotherapeut sagte, dass es so aussehe, als ob jedes Individuum in der Gruppe sich allein und verlassen fühle, als Bürger, als Mitarbeiter des Spitals und als Gruppenmitglied. Daraufhin bat eine andere Krankenschwester die Gruppe, mit Klagen aufzuhören. Man solle doch lieber an den kranken Patienten denken, der katheterisiert wurde, während der Alarm ging: »Wir waren für ihn da!« Ein anderes Gruppenmitglied sagte, dass es ihm helfe, in der Einheit zu arbeiten, für Patienten zu sorgen und medizinische Aufgaben zu übernehmen. Es wäre viel schwieriger, allein in seiner Wohnung zu sein, mit all seinen persönlichen Sorgen, ohne etwas tun zu können. Darauf sagte die Sekretärin, dass sie merke, wie ihr die Gruppe helfe mit ihren Ängsten und Sorgen. Das Mitteilen ihrer Emotionen gab ihr ein Gefühl, verbunden zu sein, und beruhigte sie irgendwie. Andere Gruppenmitglieder lobten den Psychotherapeuten für seine Fähigkeit, die Atmosphäre in der Gruppe zu verändern. Er spiegelte dies der Gruppe zurück, indem er sagte, das zeige nur die Stärke und Effizienz jedes Einzelnen in der Gruppe.

Verschiedene Mitglieder der Gruppe sagten, dass sie Glück hätten, in Israel leben zu können, und dass es wahrscheinlich viel härter sei für die Palästinenser jenseits der Grenze. Es sei so schade, dass sie ihnen medizinisch nicht mehr helfen könnten, wo doch früher das BMC auch Menschen aus dem Gazastreifen medizinisch versorgt hätte. Andere Gruppenmitglieder sprachen über ihre Frustration darüber, wie sich die Dinge im Gazastreifen entwickelten und darüber, dass zurzeit kein Friede erwartet werden könne. Am Ende der Sitzung gaben einige ihrem Gefühl von Verbindung und Hoffnung Ausdruck. Sie waren sich einig, dass vor ihnen, früher der Norden des Landes getroffen worden sei, dann Jerusalem und Tel Aviv, und dass sie alle Überlebende seien und weitergehen würden.

Einige Monate später musste der Psychotherapeut sich einer Herzdiagnostik mit Katheterisierung unterziehen; er wurde enthusiastisch und empathisch von allen Mitgliedern der Einheit empfangen.

5.8 Zusammenfassung

In diesem Kapitel haben wir beschrieben, wie das BMC unter wiederholten Raketenangriffen funktioniert. Der Dienst für psychische Gesundheit des Spitals ist verantwortlich für Notfallinterventionen mit Menschen, die wegen Raketenangriffen akute Stressreaktionen zeigen und deswegen das Spital aufsuchen. Notfallmäßige somatische Untersuchung und Interventionen mit diesen Individuen haben in der Zeit zwischen 2006 und 2009 zugenommen, doch nach Errichtung des »Eisendoms« wieder stark abgenommen. Wir haben die zugrunde liegende Interventionsphilosophie beschrieben. Die Prinzipien von Nähe, Sofortigkeit und positiver Erwartung und die sechs empirisch gestützten Anteile des BASIC PH-Modells für Bewältigung sind die Grundlage für unsere Interventionen. Sie scheinen bei sofortigen und kurz später einsetzenden Interventionen das Herz des Erfolgs zu sein. Wir haben die Anwendung dieser Prinzipien anhand von einer individuellen und zwei Gruppeninterventionen illustriert und kommentiert.

Literatur

Amir M, Sol O (1999) Psychological impact and prevalence of traumatic events in a student sample in Israel: the effect of multiple traumatic events and physical injury. J Trauma Stress 12:139–154

Bleich A, Gelkopf M, Solomon Z (2003) The psychological impact of ongoing terrorism and suicide bombing on Israeli society: a study of a national sample. J Am Med Assoc 290:612–620

Breslau N, Peterson EL, Poisson LM, Schultz LR, Lucia VC (2004) Estimating post-traumatic stress disorder in the community: lifetime perspective and the impact of typical traumatic events. Psychol Med 34:889–898

Calhoun PS, Stechuchak KM, Strauss J, Bosworth HB, Marx CE, Butterfield MI (2007) Interpersonal trauma, war zone exposure, and posttraumatic stress disorder among veterans with schizophrenia. Schizophr Res 91:210–216

Hobfoll SE, Watson P, Bell CC, Bryant RA, Brymer MJ, Friedman MJ, Friedman M, Gersons BP, de Jong JT, Layne CM, Maguen S, Neria Y, Norwood AE, Pynoos RS, Reissman D, Ruzek JI, Shalev AY, Solomon Z, Steinberg AM, Ursano RJ (2007) Five essential elements of immediate and mid-term mass trauma intervention: empirical evidence. Psychiatry 70:283–315

Kaplan Z, Matar MA, Kamin R, Sadan T, Cohen H (2005) Stress-related responses after 3 years of exposure to terror in Israel: are ideological-religious factors associated with resilience? J Clin Psychiatry 66:1146–1154

Kessler RC, Chiu WT, Demler O, Merikangas KR, Walters EE (2005) Prevalence, severity, and comorbidity of 12-month DSM-IV disorders in the National Comorbidity Survey Replication. Archives of General Psychiatry 62(6):617–627

Kessler RC, Sonnega A, Bromet E, Hughes M, Nelson CB (1995) Posttraumatic stress disorder in the national comorbidity survey. Arch Gen Psychiatry 52:1048–1060

Lahad M (1997) BASIC Ph: The story of coping resources, In: Lahad M, Cohen A (eds) Community stress prevention, vol. 1 & 2. Community Stress Prevention Centre, Kiriat Shemona, Israel, pp. 117–145

Lahad M, Shacham Y, Niv S (2000) Coping and community resources in children facing disaster. In: Shalev AY, Yehuda R, McFarlane AC (eds.) International handbook of human response to trauma. Kluwer Academic/Plenum Press, New York, pp. 389–395

Solomon Z, Benbenishty R (1986) The role of proximity, immediacy, and expectancy in frontline treatment of combat stress reaction among Israelis in the Lebanon War. Am J Psychiatry 143:613–617

Das Unvorhersehbare vorwegnehmen: Wie die Mittelschulen des Kantons Tessin sich vorbereitet haben

Edo Dozio, Fabio Nemiccola

G. Perren-Klingler (Hrsg.), *Psychische Gesundheit und Katastrophe,*
DOI: 10.1007/978-3-662-45595-1_6, © Springer-Verlag Berlin Heidelberg 2015

Edo Dozio und Fabio Nemiccola sind beide Psychologen. Sie haben in den Mittelschulen des Kantons Tessin ein Netzwerk von Lehrern mit der Funktion von Peers in kritischen Ereignissen aufgebaut; dazu brauchte es viel Überzeugungsarbeit, Ausbildung für die Lehrer und ständige Supervision. Da beide in den Schulen arbeiten, kennen sie die Lehrer des ganzen Kantons Tessin. Dies macht sie zu einer Art Peer in Bezug auf die Lehrer. Sie ermächtigen mit ihrer Haltung die Lehrer jeder einzelnen Mittelschule, bei kritischen Ereignissen sofort mit den Kindern all das zu unternehmen, was wichtig für die Integration des Erlebten ist: Sicherheit, darüber reden, die Gefühle haltend zulassen und die heilende Schulroutine nach kurzer Zeit wieder einführen.

6.1   Einführung

Gleich wie im täglichen Leben geschieht auch in der Schule Unvorhergesehenes, das die körperliche und seelische Integrität von Mitgliedern dieser Gemeinschaft beeinträchtigt. Diese Ereignisse verändern in der Schule unversehens Klima und Beziehungen und schaffen so eine Situation, die wir kritisch nennen. Unter »kritische Situation« verstehen wir eine Situation nach einem unvorhergesehenen, unerwarteten und außerordentlichen Ereignis, welches Personen und ihr Umfeld schwer trifft. Dies kann eine Konfliktsituation ohne schwere Folgen sein, doch es kann auch ein tragisches Ereignis sein wie eine Erkrankung oder ein Unfall, von dem Schüler, Eltern oder Lehrer direkt betroffen sind. Das unvorhergesehene Ereignis kann in der Schule selber, außerhalb wie im Ski- oder Bildungsausflug oder sogar während der Schulferien eintreten. Die gefühlsmäßigen Konsequenzen werden abhängig vom Kontext und dem Moment sein, in welchem das Ereignis stattfindet.

Egal, was für eine Situation oder ein Moment es sei: Die Schule sollte bereit sein, die emotionalen Konsequenzen dieses unerwarteten Ereignisses bei ihren Mitgliedern zu tragen und die dazu nötigen Maßnahmen zu ergreifen.

6.2   Der Beginn

Im Jahr 2002 hat ein unvorhergesehenes Ereignis das Leben von Kindern und Lehrern einer Mittelschule (12- bis 16-Jährige) im Kanton Tessin erschüttert. Bei dieser Gelegenheit musste man sich Rechenschaft ablegen, dass die Mittelschule nicht vorbereitet war, tragische Situationen zu managen:

In der Nacht eines Samstags bedingte ein Verkehrsunfall den Tod von drei Jugendlichen aus dem Balkan, zwei davon Schüler dieser Mittelschule. In den Stunden nach der Verbreitung der Information über den Unfall, am Sonntag, wurde die Schule zum Treffpunkt und Versammlungsort der Jugendlichen und damit von aktuellen und ehemaligen Schülern des Institutes. Die Schuldirektion entschloss sich, die Türen zu öffnen, und die Räume der Schule wurden zu Orten der Teilnahme zwischen den verschiedenen Gemeinschaften.

Es gibt viele kritische Situationen, bei welchen es nützlich sein kann, wenn die Schule ihre Aufmerksamkeit auf das Erleben von Lehrern und Schülern lenkt, z. B. der Tod eines Elternteils, die schwere Krankheit eines Schülers, ein Suizid oder die unvorhergesehene Abreise eines Asylbewerbers. Diese Situationen können sich als dramatisch entpuppen, Ursprung von Stress für eine Gemeinschaft, eine Klasse oder ihren Lehrer werden, und so ist es sinnvoll, dass die Schule lernt, damit umzugehen. In der Schulroutine wurden bis dahin solche Situationen nicht mit pädagogischen und unterstützenden Mitteln angegangen. Es wurde alles der Initiative des einzelnen Lehrers, seiner Sensibilität und seinem gutem Willen überlassen. In gewissen Fällen beschränkten sich die Lehrer darauf, mit der Klasse zu sprechen, die Schüler zur Beerdigung zu begleiten, ohne andere Interventionen oder spezifische Maßnahmen vorzusehen, wie z. B. einen echten Dialog zwischen den emotional betroffenen Schülern und den Lehrern zu unterstützen. Nachdem dieser Mangel festgestellt worden war, wurde es als notwendig erachtet, in Kursen eine Sensibilisierung und Ausbildung für die Verantwortlichen der verschiedenen Institute anzustreben. Dabei sollten sie sinnvolles Verhalten in traumatogenen Situationen kennen lernen, um mit den verschiedensten Partnern der Schule – Schülern, Lehrern, Eltern und Massenmedien – umgehen und kommunizieren zu können.

Die Mittelschulen des Kantons Tessin bestehen aus 35 Instituten für ungefähr 12.000 Schüler. In jedem Institut arbeiten auch Psychopädagogen (als Stützlehrer bezeichnet) mit dem Auftrag, Anpassungsprobleme anzugehen und für ein lernfreundliches Klima in der Schule zu sorgen. Diese Psychopädagogen waren die ersten, welche 2004 dafür sensibilisiert wurden, wie traumatogene Ereignisse in der Schule gehandhabt werden könnten.

In Krisensituationen können die Schuldirektoren auf interne Kompetenzen und Ressourcen zurückgreifen – den vorher zusammen gestellten Krisenstab, welcher als Berater für Direktion und Lehrer fungiert. Der Krisenstab besteht aus Personen, die immer im Institut präsent sind, und er kann direkt eingreifen; gleichzeitig bleibt er im Hintergrund, weil er nicht direkt mit den Schülern arbeitet. So kann er eine evaluierende Rolle einnehmen, als interner Berater funktionieren und nach außen auftreten, wenn es sich als nötig erweist.

6.3 Verfeinerung des Prozesses

Zwischen 2005 und 2008 wurde systematisch dahingehend informiert, dass die Lehrer sensibilisiert waren für die Thematik des kritischen Ereignisses und den Umgang damit. Ziel war, dass in jedem Institut der Mittelschulen ein Krisenstab entstand, der fest zusammengesetzt ist aus mindestens drei ausgebildeten Personen. Der Krisenstab weiß klar, wie das Schulleben bei Bedarf organisiert werden kann. Um dieses Ziel zu erreichen, hat der Dienst für Psychopädagogen mit dem Einverständnis der Tessiner Schulbehörden eine Koordinationsgruppe bestimmt; diese hat ab 2004 Kurse organisiert mit dem Ziel, für den Umgang mit Stress während kritischer Ereignisse in der Schule zu sensibilisieren. Daraus sollte für alle 35 Mittelschulen des Kantons ein Schulkrisenstab entstehen. Die Kurse hatten folgende Inhalte:

- Grundverfahren definieren, welche angewandt werden sollen bei außergewöhnlichen, potenziell traumatischen Ereignissen, egal für welche Mitglieder der betroffenen Schule.
- Schulen Indikationen anbieten, nach welchen ein eigener Krisenstab von drei Personen, bestehend aus Direktor, Psychopädagogen und einem anderen Mitglied der Direktion oder einem Lehrer geschaffen werden soll.
- Dem Krisenstab Kriterien übermitteln für die internen Abläufe (wer macht was, wer kümmert sich um was, welche Räumlichkeiten der Schule werden wozu benützt) und mit welchen

Mitteln er mit der äußeren Umwelt kommuniziert (welche Ressourcen kontaktieren, wie mit Medien kommunizieren).
- Eine gemeinsame Basis schaffen in Bezug auf Information und Dokumentation mit nützlichen Hinweisen zur Anwendung durch Lehrer und mit dem Ziel, vergleichbare und austauschbare Informationen zu produzieren, welche auch auf der Homepage des Servizio di sostegno pedagogico Scuole Medie publiziert werden (▸ http://www..ti.ch/decs/ds/cdc/scuoladecs/sspsm; Link: Gestione eventi traumatici), wo z. B. die Liste der Verantwortlichen der Krisenstäbe aller Mittelschulen des Kantons steht, mit den Namen der ausgebildeten Personen, die bei Bedarf als schulexterne Ressourcen einbezogen werden können.
- Adressen und Telefonnummern der schulexternen Dienste, mit welchen in einer zweiten Zeit Kontakt aufgenommen werden kann (z. B. kann es nützlich sein, Trauerprozesse anzustoßen) oder um begonnene Initiativen der Schule weiterzuführen.
- Modelle von Briefen vorbereiten, die nur noch an die konkrete Situation angepasst werden müssen, für dringende Mitteilungen, welche auszuarbeiten in einer Stresssituation zu kompliziert wäre und zu lange dauern würde.
- Zusätzliche nützliche Dokumente sammeln über das Thema, zur Information über Prävention und Ausbildung von Verantwortlichen und ganz allgemein von Lehrern.

6.4 Grundkonzept

Eines der zentralen Ziele der Ausbildung (durch Anfänger- und Auffrischungskurse) für die 35 Institute der Mittelschulen ist, dass bei Bedarf über eine kleine Gruppe innerhalb jeder Schule verfügt werden kann, die präventiv – bereits vor dem Ereignis – über mögliche Probleme und Abläufe nachgedacht hat. Dass sich die Schule mit den Lehrern, die ihre Schüler und die Umgebung kennen, am besten für solche Einsätze eignet, steht außer Zweifel; dies ermöglicht eine baldige Rückkehr zur Schulroutine und damit zur Norm, auch wenn das Ereignis vollkommen »ab-normal« war. Lehrer und Schuleinheit ermöglichen die Demedikalisierung der normalen Reaktionen von Kindern und Erwachsenen dadurch, dass »Peers«, also Lehrer als die Ressource per se eingesetzt werden. Das Konzept umfasst folgende Phasen:

- Als erste Phase ist die Unterstützung der Betroffenen vorgesehen,
- als eine zweite das Einholen von Informationen und deren Mitteilung innerhalb und außerhalb der Schule,
- die dritte Phase ist Zwischenbilanzen gewidmet, mit eventueller Anpassung der Abläufe,
- die letzte Phase ist die Abschlussevaluation, damit aus jeder Erfahrung neu gelernt werden kann.

Eine der Prioritäten der Interventionen bei kritischen Ereignissen bleibt auf jeden Fall, Trauerprozesse zu ermöglichen, welche so gut, kontrolliert und koordiniert wie möglich durch dazu ausgebildete Personen geleistet werden, damit so schnell wie möglich die Normalität des Schulalltags wieder eintreten kann.

6.5   Beispiel: unvorhergesehener Tod einer Schülerin – Chronik der Interventionen in einer Mittelschule

Anhand eines Beispiels, dem unvorhergesehenen Tod einer Schülerin, wollen wir einige Aspekte einer kürzlich erfolgten Krisensituation mit den Interventionen des Krisenstabs darstellen.

6.5.1   Vorbemerkung

Die Erzählung beschreibt die Situation sicher nicht exhaustiv, was die durcherlebten Tage vom Moment der Hospitalisierung bis zum Tod betrifft. Während der ganzen Zeit gab es viele verschiedene Emotionen und Gedanken und die Verpflichtung, immer weiter mögliche Entwicklungen vorwegzunehmen.

6.5.2   Zeitlicher Abriss

- **Mittwoch nach 16 Uhr**
Der Schularzt informiert den Schuldirektor, dass eine der Schülerinnen der 4. Klasse (Alter ca. 11

Jahre) wegen Verdachts auf eine Meningitis hospitalisiert worden ist. Der Schuldirektor, sein Stellvertreter und ein Mitarbeiter sind mit zwei Klassen auf einem Schulausflug unterwegs; sofort wird der Krisenstab aktiviert. Dieser besteht aus einem Mitglied der Direktion und drei Stützlehrern. Auf Anweisung des Schularztes kontaktieren die Klassenlehrer der am Ort anwesenden zwei weiteren 4. Klassen die Eltern telefonisch, um sie für den nächsten Tag zu einer Informationssitzung mit dem Schularzt zu bitten.

Die beiden Klassen werden auf dem Ausflug durch den Schuldirektor, aber auch durch Freunde (mit SMS) informiert.

- **Donnerstag**

- **Morgen**
Der Krisenstab trifft sich für eine erste Planung; Ziel ist, das Treffen des Schularztes mit den Eltern zu organisieren, um Eltern und Schüler auf den gleichen Informationsstand zu bringen über den Zustand der erkrankten Schülerin (im weiteren Verlauf M genannt). Am Ende des Morgens erhält jeder Schüler schriftlich die Information, wann und wo er sich beim Schularzt einzufinden habe für eine Untersuchung. Diese Information wird von Mitgliedern des Krisenstabs und zwei Lehrern verteilt, unter Einhaltung des abgemachten Vorgehens: Jede Klasse erhält eine kurze Information über den Gesundheitszustand von M und das Informationsblatt für die Eltern. Darauf folgen zahlreiche Telefonate von besorgten Eltern, und mehrere melden, dass es ihnen unmöglich sei, an der Informationssitzung teilzunehmen.

Eine lokale Tageszeitung bringt eine kurze, teilweise nicht exakte Meldung über die Geschehnisse. Mehrere weitere Medienvertreter (Fernsehen, Radio, Tageszeitungen) suchen zusätzliche Information. Gewisse Medien versuchen, direkten Kontakt mit dem kantonalen Schuldirektor aufzunehmen, welcher mit dem Verantwortlichen der Schule Kontakt aufnimmt und mit dem Krisenstab das Verfassen einer Medienerklärung verabredet.

- **Nachmittag**
Die vorgesehene Informationssitzung des Schularztes mit den Eltern erweist sich als effizient: Die Mitteilung, wer welche Präventivmaßnahmen erhält (Antibiotika für diejenigen, die in direktem Kontakt

mit M gestanden hatten), beruhigt Schüler und Eltern. Die Angst vor Ansteckung wird gesenkt.

Es werden nur diejenigen Eltern direkt angesprochen, deren Kind das Medikament einnehmen muss, um ihre Zustimmung zu erhalten, woraufhin das Medikament sofort verabreicht wird. Auf Bitte des Arztes wird die Einnahme des Antibiotikums direkt durch Mitglieder des Krisentabs überwacht, welche den Schülern helfen, die Mühe mit dem Schlucken haben.

Man erfährt, dass der Zustand von M sich verschlechtert, und der Schularzt meldet, dass er sich mit dem Psychiater in Kontakt gesetzt hat, der in Techniken der psychosozialen Unterstützung und des Debriefing spezialisiert ist. Die Stützlehrer melden, dass sie bereit sind, mit Klasse und Parallelklasse von M zu reden. Speziell wird auf den Zwillingsbruder von M in der gleichen Klasse geachtet. Die Atmosphäre im Schulhaus ist durch Angst, Sorge und emotionale Spannung geprägt. Die Vertreter des Krisenstabs stehen weiterhin zur Verfügung. In Absprache mit dem Schularzt, dem Erziehungsdepartement und dem Kantonsarzt wird eine Presseerklärung formuliert und sämtlichen entsprechenden Instanzen vor der Abendausgabe zugeleitet. Der Verantwortliche der Mittelschulen bleibt in permanentem Kontakt mit dem Krisenstab.

- **Freitag**

■■ **Morgen**

Der Krisenstab trifft sich, um die Situation zu besprechen und verschiedene mögliche Szenarien zu überdenken, im Besonderen den Fall des möglichen Ablebens von M. Es wird berichtet, dass über Internet bereits verschiedene alarmierende Gerüchte kursieren. Die Verpflichtung zu einer klaren Information wird immer evidenter. Deswegen wird die Handhabung der Information für und durch die Lehrer als prioritär eingestuft. Der Krisenstab organisiert eine Telefonkette.

Nach langer Diskussion unter Einbezug von ethischen Überlegungen (in Bezug auf Informationen durch den Arzt und den Pfarrer, der M im Spital besucht hatte) wird entschieden, dass die Sicht des Arztes mitgeteilt wird: Die Situation ist auf jeden Fall Besorgnis erregend und stationär. Während der Pause treffen sich alle anwesenden Lehrer im Lehrerzimmer. An diesem Punkt muss man an die Schüler denken: an den Wänden der Schule werden große Blätter angebracht, um den Schülern den freien Ausdruck ihrer Gedanken, Erlebnisse und Gefühle zu ermöglichen, in Trauer und Hoffnung.

In der zweiten Hälfte des Morgens gibt es neue Information durch den Arzt: Die Eltern haben entschieden, »die Maschinen abstellen zu lassen«, was in den Stunden des Nachmittags den Tod für M nach sich ziehen wird. Die Eltern bitten ausdrücklich, dass alle Schüler darüber informiert würden. Es erscheint schwierig, den Schülern dies so mitzuteilen, wegen möglicher daraus resultierender Ängste. Und dennoch muss man den Eintritt des Todes vorwegnehmen und den Umgang der Schule damit planen, nicht nur während dieses Nachmittags, sondern auch in den darauf folgenden Tagen. Es wird versucht, mit dem kantonalen Delegierten für Opferschutz Kontakt aufzunehmen, da er eine große Erfahrung in der Prävention von falschem Umgang mit solchen Ereignissen hat. Eine halbe Stunde später informiert der Arzt über den Tod von M.

Die Kinder sind bereits zum Mittagessen nach Hause gegangen, was etwas mehr Zeit bedeutet, um die Rückkehr der Schüler und deren Information vorzubereiten. Jede Oberfläche mit Scheiben wird durch große Papiere bedeckt; dazu werden Hefte ausgelegt, um Raum für den Ausdruck auf verschiedene Weise zu ermöglichen. Es wird daran gedacht, wie die Interventionen an die verschiedenen Klassen angepasst sollen und wie der Nachmittag gestaltet werden soll. Das Telefon läutet ununterbrochen.

■■ **Nachmittag**

Um 13 Uhr erhalten alle Lehrer die Information über den Tod von M. Es folgt ein Moment der Ruhe und des Gedenkens an M, in welchem Eigenes reflektiert und mitgeteilt wird; dies ist emotional ein sehr intensiver Augenblick.

Darauf erklärt der Sprecher des Krisenstabs das gewählte Vorgehen mit den Kindern: Jeder Lehrer soll in seiner Klasse den erfolgten Tod von M kundgeben. Der Stundenplan ist aufgehoben. Lehrer und Schüler sind frei, im Klassenzimmer oder in den gemeinsamen Räumen darüber zu reden.

Die Information an die Lehrer muss klar sein, und sie müssen Instruktionen erhalten, was sie sagen und nachher tun sollen. Sie sollen auch physisch den Kindern nah sein und ihre eigenen Gefühle ausdrücken können. Dadurch, dass man den Lehrern nicht vorschreibt, wie sie es sagen sollen, wird die eigene Spontaneität ermöglicht. Es handelt sich nicht darum, das Ereignis zu erklären, sondern zu informieren und jedem das Recht zu geben auszudrücken, was für ihn wichtig ist. Man sieht die Möglichkeit vor, dass gewisse Schüler besonders betroffen sein könnten: In diesem Fall würde man ihnen mehr Aufmerksamkeit geben und eventuell die Eltern kommen lassen (was sofort für einige Schüler, die bereits kürzlich einen plötzlichen Trauerfall erlebt hatten, in die Wege geleitet wird).

Der Schularzt teilt den Tod in den beiden vierten Klassen, die in der Schule anwesend sind, persönlich mit. Die beiden Psychopädagogen begleiten die beiden Klassenlehrer, damit die Gefühle besser gehalten werden können. Es sind keine einfachen Augenblicke, da es nichts Weiteres anzufügen gibt. Die Kinder sind nicht bereit, sich auszudrücken, und nur wenige können an die verlorene Klassenkameradin denken. Darauf werden die Schüler ermuntert, sich auf den Wandpapieren oder in den Heften auszudrücken.

Für die anderen Klassen wird das gleiche Prozedere angewandt: Um 13.30 Uhr wird die traurige Nachricht mitgeteilt, und die Lehrer stellen sich den Schülern zur Verfügung. Sie können eventuell auch den Unterricht weiterführen, besonders bei den Kindern der ersten und zweiten Klasse, die weniger betroffen sind, da sie M weniger gut kannten.

Während der zweiten Stunde des Nachmittags finden sich Lehrer und Schüler in den gemeinsamen Räumen, den Korridoren und freien Räumen der Schule ein. Es wird angepasstes Verhalten aller beobachtet. Die Presse insistiert telefonisch, und die Journalisten sind vor der Schule anwesend, mit der Absicht, Lehrer und Schüler zu interviewen. Der Presseverantwortliche des Krisenstabs, der Direktor, ist auf dem Weg zurück vom Schulausflug; deswegen wird die Presse gebeten, zu warten und das Interview zu einem andern Moment zu machen. Es gibt weder Information noch Deklaration. Die Lehrer werden darüber informiert und sind damit einverstanden. Viele Schüler sind durch die unangebrachte und permanente Präsenz der Medien gestört. Mit Telekameras wird versucht,

Bilder aus dem Inneren der Schule zu erhaschen, und verschiedentlich versuchen Journalisten, ohne Erlaubnis das Schulareal zu betreten.

Es wird gemeldet, dass das Begräbnis bereits am nächsten Tag stattfinden werde und dass der Sarg im Haus der Schülerin besucht werden könne. Vor Schulschluss werden alle durch den Krisenstab in die Aula gebeten, für genaue Informationen über Begräbnis und Besuch des Sarges. Dazu wird betont, dass der Respekt vor anderen Traditionen und Kulturen zentral sei. Danach finden sich alle Lehrer spontan im Sekretariat ein, Zeit für eine erste Bilanz des Tages und die gemeinsame Anerkennung der eigenen Betroffenheit. Es wird entschieden, dass alle Lehrer für eine außerordentliche Konferenz am Samstag um 14 Uhr zusammengerufen werden. In der Schule verbleiben mehrere Kinder, es kommen ehemalige Schüler und Eltern. Die Schule bleibt geöffnet.

Während des Nachmittags kommt der Direktor einer anderen Schule, der bereits Ähnliches erlebt hat, zur Unterstützung. Seine Präsenz ist sehr nützlich, da er mit seiner Erfahrung Verantwortliche und Lehrer in ihrem Vorgehen bestärkt.

Gleichzeitig kommuniziert der Krisenstab mit dem kantonalen Delegierten der Opferhilfe und verfasst den Brief zur Information aller Familien der Schüler. Die Gemeindepolizei hat während des ganzen Nachmittags das Schulareal diskret überwacht. Um 20 Uhr kommen die Klassen vom Schulausflug zurück, die Schuldirektion und einige Lehrer machen sich auf, um den Sarg im Haus der Schülerin zu besuchen und den Eltern zu kondolieren. Dort haben sich auch bereits viele Schüler eingefunden.

- ## Samstag

- ## Morgen

Um 10.30 Uhr treffen die Direktion und die Stützlehrer den in psychosozialer Unterstützung spezialisierten Psychiater. Zusammen besprechen sie die Arbeit mit Lehrern; es wird über die Rückkehr in den Schulalltag am Montag gesprochen. Auch der Delegierte für Opferhilfe kommt dazu und beruhigt über die Vorgehensweise. Zusätzlich ist er von einem in der Region bekannten Kapuzinerpater begleitet, der dazu bereit ist, mit den 4. Klassen am Montagnachmittag eine Gedenkstunde durchzuführen. Die Rückkehr zum normalen Schulalltag wird auf Dienstag festgesetzt, während für Montag noch verschiedene andere Aktivitäten in den Klassen vorgesehen sind.

▪▪ Nachmittag

Um 14.00 Uhr treffen sich alle Lehrer mit dem Psychiater, der vor allem die Aufgabe hat, die Lehrer mit klaren Anweisungen vorzubereiten, wie man von etwas Außergewöhnlichem wieder zur Normalität zurückkehrt. Die Lehrer drücken ihre Ängste und Unsicherheiten aus. Der Psychiater rät zu den normalen Lehrmethoden von vorher, mit ebenso guter oder besserer Vorbereitung: vor den Kindern im Klassenzimmer sein, kurze und klare Fragen stellen, einfache Konzepte vorstellen und auf Kinder aufmerksam sein, die mehr Stress zeigen (länger und mehr verändert als die meisten) und sie weitermelden. Das macht im Kontakt mit den Kindern sicherer.

Verschiedene Aufgaben werden weiter angegangen, und Schritt für Schritt wird die Beerdigung vorbereitet. Eventuelle weitere Probleme werden auf die Lehrerversammlung von Montag verschoben. Die Teilnahme an der Beerdigung ist groß; Mitschüler, Ehemalige, Lehrer, Eltern, Gemeinde- und Kantonsvertreter und die ganze Bevölkerung haben sich mit der Familie von M vereint. Noch Monate später sind auf dem Grab Blumen, Zettel und Briefe zu sehen.

▪ Montag

Der Morgen läuft nach dem abgesprochenen Schema ab: Während der ersten 20 Minuten des Tages sind alle Lehrer offen für die Schüler und ihre Erfahrungen, jegliche andere Reflexion wird dann vom Schulalltag auf die letzten 20 Minuten des Tages verschoben. In der Zwischenzeit tritt wieder normaler Schulalltag ein. Die Schüler der Vierten haben am Nachmittag ein spezielles Programm: Die beiden 4. Klassen, in welchen M war, haben zusammen einen Nachmittag mit dem Kapuzinerpater. Dank der Vermittlung der Präsidentin der Elternversammlung kann der Zwillingsbruder von M dabei sein, damit er sich besser eingebunden fühlt – die beiden anderen 4. Klassen sehen den Schularzt, der ihnen aus medizinischer Sicht das Ganze erklärt und auf ihre Fragen eingeht. In der 2.

Stunde gibt es einen Moment des Gedenkens, der durch die Psychopädagogen gewährleistet wird. Man kann die Reaktionen Wut und Hilflosigkeit in Bezug auf das Geschehene beobachten.

Der Krisenstab zieht eine neue Bilanz der Situation: Alle finden die Erfahrung mit den beiden Klassen positiv und brauchen nichts anderes mehr. Der Umgang mit der Situation wird allgemein als geglückt angesehen. In dieser Bilanz ist auch der Chef der Psychopädagogen dabei.

Am Ende des Nachmittags trifft sich das Plenum mit allen Lehrern: Alles hat gut geklappt, und die Lehrer scheinen beruhigt.

6.5.3 Überlegungen

Während der Intervention hat sich der Krisenstab von folgenden Prinzipien leiten lassen:

- Permanente Information nach Innen anbieten, die klar auf den Tatsachen beruht – sei es mündlich oder schriftlich, vorher im Stab abgesprochen – zuerst an die Erwachsenen, dann an die Schüler.
- Information nach Außen mittels eines einzigen Sprechers.
- Jeden Schritt vorher bedenken, den Sprecher unterstützen, eine einzige Aktionslinie innerhalb der Schule innehaben mit häufigen Momenten, wo zusammen verarbeitet wird.
- Den am meisten Betroffenen speziell Hilfe und Unterstützung garantieren.

Nach abgeschlossener Erfahrung können einige Überlegungen in Bezug auf Kommunikation mit den Betroffenen und Personen von außen, speziell mit den Medien, gemacht werden. Die Kommunikation während und kurz nach eventuell traumatisierender Ereignisse muss im Moment so präzise wie möglich sein, später bewertet und eventuell auch vertieft werden. Wichtig für den ganzen Ablauf der Intervention war die Zusammenarbeit mit dem Schulsekretariat und dem Hausmeister. Teamarbeit hat sich bewährt, mit gegenseitiger Unterstützung, der Möglichkeit, unter Kollegen zusammenzuarbeiten, gemeinsam nachzudenken und Distanz zur Situation herzustellen.

Der Krisenstab wurde von außen unterstützt und hat ausgeglichen und funktional gehandelt, dank einer klaren Aufteilung der Aufgaben und Rollen. Einer der starken Punkte war sicher, dass in einer kleinen Gruppe gearbeitet werden konnte; wenn zu viele mitmachen, gibt es unnötige und bremsende Diskussionen. Der Krisenstab hat in einem geschützten Raum gearbeitet, doch konnte er schnell mit anderen in Kontakt treten.

Sowohl die Direktion als auch die Psychopädagogen mussten gelichzeitig an verschiedenen Fronten präsent sein, sei es im direkten Kontakt mit den verschiedenen Mitgliedern der Schule, sei es beim Organisieren.

Aus der Perspektive der Mittelschulen ist klar, dass auch nach der Krise der Krisenstab weiterbestehen und über zukünftige Aktionslinien entscheiden sollte, nicht nur für zukünftige kritische Ereignisse, sondern auch für alle damit verbundenen Situationen.

Bei der Rückkehr zu Normalität und Routine der Schule ist es wesentlich, das schwierige Gleichgewicht zu beachten zwischen der Aufarbeitung der Trauer aller Betroffenen und dem Schutz des Lernklimas in der Gemeinschaft von Schülern und Lehrern bei ihrer Aufgabe. Bei diesem Gleichgewicht ist es wichtig, die Kinder auf spätere schwierige Momente wie Beerdigung, Kondolenzbesuch und Wiedereintritt von Geschwistern in die Schule vorzubereiten.

6.6   Schlussfolgerungen

Die kantonale koordinierte Ausbildungsplanung hat für die Periode 2004 bis 2009 ermöglicht, ungefähr hundert Lehrer aus dem Mittelschulbetrieb und zehn aus anderen Stufen im Umgang mit kritischen Ereignissen zu sensibilisieren und auszubilden. Die Kurse gaben theoretische und praktische Möglichkeiten zu einem besseren Umgang mit kritischen Ereignissen. Durch Basiskurse von zwei Tagen und »Refresh«-Kurse von einem Tag wurden 48 Schulen mit Rektor, Vizedirektor, 10 Direktionsmitgliedern und/oder Lehrern ausgebildet, im Ganzen 59 Lehrer und Psychopädagogen (Stützlehrer) und ca. 40 Lehrer. 35 Schulen der Mittelschule des Kantons können im Durchschnitt

mit zwei bis drei gut ausgebildeten Lehren rechnen (wovon mindestens einer der Direktion angehört). Sie konstituieren den Krisenstab der Schule. Interne »Refresher« und Supervisionen sollen den Wissensstand und das Können weiter aktuell halten.

Alle sind sich einig, dass die während der Kurse (Basiskurse und »Refresher«) angeeigneten Instrumente zu einem qualitativen Sprung für eine bessere Versorgung und Koordination der Aktivitäten geführt haben. Die verantwortlichen Erwachsenen können so in einer relativ kurzen Zeit die Schule wieder zum normalen Tagesablauf zurückführen, wenn kritische Ereignisse vorgekommen sind.

Dieser qualitative Sprung im Umgang mit kritischen Ereignissen wird von Lehrern, Schülern und Eltern wie auch von der öffentlichen Meinung, Autoritäten, Medien und Spezialisten, die von außerhalb gerufen werden können, anerkannt. Letztere können dann spezifisch intervenieren auf der Basis von bereits vorher getroffenen sinnvollen Maßnahmen. Die kantonale Koordinationsgruppe wird der bisher geleisteten Arbeit Kontinuität geben, um die erreichten Standards in Zusammenarbeit mit den Sektoren der kommunalen Schulen zu erhalten.

Literatur

Klauser C (2000) Psicotraumatologia: Traumi e possibili conseguenze su anima e corpo. Tribuna Medica Ticinese 65:8

Mitchell JT (1983) When disaster strikes. The critical incident stress debriefing process. J emr Med Serv 8:26–39

Perren-Klingler G et al. (2002) Maux en mots – Debriefing: modèles et pratiques. Institut Psychotrauma Suisse, Visp

Perren-Klingler G et al. (2000) Debriefing: erste Hilfe durch das Wort, Hintergründe und Praxisbeispiele. Haupt, Bern

Aufbau und Organisation eines Peer-Systems für Einsatzkräfte und die Bevölkerung in Appenzell Ausserrhoden (AR) und Appenzell Innerrhoden (AI)

Max Eugster

G. Perren-Klingler (Hrsg.), *Psychische Gesundheit und Katastrophe*,
DOI: 10.1007/978-3-662-45595-1_7, © Springer-Verlag Berlin Heidelberg 2015

Max Eugster berichtet in diesem Kapitel über Strategien im soziopolitischen Kontext eines kleinen Schweizer Bergkantons zur Einführung von Betreuung der Bevölkerung und Einsatzkräfte nach kritischen Ereignissen. Er zeigt auf, wie wichtig das gleichzeitige Arbeiten an der Basis (motivierte Freiwillige) und an der Spitze ist (Strukturen, Geld und Anbindung), wenn man Erfolg und Nachhaltigkeit für solche Dienste anstrebt.

7.1 Herausforderungen und Umfeld des Care-Teams AR/AI

Der Herztod eines Familienvaters, ein Großbrand mit ca. 30 Betroffenen, ein Unwetter, von dem ein ganzes Gebiet mit mehreren Dörfern betroffen ist: drei sehr unterschiedliche Ereignisse mit entsprechend verschieden gelagerten Herausforderungen an ein Peer- oder Care-System. Nachstehend wird dargestellt, wie sich ein kleines Einsatzteam in einem ländlichen Gebiet auf solche Herausforderungen vorbereitet, organisiert und diese bewältigt.

7.1.1 Unterschiedliche Herausforderungen

Im Mai 2010 weilte eine holländische Familie im Kanton Appenzell Ausserrhoden in den Ferien. Eines Nachts erlitt der Vater einen plötzlichen Herztod, in seelischer Not waren die Mutter, ihre drei schulpflichtigen Kinder sowie die Wirtefamilie des Beherbergungsbetriebes. Im September 2009 brannten vier Mehrfamilienhäuser im historischen Dorfkern von Herisau. Dreißig Bewohnerinnen und Bewohner mussten evakuiert und betreut werden, von den Rettungskräften standen allein ca. 225 Angehörige verschiedener Feuerwehrcorps im Einsatz. Im September 2002 hat ein Unwetter in vier Dörfern des Kantons große Schäden verursacht sowie drei Todesopfer und eine Anzahl Verletzter gefordert. Dieses Ereignis führte zu dreizehn Einsätzen des Care-Teams zugunsten von Betroffenen, Angehörigen und Rettungskräften.

Wie reagiert eine Peer- oder Care-Organisation auf solch unterschiedliche Ereignisse? Wie stellt sie organisatorisch sicher, dass ihre Dienstleistung in der durch das Ereignis geforderten Qualität gewährleistet wird? Bereitet sie sich auf seltene, noch wesentlich größere Ereignisse vor wie z. B. auf einen Flugzeugabsturz mit vielen Opfern unter den Passagieren sowie aus dem betroffenen Wohngebiet? Auf diese Fragen soll anhand der Organisation und Erfahrungen eines kleinen Einsatzteams in einer ländlichen Umgebung geantwortet werden.

7.1.2 Das Care-Team AR/AI als Teil der Bevölkerung

Das Einsatzgebiet des Care-Teams AR/AI umfasst die beiden Kantone Appenzell Ausserrhoden und Appenzell Innerrhoden, gelegen auf einer Höhenlage zwischen 450 Metern über Meer nah am Bodensee und 2.502 Metern über Meer in einem Voralpengebirge. Eingebettet in eine hügelige, ländlich geprägte Landschaft leben ca. 68.500 Menschen auf einer Gesamtfläche von 416 km² (inkl. Gebirgsanteil). In dieser ländlichen Prägung bestehen am meisten Arbeitsplätze in den Bereichen Dienstleistung und Tourismus. Stark vertreten sind aber auch gewerbliche und industrielle Betriebe, während die landschaftlich und kulturell stark in Erscheinung tretende Landwirtschaft weniger Beschäftigte aufweist als die beiden anderen Bereiche.

Bei außerordentlich stark belastenden Ereignissen leistet das Care-Team seine Dienstleistungen für ein breites Spektrum von Betroffenen. Auf diese Herausforderung antwortet es mit einer entsprechend breiten Zusammensetzung des Teams. Die ehrenamtlichen Teammitglieder stellen als Teil der ansässigen Bevölkerung breite Kompetenzen für die nötigen Einsätze zur Verfügung.

7.1.3 Einsatzerfahrung

Das Care-Team AR/AI leistet jährlich zwischen 12 und 20 kleinere Einsätze und betreut bei diesen normalerweise eine Gesamtzahl von ca. 60–70 Betroffenen oder Angehörigen von Rettungskräften. Jährlich kommt es zudem bei einem mittleren Ereignis oder Großereignis zum Einsatz.

Der Schwerpunkt der Einsätze erfolgt nach Ereignissen wie Suiziden und anderen außerordentlichen Todesfällen, schweren Verkehrs- und Arbeits-

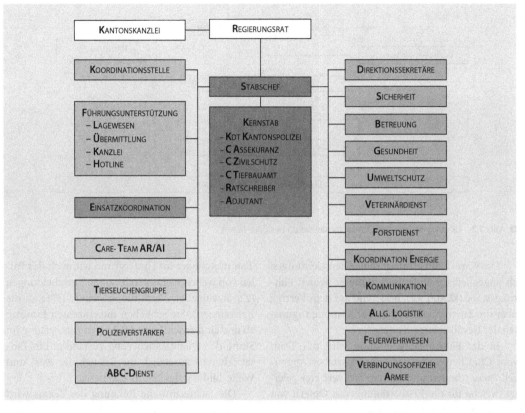

● **Abb. 7.1** Beispiel der Zusammensetzung eines Führungsstabes: der Führungsstab Appenzell Ausserrhoden

unfällen, strafrechtlich relevanten Fällen von Gewaltanwendung sowie bei Brandfällen.

Das Care-Team erbringt seine Dienstleistungen im Sinne einer psychologischen ersten Hilfe an Direktbetroffene, Angehörige, Drittpersonen (z. B. Zeugen eines Unfalles oder eines anderen Ereignisses) und »last but not least« zugunsten von Angehörigen der Rettungsorganisationen. Schwerpunkte seiner Erfahrungen bei psychosozialen Interventionen sind die Krisenbegleitung (»Care-Giver«), das Defusing sowie strukturierte Gespräche (psychologisches Debriefing).

Als voll akzeptierter Partner arbeitet das Care-Team in den beiden Einsatzkantonen im Verbund mit den Rettungsorganisationen und zusammen mit den Polizeikräften und ist bei mittleren Ereignissen sowie bei Großereignissen ein Bestandteil der Unterstellten unter die jeweilige Einsatzleitung. Mit Ausnahme der Kantonspolizei, welche über eine eigene Peerorganisation verfügt, bietet es seine Dienstleistungen neben der Bevölkerung auch den ordentlichen Rettungsorganisationen an.

7.2 Das Care-Team als Teil einer Katastrophenschutzorganisation

7.2.1 Führung in außerordentlichen Lagen bzw. Katastrophen

Jeder der beiden Halbkantone verfügt für die Bewältigung von außerordentlichen Ereignissen bzw. Katastrophen über einen kantonalen Führungsstab. Als von der jeweiligen Regierung eingesetztes Organ sorgt dieser zusammen mit der Verwaltung für die Umsetzung der nötigen Maßnahmen entsprechend den Entscheidungen der politischen Vorgesetzten.

● Abb. 7.1 zeigt beispielhaft die Zusammensetzung des Führungsstabs Appenzell Ausserrhoden.

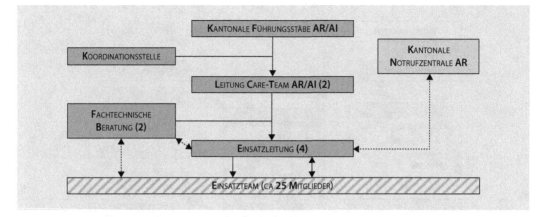

Abb. 7.2 Führungsorganisation/Einsatzorganisation des Care-Teams

Das Care-Team erbringt seine Dienstleistungen als angegliederte Organisation dieser beiden Führungsstäbe (◘ Abb. 7.2), basierend auf dem Vertrag über die Zusammenarbeit beider Kantone zugunsten des Bevölkerungsschutzes.

In der Führungsorganisation wird das Team vom Chef Betreuung des Führungsstabes Appenzell Ausserrhoden und seinem Stellvertreter geleitet, welche für die Erstbetreuung von Opfern von außerordentlichen Ereignissen, z. B. von Obdachlosen, zuständig sind. Bei einem außerordentlichen Ereignis arbeiten sie zusammen mit den Verantwortlichen des Führungsstabs für die Bereiche Gesundheit, Bevölkerungsschutz und Logistik.

Zur erweiterten Leitung gehören neben den beiden Leitern vier Einsatzleiterinnen und Einsatzleiter, ein Verantwortlicher für die Aus- und Weiterbildung sowie zwei fachtechnische Beraterinnen und Berater.

Dem Leiter des Care-Teams obliegt die Gesamtleitung und Verantwortung in personeller, betrieblicher und administrativer Hinsicht. Dazu gehören auch Belange der Öffentlichkeitsarbeit, im Besonderen die Funktion der Auskunftsstelle für Anfragen der Medien. Bei Großereignissen bilden sie auch das Bindeglied zwischen Care-Team und kantonalem Führungsstab.

Die vier Mitglieder der Einsatzleitung leisten regelmäßige Bereitschaftsdienste als Ansprechpartner der kantonalen Notrufzentralen für Einsatzaufgebote. Sie leiten die Einsätze des Teams, insbesondere das Aufgebot der Teammitglieder mit entsprechender Auftragserteilung, die Führung der

Teammitglieder im Hintergrund wie auch das Fällen von weiteren einsatzrelevanten Entscheidungen (Zusatzaufgebot, Vermittlung weitere Hilfe an die Betroffenen). Sie schließen die einzelnen Einsätze ab und sind anschließend für deren Auswertung im Sinne der Qualitätssicherung zuständig. Ein Einsatzleiter ist zusätzlich für Belange der Aus- und Weiterbildung des Teams zuständig.

Die fachtechnische Beratung des Teams wird durch zwei Fachpersonen sichergestellt: einen Facharzt der Bereiche Psychiatrie und Psychotherapie sowie eine Psychologin mit Zusatzausbildung als Fachperson psychologische Nothilfe. Sie wirken bei den Anlässen des Care-Teams mit und können auch bei Einsätzen beratend hinzugezogen werden.

Dem Einsatzteam gehören ca. 25 Personen aus verschiedensten beruflichen Bereichen an. Gemeinsam ist ihnen allen ein Bezug zur psychologischen Nothilfe, sei dies als Mitglied von Rettungs- bzw. Einsatzkräften oder durch ihre Berufstätigkeit.

7.2.2 Einsatzorganisation

Das Care-Team ist während 365 Tagen rund um die Uhr erreichbar. Sichergestellt wird dies durch die beiden kantonalen Notrufzentralen der Polizei, welche die vier Einsatzleiterinnen und Einsatzleiter jederzeit aufbieten können. Bei Großereignissen, welche den Einsatz eines kantonalen Führungsstabes erfordern, bietet dieser das Care-Team direkt auf.

Die einzelnen Mitglieder der Einsatzleitung wechseln sich nach einem festgelegten Plan bei der Leistung des Bereitschaftsdienstes ab. In dieser Zeit sind zusätzlich die anderen Mitglieder der Einsatzleitung in der Reihenfolge der folgenden Bereitschaftsdienste abrufbar. Diese Organisation stellt bei einem auch über längere Zeit dauernden Einsatz die Ablösung sicher. Mit ihr ist aber auch bei mittleren und großen Ereignissen das schnelle Aufbieten zusätzlicher Einsatzleiterinnen oder Einsatzleiter gewährleistet.

Das Aufgebot der Mitglieder des Einsatzteams erfolgt durch die Einsatzleitung. Sie berücksichtigt dabei die dem Einsatz zugrunde liegenden Notwendigkeiten aus dem auslösenden Ereignis, aber soweit möglich ebenso die fachlichen und persönlichen Kompetenzen der einzelnen Mitglieder des Teams.

Bei der Art und Größe des Aufgebotes unterscheidet das Care-Team zwischen Kleineinsätzen sowie mittleren Ereignissen und Großereignissen. Sie ist abhängig von der Zahl der Betroffenen bzw. der vom Care-Team zu begleitenden Menschen, aber auch von der für den Einsatz gewählten Führungsorganisation der Sicherheits- und Rettungskräfte. Bei Großereignissen kann die Einsatzorganisation naturgemäß von den üblichen Regelungen abweichen.

7.3 Die Mitglieder des Care-Teams AR/AI

7.3.1 Personelle Zusammensetzung des Teams

Das Care-Team AR/AI ist in beiden Kantonen die einzige Organisation, die im Verbund mit Sicherheits- oder Rettungskräften Einsätze im Bereich der psychosozialen Nothilfe leistet. Dies ist für das Team eine Verpflichtung, aber auch eine Chance.

Seit seiner Gründung wurde Wert auf eine breite Zusammensetzung des Teams gelegt. Die nebenamtlichen Mitglieder bringen sehr unterschiedliche Kompetenzen in das Team mit, sei dies aufgrund ihrer beruflichen Tätigkeit in den Bereichen Gesundheit, Seelsorge, Soziales, Schule/Berufsbildung und Personalwesen, sei dies aufgrund anderer nebenamtlicher Engagements in Rettungsorganisationen wie z. B. in einer Feuerwehr, im Samariterwesen oder in der Bergrettung. Dazu gehört auch eine ständige Vernetzung mit dem Peersdienst der Kantonspolizei und mit beiden kantonalen Führungsstäben.

Aus dieser breiten Zusammensetzung erwächst die Verpflichtung, ein hohes Maß an Erreichbarkeit für verschiedenste Einsatzarten zugunsten von Einsatzkräften sowie für die Bevölkerung sicherzustellen. Demgegenüber stehen jedoch weit gewichtigere Chancen. Hauptvorteil der breiten Zusammensetzung ist, dass die im Team vertretenen unterschiedlichen Kompetenzen optimal zur Weiterentwicklung des Teams genutzt werden können. Die beruflichen und aus anderen Engagements bestehenden Hintergründe erweisen sich in der Auswertung der Einsätze immer wieder als wertvolle Ergänzung. Ein zweiter wichtiger Vorteil dieser Lösung besteht darin, dass es die breite Zusammensetzung des Teams eher ermöglicht, bei einem Einsatz adäquat auf spezifische Bedürfnisse der Betreuten einzugehen. Dies gelingt dem Care-Team nicht immer im bestmöglichen Umfang; denn es ist naturgemäß in stärkerem Maße als bei festangestellten Mitarbeitenden von der Abkömmlichkeit der nebenamtlichen Mitglieder abhängig.

Die in dieser Organisation getroffene Lösung ermöglicht es, dass zwei Kleinkantone der Schweiz (ca. 1% der Wohnbevölkerung der Schweiz) ein verhältnismäßig schlagkräftiges, vielseitig einsetzbares Care-Team mit optimalem Kosten-Nutzen-Verhältnis führen können.

7.3.2 Aufnahmeverfahren

Das Care-Team sah sich bisher in der guten Situation, dass Abgänge von Mitgliedern organisch mit Neuinteressentinnen und -interessenten ersetzt werden konnten. Interessierte bewerben sich schriftlich und unter Angabe der Motivation bzw. Gründe für die Aufnahme in das Care-Team. Mit der Eingangsbestätigung zu ihrer Bewerbung erhalten sie anschließend einen Fragebogen, der als Grundlage für das anschließende Aufnahmegespräch dient.

Das Aufnahmeverfahren verläuft in drei Schritten:

1. Aufnahmegespräch,
2. Auswertung des Aufnahmegespräches und Abgabe einer Entscheidempfehlung an das Auswahlgremium,
3. Prüfung und Entscheid durch die Leitung des Care-Teams zusammen mit dem Stabschef des kantonalen Führungsstabes.

Das Aufnahmegespräch wird jeweils von zwei Mitgliedern der Einsatzleitung in der gewohnten Lebensumgebung der Kandidatinnen und Kandidaten geführt. Es dient dazu, Fragen der Interessierten zu einer Mitgliedschaft im Care-Team beantworten zu können. Es dient aber vor allem auch dazu, die Interessierten in ihrer gewohnten Umgebung kennenzulernen und eine Prüfung durchzuführen, ob ihre persönlichen Kompetenzen sowie die Kompetenzen aus ihrer bisherigen Aus- und Weiterbildung sowie aus den beruflichen und/oder nebenamtlichen Tätigkeiten ausreichend sind für eine Teammitgliedschaft. Schließlich werden aber auch die Erreichbarkeit sowie die Einsatzbereitschaft abgeklärt.

Die beiden Mitglieder der Einsatzleitung werten anschließend das Gespräch aus und erstellen eine Beurteilung nach vorgegebenem Raster sowie nach ihren Gesamteindrücken. Gestützt darauf geben sie anschließend eine Entscheidempfehlung an den Leiter des Care-Teams ab.

Die Empfehlung wird vom Leiter des Care-Teams aufgrund der Akten überprüft. Bei Unklarheiten erfolgen ggf. eigene Zusatzabklärungen oder, wenn nötig, ein weiteres Gespräch mit den Interessierten. Schließlich entscheidet der Leiter des kantonalen Führungsstabes zusammen mit dem Leiter des Care-Teams über die Aufnahme oder Ablehnung; die Entscheidung wird durch den Leiter des Care-Teams der betroffenen Person mitgeteilt.

7.3.3   Aus- und Weiterbildung

Um einen einheitlichen Mindeststand der Ausbildung sicherzustellen und eine »gemeinsame Teamsprache« zu entwickeln, absolvieren sämtliche Neumitglieder des Care-Teams ihre Ausbildung zum Care-Giver bzw. Peer beim Institut Psychotrauma Schweiz.

Die Sicherstellung eines aktuellen Wissensstandes erfolgt anschließend einerseits über regelmäßig angebotene Weiterbildungen beim Institut Psychotrauma Schweiz, bei Partnerteams oder Dritten. Andererseits werden bei jährlich vier eigenen obligatorischen Weiterbildungen die jeweiligen Einsätze und die Lehren daraus konsequent im Team besprochen, daneben aber auch Schwerpunktthemen behandelt, zu denen sich ein Bedürfnis aus den

Einsätzen oder der Teamentwicklung ergibt. Dazu gehört ebenfalls das Einbringen aktueller Entwicklungen im Bereich der psychologischen Nothilfe.

7.4   Die Einsätze

7.4.1   Einsatzgrundsätze

Aufgebot »on demand«

Das Care-Team wird bei Ereignissen grundsätzlich nicht »automatisch« aufgeboten. Das Aufgebot wird dann ausgelöst, wenn Betroffene oder Angehörige der Rettungskräfte dies wünschen oder die Einsatzleitung der Polizei oder der Feuerwehr vor Ort einen Einsatz aufgrund ihrer Beobachtungen als nötig erachten. Dieser Haltung liegt zugrunde, dass der Zugang der Bevölkerung wie der Rettungskräfte zu den Dienstleistungen des Care-Teams bekannt und sehr niederschwellig möglich ist. So haben die Polizei, die Sanität und die Führung der Rettungskräfte die Aufgabe übernommen, mögliche Betroffene auf die Leistungen des Care-Teams hinzuweisen und über die Zugangsmöglichkeiten zu informieren. Meist erfolgt dies durch Abgabe eines entsprechenden Merkblattes, aus dem Angaben zur Selbstkontrolle und zum Zugang und Angebot des Care-Teams ersichtlich sind. Zu diesem Zweck gehören diese Merkblätter in ausreichender Zahl zur Grundausstattung von sämtlichen Dienstwagen der Polizei sowie den Rettungswagen der kantonalen Sanitätsdienste.

Da die Teammitglieder ihren Dienst nebenamtlich leisten, besteht für sie keine Regelung im Sinne der Leistung von Bereitschaftsdiensten. Sie werden im konkreten Einsatzfall direkt aufgeboten. Die vier Mitglieder der Einsatzleitung hingegen lösen sich bei der Leistung von Bereitschaftsdiensten ab. Die Leitung des Care-Teams kann als Mitglied des kantonalen Führungsstabes jederzeit aufgeboten werden.

Kein Einsatz bei persönlichem Bezug

Selbstverständlich ist, dass kein Mitglied zum Einsatz gelangt, das einen persönlichen Bezug zum Ereignis oder zu den zu Betreuenden hat. Damit wird ausgeschlossen, dass z. B. ein Mitglied plötzlich eigene Familienangehörige oder gute Bekannte betreuen muss oder Angehörige der Feuerwehr einen Einsatz als Peer zu einem Ereignis leisten, bei welchem sie selber im Feuerwehrdienst standen. Es sollen auch Einsätze vermieden werden, bei denen Mitglieder aus eigener Lebenserfahrung einen problematischen Bezug zum Ereignis haben.

Kein Anspruch auf eine Anzahl Einsätze

Das Care-Team wie auch seine Mitglieder haben gegenseitig keinen Anspruch darauf, eine Anzahl Einsätze pro Jahr verlangen bzw. leisten zu können. Diese Wahlmöglichkeit ist von grundlegender Bedeutung. Sie erlaubt es, dass die Einsatzleitungen ohne falsche Rücksichtnahme die für einen konkreten Einsatz am besten geeigneten und verfügbaren Mitglieder aufbieten können. Sie erlaubt es aber auch, dass ein Mitglied einen Einsatz ablehnen kann, wenn zeitliche oder persönliche Gründe einen Verzicht erfordern.

Augenmerk immer bei Direktbetroffenen und Einsatzkräften bzw. Dritten

Die Aufgebote des Care-Teams erfolgen oft nur für Direktbetroffene oder Rettungskräfte. Die Einsatzleitung sowie die eingesetzten Mitglieder vor Ort richten ihr Augenmerk aber nicht nur auf die Personen, zu deren Betreuung das Aufgebot erfolgt. Es wird auch beobachtet und geprüft, ob der Einsatz auf zusätzlich Beteiligte oder Dritte (z. B. Zeugen) ausgeweitet werden muss. Dies erfolgt in enger Absprache zwischen eingesetzten Mitgliedern und der Einsatzleitung.

Keine Therapieleistungen bzw. Vermittlung professioneller Hilfe, wo nötig

Wird beim Einsatzbeginn oder während des Einsatzes festgestellt, dass die psychologische erste Hilfe des Care-Teams aufgrund bereits bestehender anderer Belastungen der zu Betreuenden nicht ausreichend ist, wird versucht, eine weitergehende fachärztliche Behandlung zu vermitteln. Wann immer möglich, wird dies über Bezugs- oder Vertrauenspersonen der zu Betreuenden versucht (z. B. über den Hausarzt bzw. den Arzt ihres Vertrauens). Ist dies – in seltenen Fällen – nicht möglich, kann ein Angebot über Vertrauensärzte des Care-Teams gemacht werden.

7.4.2 Einsatzszenarien

Das Care-Team AR/AI unterscheidet grundsätzlich drei Einsatzszenarien:

- Bei **Kleineinsätzen** mit einer zu betreuenden Einzelperson oder einer kleinen Personengruppe wird der Einsatz durch die Einsatzleitung telefonisch geführt und eines bzw. mehrere Teammitglieder werden meist als Care-Giver oder als Defuser eingesetzt.
- Bei **mittleren Einsätzen** mit mehreren und/oder unterschiedlichen Personengruppen (z. B. Betroffene, Feuerwehr, Sanität) entscheidet die Einsatzleitung, ob die Einsatzführung vor Ort vorgenommen wird. Entsprechend den unterschiedlichen Bedürfnissen werden pro zu betreuender Personengruppe zwei oder mehrere Teammitglieder eingesetzt.
- Bei **Großereignissen** ist eine Führung durch jeweils zwei Mitglieder der Einsatzleitung vorgesehen. Ein Mitglied führt den Einsatz vor Ort, das zweite Mitglied organisiert im rückwärtigen Raum das Aufgebot der weiter nötigen Teammitglieder oder allenfalls nötigen Ablösungen. Es arbeitet dabei zusammen mit der Leitung des Care-Teams, welche den Kontakt zum Führungsstab sicherstellt. Gegebenenfalls wird auf dieser Ebene auch der Einsatz mehrerer Teams der psychologischen ersten Hilfe koordiniert.

Je nach Erfordernissen aus dem dem Einsatz zugrunde liegenden Ereignis können die Übergänge zwischen diesen Szenarien fließend sein oder die Einsätze davon abweichen. Bei mittleren und Großereignissen kann eine Zusammenarbeit mit örtlichen, ordentlichen Betreuungsdiensten abgesprochen werden.

7.4.3 Einsatzablauf

Der Einsatz des Care-Teams kann wie folgt ausgelöst werden:

- eine direkt betroffene Person meldet sich bei der kantonalen Notrufzentrale und fordert die Hilfe des Care-Teams an,

- die Leitung von Einsatzkräften meldet sich nach bewältigtem Ereignis und fordert eine Nachbetreuung durch Peers des Care-Teams an,
- bei einem Ereignis fordert die Einsatzleitung der Sicherheits- oder Rettungskräfte vor Ort den Beizug des Care-Teams an.

  a. Die kantonale Notrufzentrale löst in der Folge den Einsatz beim Bereitschaftsdienst leistenden Mitglied der Einsatzleitung des Care-Teams aus. Bei Großereignissen mit Einsatz des kantonalen Führungsstabes kann der Einsatz auch durch diesen ausgelöst werden. Die Einsatzleitung erhält zu diesem Zeitpunkt auch erste Informationen zum auslösenden Ereignis, zur Zahl der zu Betreuenden und zur Art des angeforderten Einsatzes.

  b. Nach einer ersten Kurzanalyse des Auftrages nimmt die Einsatzleitung Kontakt auf mit der Melderin bzw. dem Melder. Sie bestätigt den Start des Einsatzes, verifiziert die ersten Informationen und holt zusätzliche Angaben zu den Einsatzbedürfnissen ein. Nach einer weiteren Auftragsanalyse entscheidet die Einsatzleitung über das Vorgehen und erstellt eine Prioritätenliste der für den Einsatz am besten geeigneten Teammitglieder. Anhand dieser Liste bietet sie die nötigen Mitglieder auf und entscheidet, ob eine Führung vor Ort notwendig oder eine Führung via Telefon möglich ist. Je nach möglicher weiterer Entwicklung des Einsatzes wird auch die Leitung des Care-Teams informiert oder bereits miteinbezogen.

  c. Die Teammitglieder nehmen ebenfalls telefonischen Kontakt auf mit den zu Betreuenden. Sie verifizieren dabei nochmals den Betreuungsbedarf. Je nach Notwendigkeit des Einsatzes vereinbaren sie den Treffpunkt, Inhalt und Ablauf der Betreuung. Lässt die Situation keine telefonische Kontaktaufnahme zu, wird an dem von der Einsatzleitung vorgegebenen Ort eingerückt.

  d. Die eigentliche Betreuung erfolgt unter ständigem bzw. regelmäßigem Kontakt zwischen der Einsatzleitung und den Teammitgliedern. Die Einsatzleitung führt dabei das Mitglied, unterstützt es bei Bedarf aber auch mit verschiedenen Dienstleistungen

(Abklärungen bei den Rettungskräften usw.). Wird die Einsatzsituation für die eingesetzten Teammitglieder plötzlich persönlich schwierig, kann die Einsatzleitung frühzeitig intervenieren (personelle Verstärkung oder Ablösung).
Zwischen Teammitgliedern und den zu Betreuenden gibt es zwei Stufen des Einsatzabschlusses: erstens den letzten persönlichen Kontakt, zweitens wird nach diesem Kontakt noch eine vorübergehende Zeit vereinbart, während der die zu Betreuenden nochmals Kontakt mit dem eingesetzten Mitglied aufnehmen können. Nach Ablauf dieser Frist nimmt das Teammitglied nochmals kurz telefonischen Kontakt auf mit den zu Betreuenden und schließt mit diesen den Einsatz definitiv ab. Ein späterer »neuer« Einsatz wird wieder über die kantonale Notrufzentrale ausgelöst.

  e. Möglichst bald nach dem Einsatz erfolgt eine erste Beurteilung des Einsatzes zwischen der Einsatzleitung und den eingesetzten Teammitgliedern. Dabei wird eine Auswertung vorgenommen, und allfällig wichtige Punkte für künftige Einsätze werden besprochen.

  f. Eine zweite, ähnliche Auswertung erfolgt an der dem Einsatz folgenden Sitzung der erweiterten Care-Team-Leitung. Daraus werden wichtige zu besprechende Punkte für den dritten Schritt der Auswertung im Team bestimmt.

  g. Schließlich wird anlässlich der vier regelmäßig durchgeführten Teamweiterbildungen über abgeschlossene Einsätze informiert. Im Gesamtteam erfolgt eine Auswertung, bei welcher die im Team bestehenden verschiedenen Kompetenzen gewinnbringend für spätere Einsätze genutzt werden können. Während dieser Auswertungsstufen wird von der Einsatzleitung sowie der Leitung des Care-Teams auch beobachtet, ob die eingesetzten Mitglieder den Einsatz ohne weitere vorübergehende oder nachhaltige Beeinträchtigungen absolvieren konnten. Gegebenenfalls kann auch ihnen die entsprechend notwendige Hilfe angeboten werden.

7.5 Qualitätssicherung

Die Sicherstellung und Weiterentwicklung einer den Einsätzen angemessenen hohen Qualität der Dienstleistungen ist ein wichtiges Anliegen des Care-Teams AR/AI.

7.5.1 Definition/Verantwortlichkeiten

Qualitätssicherung wird im Care-Team AR/AI als umfassender und stetiger Entwicklungs- und Anpassungsprozess verstanden. Sie soll sich nicht nur auf den Bereich der konsequenten Einsatzauswertung und -entwicklung beschränken. Zur Erhaltung eines angemessenen Qualitätsstandards und dessen Weiterentwicklung gehören auch Organisationsfragen, die Auswahl von neuen Mitgliedern sowie die Art und Durchführung der Aufnahmeverfahren, die Form und Inhalte der Aus- und Weiterbildungsangebote sowie die Pflege einer angemessenen Vernetzung zu anderen Gruppierungen.

Dementsprechend liegen auch stufengerechte Verantwortlichkeiten bei allen Teammitgliedern entsprechend ihren Funktionen.

7.5.2 Bereiche der Qualitätssicherung

Nach aktuellem Stand werden folgende Bereiche auch als Teil der Qualitätssicherung verstanden und gepflegt:

Organisation

Das Care-Team AR/AI ist in die Organisation und Verbindlichkeit der professionell arbeitenden Struktur der kantonalen Führungsstäbe bzw. des Bevölkerungsschutzes eingebettet.

Aufnahme neuer Mitglieder

Das Anforderungsprofil der Funktionen im Care-Team AR/AI ist bestimmt und wird stetig weiterentwickelt. Die Aufnahme von neuen Mitgliedern erfolgt entsprechend den Bedürfnissen des Care-Teams und nach einer systematischen Prüfung der persönlichen und fachlichen Voraussetzungen der Aufnahmeinteressentinnen und -interessenten. Bei diesem strukturierten und mehrstufigen Aufnah-

meverfahren erfolgt eine transparente Trennung zwischen der Prüfungs- und der Entscheidebene.

Aus- und Weiterbildungsangebote

Die Ausbildung der Teammitglieder erfolgt konsequent an einer anerkannten professionellen Institution. Zusätzliche regelmäßige interne und externe Weiterbildungsangebote werden nach den Bedürfnissen des Teams aus den praktischen Einsätzen sowie nach den allgemeinen Entwicklungen in der Wissenschaft und Praxis im Bereich der psychologischen Nothilfe ausgerichtet.

Einsätze

Zu Beginn und während des Einsatzes wird die Aufgabenstellung des Einsatzes laufend verifiziert und kontrolliert. Die Einsatzleitung begleitet und beobachtet die eingesetzten Mitglieder während des Einsatzes mit der Möglichkeit, bei Notwendigkeit schnell entsprechend Einfluss nehmen zu können. Eine strukturierte mehrstufige Auswertung jedes Einsatzes ist sichergestellt.

Vernetzung

Der Informations- und Erfahrungsaustausch mit anderen Gruppen der psychologischen Nothilfe in den umliegenden Kantonen, in der Region Bodensee oder in der Schweiz (z. B. NNPN) wird gepflegt. Zudem erfolgt eine regelmäßige Pflege des Informations- und Erfahrungsaustausches mit Partnerorganisationen im Sicherheits- und Rettungswesen im Zuständigkeitsgebiet des Care-Teams.

7.6 Schlussbemerkung

Jeder Mensch kann jederzeit von außerordentlichen, seelisch stark bedrückenden Erlebnissen betroffen werden, die ihn an die Grenzen seiner Belastbarkeit bringen. Die Erlebnisse können ihn als Direktbetroffenen oder aber als indirekt Betroffenen (z. B. Angehörige von Rettungskräften) oder Dritten (z. B. Zeugen) berühren. Jeder Mensch verfügt mit seiner Persönlichkeit und seinen Erfahrungen grundsätzlich über eigene Ressourcen, die es ihm ermöglichen können, ein solches Erlebnis mehr oder weniger gut zu verarbeiten und als neue Lebenserfahrung in sein Leben zu integrieren.

Gelingt ihm dies nicht und gerät er in den Bann posttraumatischer Belastungsstörungen, benötigt er schnellstmöglich professionelle Hilfe durch medizinische Fachpersonen. Wie aber kann einer menschlich so schwerwiegenden Entwicklung entgegengewirkt werden? Wie können staatliche Organisationen mit begrenzten Ressourcen auf eine optimale Weise Menschen aus ihrer Bevölkerung beistehen, die schwerste Erlebnisse verarbeiten müssen?

Seit über zehn Jahren versucht das Care-Team AR/AI, durch seine Einsätze und seine stete Wachsamkeit und Weiterentwicklung in qualitativer Hinsicht auf diese Fragen eine Antwort für die Bevölkerung und Rettungskräfte der beiden Kantone Appenzell Ausserrhoden und Appenzell Innerrhoden sowie für die sie besuchenden Gäste zu geben. Gute Rückmeldungen aus den bisherigen Einsätzen und die heute in den als eher konservativ wahrgenommenen Kantonen spürbare große Akzeptanz und Unterstützung der »neuen Idee Care-Team« bei der Bevölkerung, bei Partnerorganisationen sowie bei den Medien ermutigen dazu, den bisherigen Weg weiterzugehen.

Planung und Aufbau eines Peer-Unterstützungssystems in Südtirol

Andreas Pattis

G. Perren-Klingler (Hrsg.), *Psychische Gesundheit und Katastrophe,*
DOI: 10.1007/978-3-662-45595-1_8, © Springer-Verlag Berlin Heidelberg 2015

Andreas Pattis berichtet in diesem Kapitel über den Aufbau der Peer-Gruppe in Südtirol. Als Freiwilliger beim Landesrettungsverein Weisses Kreuz und dann hauptberuflicher Mitarbeiter bei der Südtiroler Flugrettung kennt er die Strukturen von innen. Seine Führungsaufgaben beim Weissen Kreuz haben ihm ermöglicht, für Südtirol das Konzept der Peer-Nachsorge flächendeckend einzuführen, und zwar für Freiwillige und hauptberufliche Rettungsmitarbeiter. Heute ist die Sorge um die psychische Gesundheit aller beim Weissen Kreuz in der Rettung aktiven Mitarbeiter im Bereich Personalentwicklung untergebracht und somit nachhaltig.

8.1 Einführung

In Südtirol wurde 1997 erstmals für Betroffene von Unglücken ein organisierter menschlicher und seelsorglicher Beistand durch freiwillige Mitarbeiter des Landesrettungsvereins Weisses Kreuz in Brixen angeboten. Sie nannten sich Notfallseelsorger (NFS). Diese Aufgabe wurde vorwiegend durch ausgebildete Laien durchgeführt. Der Dienst hatte zum Ziel, unverletzte Beteiligte am Einsatzort des Rettungsdienstes zu betreuen. Dadurch sollte einerseits die Rettungsmannschaft entlastet werden, und andererseits wollte man sich auch gezielt um jene Personen kümmern, die keine offensichtlichen Verletzungen aufwiesen.

In den Folgejahren wurden diese Notfallseelsorgegruppen in vielen Sektionen des Landesrettungsvereins Weisses Kreuz aufgebaut; die Arbeit der Notfallseelsorger wurde von allen Seiten als sehr wertvoll und wichtig geschätzt. Die Arbeit der Notfallseelsorger beeinflusste auch die Sensibilität der Rettungsmitarbeiter, und es führte dazu, dass diese Rettungsmitarbeiter immer öfter auch für sich selber eine Hilfe bei der Nachbearbeitung von belastenden Einsätzen einforderten.

Die Mitarbeiter des Rettungsdienstes verfügen über eine gediegene und ständig aktualisierte Aus- und Weiterbildung im notfallmedizinischen und technischen Bereich, was für einen effizienten Einsatzablauf von größter Wichtigkeit ist; doch der Umgang mit dem eigenen Erlebten bzw. Erlittenen war weiterhin der Selbsteinschätzung des Einzelnen oder dem aufmerksamen Mitgefühl und der Solidarität der Einsatzgruppe überlassen geblieben.

Diese Situation wurde von den Verantwortungsträgern des Weissen Kreuzes erkannt und führte dazu, dass die Planung und der Aufbau einer organisierten Einsatznachsorge für Rettungsdienstmitarbeiter im Sinne der Peer-Unterstützung vorangetrieben wurde.

Im Jahre 2003 wurde mit einem Beschluss der Südtiroler Landesregierung das Pilotprojekt der Notfallpsychologie (NFP) und 2006 die Arbeitsgemeinschaft Notfallseelsorge und Notfallpsychologie (AG NFS/NFP) gegründet.

Im Pilotprojekt der **NFP** wurden freiwillige klinische Psychologen während 12 Tagen in Notfallpsychologie theoretisch und praktisch ausgebildet; von Vorteil war, dass die meisten dieser Psychologen bereits vorher als Notfallseelsorger freiwillig gearbeitet hatten und so die bestehenden NFS-Strukturen kannten. Damit wurden bereits zu Beginn die Weichen zur Bildung einer vernetzten und gesicherten Peer-Arbeit gestellt.

Die **Arbeitsgemeinschaft Notfallseelsorge und Notfallpsychologie** wurde 2006 gegründet, um eine funktionierende Koordination zwischen der bereits etablierten NFS durch freiwillige psychologische Laien und der neu dazugekommenen NFP durch klinische Psychologen, die zusätzlich über eine Ausbildung in Notfallpsychologie und Einsatzerfahrung als Freiwillige verfügten, zu etablieren.

Während die freiwilligen NFS weiterhin dem Weissen Kreuz organisatorisch unterstellt sind, werden die NFP (die ein kleines Entgelt für ihre Aktivitäten erhalten), beim Gesundheitsdienst angesiedelt.

8.2 Die Arbeitsgemeinschaft für Notfallseelsorge und Notfallpsychologie

8.2.1 Organisation

Durch die Gründung der Arbeitsgemeinschaft für Notfallseelsorge und Notfallpsychologie sollte eine effiziente, wirtschaftliche, kostengünstige und unbürokratische Organisation entstehen, welche die Durchführung einer kompetenten, schnellen und unmittelbaren psychosozialen Unterstützung nach kritischen Ereignissen in Südtirol sicherstellt. ◻ Abb. 8.1 zeigt, wie diese Arbeitsgemeinschaft organisiert ist.

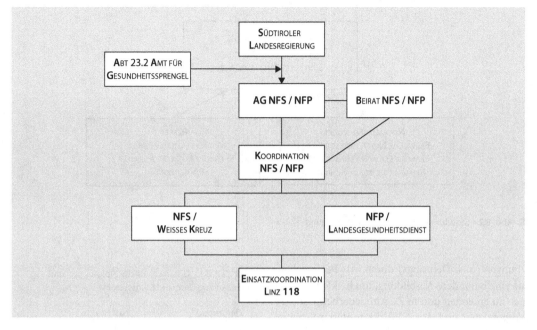

◘ Abb. 8.1   Organisation der Arbeitsgemeinschaft für Notfallseelsorge und Notfallpsychologie

8.2.2   **Zweck**

Der Gründungszweck der Arbeitsgemeinschaft Notfallseelsorge und Notfallpsychologie bestand einerseits darin, die beiden Bereiche für die Administration und Koordination zusammenzuführen und andererseits in dem nicht unerheblichen Ziel, sämtliche Vertreter der verschiedensten Rettungsorganisationen Südtirols sowie Vertreter von öffentlichen Ämtern, Behörden und der Diözese mit einzubeziehen. Damit sollten alle Anspruchsgruppen die Möglichkeit erhalten, sich mit ihren organisationsspezifischen Herausforderungen einzubringen und an der Weiterentwicklung einer psychosozialen Unterstützung für Rettungsmitarbeiter mitzuarbeiten.

Während die Notfallseelsorge sich vorwiegend um die unverletzt Beteiligten am Einsatzort kümmert und die Notfallpsychologie diese Arbeit professionell hauptsächlich im Hintergrund durch Supervision, Weiterbildung usw. unterstützt, wurde zusätzlich nach einer organisierten Lösung für die direkte unmittelbare Betreuung von Rettungsdienstmitarbeitern nach belastenden Einsätzen gesucht. In den ersten Jahren der Nachfrage wurden die Einsatzkräfte nach belastenden Einsätzen durch die Mitarbeiter der Notfallseelsorge und der Notfallpsychologen betreut, was sich aber auf Dauer nicht als optimale Lösung herausstellte.

Auf der Grundlage dieser Erfahrung wurde eine eigene Gruppe von Peers aus dem Weissen Kreuz und anderen Rettungsorganisationen (z. B. Bergrettung, freiwillige Feuerwehr usw.) gegründet, welche nach der Absolvierung einer gezielten Ausbildung, den Einsatzkräften im Bedarfsfall zur Verfügung stehen. Damit ergänzt sich die Struktur der psychosozialen Versorgung um ein weiteres Glied (◘ Abb. 8.2).

8.3   **Das Peer-Unterstützungssystem**

8.3.1   **Aufgaben der Peers**

Die Peers sind ausgebildete Mitarbeiter des Rettungs- und Feuerwehrdienstes, welche die Notfallpsychologen bei den Nachbesprechungen (u. a. psychologische Debriefings) von belastenden Einsätzen unterstützen. Sie führen bei Bedarf auch selbständig sofort nach dem Einsatz Kurzbespre-

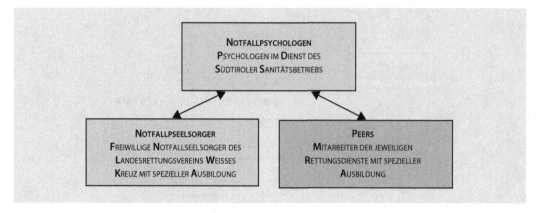

◘ Abb. 8.2   Struktur der psychosozialen Versorgung

chungen (u. a. Defusings) durch. Als Peers haben sie eine besondere Ausbildung, um heikle Situationen zu erkennen und in Zusammenarbeit mit den Vorgesetzten und den NFP die weiteren Schritte einzuleiten. Der Peer hat einen persönlichen Kontakt mit den Einsatzkollegen, spricht ihre Sprache, baut dadurch Berührungsängste und Akzeptanzprobleme ab und ermutigt zum bewussten Umgang mit belastenden Einsatzsituationen.

8.3.2   Zielgruppen

◘ Tab. 8.1 zeigt die Zielgruppen der jeweiligen Unterstützungssysteme.

8.3.3   Aufbau des Peer-Unterstützungssystems

Wie das Peer-Unterstützungssystem aufgebaut ist, zeigt **◘** Abb. 8.3.

8.3.4   Wesentliche Schwerpunkte des Systems

— Verwurzelung der Peers in den jeweiligen Strukturen der Organisationen. Das bedeutet, sie gehören dazu, kennen die Gegebenheiten und sind vertraute Kollegen.

◘ Tab. 8.1   Unterschiedliche Zielgruppen und zuständige Unterstützungssysteme

Zielgruppe	Zuständige
Primär betroffene Personen: Betroffene von Unfällen und akuten Erkrankungen	Notfallseelsorge
Sekundär betroffene Personen: unverletzt Beteiligte, Unfallzeugen, Angehörige	Notfallseelsorge In besonderen Einsatzindikationen zusätzlich auch die Notfallpsychologie
Tertiär betroffene Mitarbeiter von Rettungsdiensten und Hilfsorganisationen: Feuerwehr, Bergrettungsdienst, Ordnungskräfte, Personal der Leitstellen	Peers der jeweiligen Organisation (Defusing) Notfallpsychologen und Peers (Debriefing)

— Durch die Peers bestehen kurze unbürokratische Zugangswege zu vorbereiteten und kompetenten Ansprechpartnern.
— Sie arbeiten an vorderster Linie mit und sind dadurch auch bekannt und geschätzt.
— Sie sprechen die Sprache der Einsatzkräfte.

Aus Erfahrung hat sich eindeutig gezeigt, dass es für die Rettungsdienstmitarbeiter sehr wertvoll ist, wenn sie nach belastenden Einsätzen unmittelbar und ohne bürokratischen Aufwand eine Kollegenhilfe in Anspruch nehmen können. Daraus ergibt

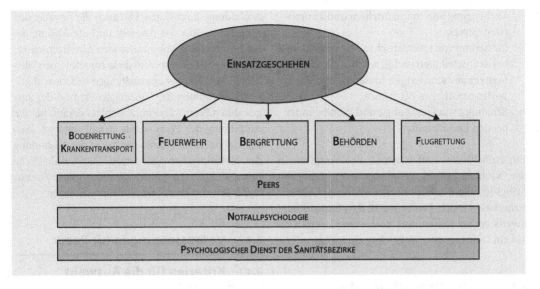

● **Abb. 8.3**   Aufbau des Peer-Unterstützungssystems

sich, dass sich die Gruppe selbst stützt und zudem der Peer die weiteren Maßnahmen mit der Einsatzgruppe einleitet. Die Hemmschwelle, sich an einen Psychologen zu wenden, ist sehr viel größer und in einer ersten Phase aufgrund der fehlenden Ressourcen nicht zu realisieren. Ein weiterer und wichtiger Aspekt dieses Konzeptes beinhaltet die Mitarbeit der Peers in den jeweiligen Einsatzteams. Das führt dazu, dass die Peers die geschilderten Einsatzsituationen, Abläufe und deren Belastungsgrad einschätzen können. Die Einsatzkräfte fühlen sich in der Regel verstanden, da die technischen Begriffe der jeweiligen Rettungsdienste durch die Peers schnell erfasst werden und auch gezielt hinterfragt werden können.

Die Notfallpsychologen sind ein weiterer wichtiger Bestandteil dieser Vernetzung. Das betrifft die praktische Abwicklung bestimmter Interventionen gemeinsam mit den Peers (z. B. Gruppendebriefings), aber auch deren Unterstützung bei der Ausbildung und Supervision. Das Konzept beinhaltet einen engen Schulterschluss zwischen den Einsatzkräften, den Peers, den Notfallpsychologen und den psychologischen Diensten der Sanitätsbezirke, welche im Bedarfsfall eine längerfristige Betreuung und Behandlung übernehmen können.

8.3.5 Ziele des Systems

Das Ziel des Peer-Unterstützungsystems liegt grundsätzlich darin, dass die Nachbearbeitung von belastenden Einsätzen für die Rettungsmitarbeiter in einem vernetzten System zusammen mit Notfallpsychologen, Notfallseelsorgern und psychologischen Diensten gesichert wird, für einen Zeitraum, in welchem bis jetzt keine psychosozialen Interventionen stattfanden (sofort bis 8-12 Wochen nach dem Einsatz).

Um dies zu gewährleisten, arbeiten Peers einerseits primär-präventiv, d. h., sie sensibilisieren und informieren bei Aus- und Fortbildungsveranstaltungen die Mitarbeiter. Anderseits stehen sie den Einsatzkräften nach belastenden Einsätzen sekundär-präventiv für Defusings zur Verfügung. Dabei ist das Ziel, den Betroffenen eine unbürokratische, diskrete und rasche Unterstützung anzubieten. Im Wesentlichen können die Ziele wie folgt zusammengefasst werden:

- während Aus- und Fortbildungsveranstaltungen Information und Sensibilisierung zur psychischen Gesundheit und deren Erhaltung bei den Einsatzkräften,
- einheitliches Vorgehen bei der Nachbearbeitung von belastenden Einsätzen,

- Vorbeugung von traumatischem und kumulativem Stress,
- Linderung von traumatischen Stressreaktionen bei den Beteiligten und Ermöglichung des Lernens aus schwierigen Einsätzen und damit posttraumatisches Wachstum,
- Erhaltung von Gesundheit und Wohlbefinden bei den Einsatzkräften.

Ein einheitliches und transparentes Vorgehen in der Nachbearbeitung von belastenden Einsätzen bringt für alle Betroffenen eine bestimmte Ablaufsicherheit mit sich. Das bedeutet, dass Einsatzkräfte bereits vorher wissen, was sie erwartet, wenn sich auf ein Defusing oder Debriefing einlassen.

8.3.6 Umsetzungsschritte des Peer-Konzepts

Die Umsetzung dieses Konzeptes wurde in folgenden Schritten durchgeführt:
- Schulung der Ausbilder (für die Rettungskräfte; durch NFP und Peers),
- Fortbildung der Mitarbeiter aus den Einsatzkräften,
- Ergänzung der rettungstechnischen Ausbildung um die Inhalte der Einsatznachsorge und Arbeit der psychosozialen Notfalldienste,
- Schulung der operativen Führungskräfte,
- Auswahl und Ausbildung der Peers,
- Organisation der Zusammenarbeit zwischen Notfallpsychologen, Peers und Notfallseelsorgern.

Die Schulung der Ausbilder war einer der ersten Schritte in der Umsetzung des Peer-Unterstützungssystems. Die Ausbilder sind im Konzept als Multiplikatoren gedacht und werden in die Lage versetzt, dass sie bei den rettungstechnischen Ausbildungen die Auszubildenden auch auf psychisch belastende Einsatzsituationen vorbereiten können. D. h., sie werden auf primär vorbeugende Maßnahmen sowie auf Möglichkeiten einer eventuell notwendigen Nachbearbeitung eingewiesen. Hierfür wurden die Inhalte der Ausbildungsmodule der rettungstechnischen Ausbildung ergänzt. Dieses Angebot erreicht allerdings nur die neuen Mitarbeiter, welche eine Ausbildung durchlaufen. Um auch die bestehenden Mitarbeiter über das Angebot und die Abläufe der Nachbearbeitung von belastenden Einsätzen zu informieren, wurden speziell diese Inhalte in den jährlichen Fortbildungsveranstaltungen berücksichtigt.

Die Schulung der Führungskräfte und der ausgewählten Peers folgte im Anschluss darauf. Bei der Ausbildung der Peers wurde darauf geachtet, dass sich der Ausbildungsansatz mit dem der Ausbildung der Notfallpsychologen deckte. Diese einheitliche Einsatzdoktrin ermöglicht eine reibungslose Zusammenarbeit von Peers und Notfallpsychologen.

8.4 Voraussetzungen für Peers

8.4.1 Kriterien für die Auswahl

Bei der Auswahl der Peers werden folgende Kriterien angewandt:
- Mindestalter 28 Jahre,
- fachspezifische Ausbildung als Rettungssanitäter oder Feuerwehrmann,
- mindestens 3 Jahre Einsatzerfahrung,
- stabiles soziales Umfeld,
- zeitliche Verfügbarkeit,
- gute Sprachkenntnisse,
- Empfehlungsschreiben durch Arbeitskollegen und Vorgesetze,
- abgeschlossene Peer-Ausbildung.

8.4.2 Aufbau und Inhalte der Peer-Ausbildung

1. Teil: 3 Tage – Grundlagen der Auswirkung von Stressreaktionen auf den Menschen, körperlich und seelisch notfallmäßige sofortige Interventionen, Defusing und Techniken des Einzeldebriefings, im Speziellen:
- Kenntnis der Reaktionen bei Stress und traumatogenem Stress,
- Unterscheidung zwischen »normalen« und »pathologischen« Reaktionen,
- Grundlagen der Salutogenese, des Ressourcengleichgewichtes und der posttraumatischen Reaktionen,
- Kenntnis und Techniken der Psychoedukation,

- Kenntnis und Technik des Defusings,
- Kenntnis, Beherrschung und Kombination verschiedener Techniken des Selbstschutzes,
- Fähigkeit, den Teilnehmern die Wichtigkeit des Schutzes für sich selber und des eigenen Stressmanagements zu übermitteln,
- Anzeichen für Risiken, eine PTBS zu entwickeln.

2. Teil: 2 Tage – Gruppendebriefing
- Anwendung des im ersten Teil Erlernten auf Gruppen,
- Kenntnis und Technik des Gruppendebriefings.

- **Alarmierungs- und Ablaufplanung eines Debriefings**

Während die Defusings und Einzeldebriefings in den Einsatzgruppen sehr unbürokratisch organisiert werden, benötigen Gruppendebriefings eine etwas straffere Organisation:
- Anforderung eines Gruppendebriefings durch die Führungskraft beim Koordinator für Einsatzkräftenachsorge (innerhalb 24–72 Stunden),
- kurzer Lagebericht,
- Kontaktaufnahme mit Notfallpsychologen und Peers,
- Terminvereinbarung,
- Ort und Raum organisieren (Stuhlkreis, evtl. Bereitstellung von Getränken).
- Einsatzkräfte auf die Wichtigkeit einer Nachbesprechung hinweisen und vollzählig einladen,
- Dokumentation,
- Rückmeldung.

8.4.3　Nacharbeit für Peers

Auch die Peers können durch ihre Arbeit zu Betroffenen von belastenden Situationen werden. Daher werden dreimal jährlich Supervisionstreffen veranstaltet. Diese Supervisionstreffen finden gemeinsam mit den Notfallpsychologen statt. Das ermöglicht einen Erfahrungsaustausch und ein gemeinsames Lernen.

8.5　Zusammenfassung und Resümee

- Die Notfallseelsorge, Notfallpsychologie wie auch die Peer-Unterstützung für Einsatzkräfte ist in der Basis entstanden und gewachsen.
- Die Dienste ergänzen sich gut und unterstützen sich gegenseitig.
- Eine regelmäßige gemeinsame Supervision von Peers und Notfallpsychologen lässt einerseits die Gruppe zusammenwachsen und unterstützt andererseits die Weiterentwicklung des gesamten Projektes.
- Die Notfallpsychologie wird von professionellen Psychologen ausgeführt, die es nur in beschränkter Anzahl gibt. Daher muss mit dieser Ressource behutsam umgegangen werden.
- Die Arbeit der Peers ist kostbar und durch nichts ersetzbar: lokale Kenntnisse, Feldkompetenz, Wissen um Abläufe, Informationskanäle, Kommunikationsstrukturen und unmittelbare Beziehungen sind nur einige ihrer Vorteile.
- Die Anwesenheit von speziell qualifizierten Notfallpsychologinnen und -psychologen ist notwendig, wesentlich und bedeutsam, vor allem in den Bereichen der Schulung der Peers und Notfallseelsorger, in der Nachbetreuung der Einsatzkräfte (Gruppendebriefings) und in der Beratung, Supervision, permanenten Weiterbildung, kurz: in der Unterstützung der Laienmitarbeit.

Notfallseelsorge als Peer-Support-System für die Bevölkerung in Südtirol

Anton Huber

G. Perren-Klingler (Hrsg.), *Psychische Gesundheit und Katastrophe*,
DOI: 10.1007/978-3-662-45595-1_9, © Springer-Verlag Berlin Heidelberg 2015

Anton Huber ist schon über Jahre hinweg in der Ausbildung von Peers der Feuerwehren und Sanitäter des Rettungsdienstes Weisses Kreuz Südtirol tätig. Auch in seiner Arbeit als Psychoonkologe am Krankenhaus Bruneck und als Notfallpsychologe erfährt er immer wieder, wie Peers kompetent für ihre Helferkolleginnen und-kollegen sorgen und, wenn nötig, sie zu einer professionellen Nachsorge in die entsprechenden Dienste vermitteln. Aus den vielen Rückmeldungen von Angehörigen in der Patientenbegleitung im Kontext Krankenhaus wird die hohe Akzeptanz von Peers deutlich. Huber arbeitet am weiteren Ausbau der Peerstrukturen und möchte nun auch ein Peersystem (»Das Entlastungsgespräch« nach Clemens Hausmann) für die Pflegemitarbeiter im Krankenhaus etablieren. Es ist ihm ein ganz besonderes Anliegen gerade in dem so symptom- und pathologiezentrierten Kontext des Gesundheitswesens salutogenetische Perspektiven einzubringen, Sekundärtraumatisierungen von Helfern zu vermeiden und ihre Resilienz zu fördern.

9.1   Einführung: Kontext

In Südtirol wurde vor ca. 15 Jahren die Notwendigkeit erkannt, präklinisch Menschen beizustehen, wenn sie einem traumatogenen Ereignis ausgesetzt waren. Deswegen hat der Landesrettungsverein Weisses Kreuz (WK) in den letzten 12 Jahren 8 Care-Teams unterschiedlicher Größe (zwischen 10 und 24 Personen) aufgebaut. Sie werden landesweit als Notfallseelsorge (NFS) benannt, was mit der Entstehungsgeschichte zusammenhängt. Zur Zeit gibt es in Südtirol 130 Notfallseelsorger für die präklinische psychosoziale Notfallversorgung.

Das Bedürfnis, solche Teams aufzubauen, entstand an der Basis, bei den Rettungssanitätern selbst, übrigens auch fast alles Freiwillige. Für sie ist es im Einsatz oft schwierig und belastend, etwa bei einem Todesfall, betroffene Angehörige ohne Betreuung zurückzulassen, da sie ja wieder zwecks Bereitschaft für Folgeeinsätze schnellstmöglich in die Einsatzzentrale zurückfahren müssen. Außerdem stellte sich auch immer wieder die Frage: Wie achtet die Rettungsorganisation auf die Helfer selbst? Wie kann eine gute Einsatznachsorge angeboten werden? Immer wieder war aufgefallen, dass

junge hoch motivierte Mitarbeiter und Ehrenamtliche plötzlich scheinbar ohne Grund den Dienst quittierten.

Nicht nur für die Sanitäter, sondern auch bei anderen Rettungsorganisationen wie der Freiwilligen Feuerwehr gab es nach besonders belastenden Einsätzen kein spezifisches Nachsorgeangebot. Lediglich das Kollegengespräch konnte als informelle und unstrukturierte Möglichkeit zum Stressabbau genannt werden.

Als der Sektionsleiter Punter Arthur, ein Sanitäter, der auch Theologe ist, in Deutschland mit diversen Modellen von psychosozialer Notfallversorgung (PSNV) in Kontakt kam, war es nur mehr ein kleiner Schritt zur Begründung des ersten Pilotprojektes Notfallseelsorge innerhalb des WK im Jahr 1996. Der Name »Notfallseelsorge« kommt daher, dass besonders in Deutschland sich die Kirchen mit PSNV beschäftigen. Man könnte natürlich auch von Krisenintervention oder Health-Care sprechen. Immer wieder gibt es auch heute noch Überlegungen, die Bezeichnung Notfallseelsorge allgemein verständlicher (international) zu gestalten. Die Bezeichnung hat sich aber in den letzten Jahren regional so etabliert, dass in der Bevölkerung alle wissen, was damit gemeint ist, und eine Änderung eher Verwirrung stiften könnte.

Die erste Pilotgruppe »Notfallseelsorge« wurde in Brixen gegründet. Damals waren die meisten ehrenamtlichen Teilnehmer selbst auch Sanitäter des WK, was auch bald zuweilen zu Rollenvermischung, Rollenkonfusion und Aufgabenhäufung führte. Nach dem Pilotversuch wurde für ganz Südtirol – eine Region in den Alpen des Nordens von Italien an der Grenze zu Österreich mit deutscher, ladinischer und italienischer Bevölkerung – ein Konzept PSNV in Anlehnung an andere Modelle, z. B. dasjenige des KIT(Kriseninterventionsteams) München, ausgearbeitet. Natürlich mussten örtliche Gegebenheiten berücksichtig werden, wie geographische Lage der Einsatzgebiete, finanzielle, materielle und personelle Ressourcen beim WK, Fehlen eigener kulturell angepasster Schulungskonzepte, Koordination mit schon bestehenden Rettungseinrichtungen und Pfarrern. Zusätzlich brauchte es viel Bewusstseinsbildung, Informations- und Sensibilisierungsarbeit bei den verschiedenen Entscheidungsträgern in Politik und Gesellschaft.

Heute kann die ganze Provinz (ca. 500.000 Einwohner/7500 km² Ausdehnung) flächendeckend versorgt werden. In der Landeshauptstadt Bozen war der Aufbau am schwierigsten, da hier schnell klar wurde, dass die Gruppe wirklich zweisprachig sein muss. Dies ist nun 2013 auch gelungen. Auch die Psychologinnen, welche die monatlichen Nachbesprechungen leiten, sind sowohl des Deutschen als auch des Italienischen mächtig. Anfangs gab es sehr wenige Einsatzanfragen. So haben sich die Initiatoren ganz besonders bemüht, sich bei allen Hilfseinrichtungen und den Behörden vorzustellen und sich mit ihnen zu vernetzen. In der Folge sind auch die Einsatzzahlen gestiegen.

Im Jahr 2009 wurden im Auftrag der Landesnotrufzentrale 236 Einsätze durchgeführt, zur Hälfte Betreuungen nach erfolgloser Wiederbelebung im häuslichen Bereich. Dabei wurden 867 Personen betreut. Im Durchschnitt dauerten die Einsätze 3,6 Stunden. Die geleisteten Einsatzstunden belaufen sich auf 1.686 und die geleisteten Bereitschaftsdienststunden betrugen 108.500. Da jede Gruppe einmal im Monat auch eine Nachbesprechung machen muss, ergibt dies für die 8 Gruppen 92 Nachbesprechungen. Im Jahr 2013 wurden 266 Einsätze durchgeführt und 1.030 Personen betreut.

9.2 Wer macht Notfallseelsorge? Warum sprechen wir von Peers? Wie wird die Auswahl getroffen?

Bei der Notfallseelsorge sind ungefähr gleich viel Frauen und Männer ab dem Alter von 28 Jahren aus allen Schichten der Bevölkerung und den verschiedensten Berufsgruppen dabei. Sie sind Peers –Gleiche unter Gleichen, wie die Leute, die sie betreuen; sie arbeiten alle ehrenamtlich mit und sind meist hoch motiviert. Wenn man Notfallseelsorger fragt, warum sie diesen Dienst machen wollen, dann sagen sie meist: weil ich anderen helfen will, weil ich selbst lernen möchte, in Krisensituationen kompetent zu reagieren, weil ich etwas Sinnvolles in meinem Leben tun möchte oder weil ich meinen Horizont erweitern möchte.

Inzwischen ist die Auswahl der Peers standardisiert; denn es gab immer wieder zwar hoch motivierte Bewerber, die jedoch überengagiert, Hel-

ersyndrom-lastig und selbstgefährdend agierten. Dem galt es, durch eine geregelte Auswahl gegenzusteuern.

Jemand, der sich für die NFS interessiert, muss drei Empfehlungsschreiben von Menschen aus seinem Lebensumfeld beifügen. Dies bewirkt eine Art Vorselektion: Indem es Anwärter schaffen, Mitmenschen um eine »positive« Meinung über sich zu bitten, belegen sie ihre Motivation und indirekt auch ihre kommunikative und soziale Kompetenz, was ja wichtige Fähigkeiten für diesen Dienst sind.

In einem dreiteiligen Informations- und Bewerbungsgespräch werden wichtige Persönlichkeitsmerkmale, Fähigkeiten, Lebenserfahrung und natürlich auch Stärken und »Schwächen« erfragt. Die Bewerberinnen und Bewerber selbst haben die Möglichkeit, Informationen über die Kriseninterventionsarbeit zu bekommen und eventuell berechtigte Selbstzweifel zu äußern (Selbstreflexion bzw. Selbsteinschätzung). Diese Gespräche werden meist durch zwei Notfallpsychologen geleitet, welche dann auch die Annahme bzw. die Ablehnung begründen. Generell sollten Notfallseelsorger Menschen sein, welche Lebenserfahrung haben, auch in Hinsicht auf eigene Verlusterlebnisse. Sie sollen an Menschen und deren Lebensbewältigung interessiert sein, auf sie zugehen können, kommunikativ sein und gerne in Teams arbeiten. Wichtig ist auch die Fähigkeit zu konstruktivem Problemlöseverhalten und die Bereitschaft selbst ein gutes Stressmanagement zu erarbeiten (Selbstschutz).

9.3 Ziel der Notfallseelsorge

Grundsätzlich haben die Notfallseelsorger die Aufgabe, direkt oder indirekt Betroffene in den ersten Stunden nach dem traumatogenen Ereignis zu betreuen. Das bedeutet konkret, die Stressreaktionen (posttraumatische Belastungsreaktion) abzufangen und in Sinne der Salutogenese die Betroffenen zur Selbstkohärenz und damit wieder hin zur gesunden Handlungsfähigkeit zu begleiten. Damit soll auch einer späteren Aufschaukelung bzw. einer Entwicklung in Richtung PTBS (posttraumatische Belastungsstörung) vorgebeugt werden. Für die Notfallseelsorger heißt das, dass sie speziell für die Betreuung in den ersten Stunden verantwortlich sind und auch dafür ausgebildet wurden. Bemerkenswert ist, dass diese nahen, umfassenden und rasch erfolgenden Interventionen von nicht professionellen Freiwilligen am besten geleistet werden können, da auch deren Zugang äußerst niederschwellig ist. Sie entstammen selbst den Lebenswelten der jeweiligen Tal- und Dorfgemeinschaften. Außerdem wird hier Solidarität auf breitester Basis gelebt und damit das Funktionieren von Gemeinschaften unterstützt.

Ein weiteres Ziel der NFS ist die Verbreitung von Wissen und Kompetenz im Umgang mit Krisensituationen. Dazu einige Beispiele: Innerhalb der NFS sprechen wir oft über Situationen, wo wir nun nach mehr als zehnjähriger Erfahrung merken, wie die Arbeit auch in der Bevölkerung Früchte trägt. Da Südtirol eine beliebte Ferienregion ist und entsprechend viele Touristen das Land bereisen, kommt es öfters vor, dass Touristen am Berg oder gar im Hotel versterben. Anfangs wussten die Hotelbetreiber nicht, wie sie mit der Situation in ihrem Hause umgehen sollten. Besonders schwierig ist es, wenn es sich um ganze Reisegruppen handelt. Doch inzwischen merken wir bei solchen Einsätzen, dass die Hoteliers gelernt haben, worauf man in diesen Situationen achten sollte und wie man die Hinterbliebenen unterstützen kann. Ebenso lernen auch die Behörden, etwa Carabinieri (Polizisten), durch die gegenseitige Unterstützung, wie man eine Todesnachricht überbringt oder wie es ist für den Trauerprozess, dass Hinterbliebene Abschied nehmen können.

Die Notfallseelsorge wirkt dort mit Kompetenz unterstützend, wo das Wissen um alte überlieferte Rituale nicht mehr vorhanden ist. Durch den Rückgang der Sterblichkeit in Europa kann es geschehen, dass Menschen heute ihren ersten Todesfall erst im Alter von über 40 Jahren erleben. Während die letzte Generation noch Todesfälle in der Familie auch im Kindesalter erlebte und dabei im Verband der damals noch oft vorhandenen Dreigenerationenfamilie lernte, wie man etwa die Aufbahrung und Bestattung durchführt, so wissen Angehörige heute oft nicht mehr, was sie tun sollen. Sie sind ratlos, leben vielleicht alleine und verfügen nicht über die Ressourcen der Dreigenerationenfamilie (besonders auf dem Lande). Auch die religiösen Rituale bzw. religiöse Handlungsangebote sind nicht mehr so bekannt und entsprechend kohärenzfördernd.

Schließlich bringen die Notfallseelsorgerinnen und -seelsorger ihre Kompetenz zum Teil formell und offiziell bei Informationsveranstaltungen, aber auch ganz informell in ihre alltäglichen, privaten Lebenswelten ein, sei es in der Familie, am Arbeitsplatz, in Vereinen, Dorfgemeinschaften usw. Dies bemerke ich besonders bei denen, die etwa im pädagogischen Bereich tätig sind. Oft gaben nämlich die Notfallseelsorger, welche als Lehrer arbeiten, den Anstoß, in einer Schule ein Krisenteam aufzubauen oder einen pädagogischen Tag zum Thema Krisenintervention zu veranstalten.

Es ist wichtig, diese Punkte zu erwähnen, da oft beklagt wird, dass Menschen heute »für alles Profis brauchen und selbst keine Handlungskompetenz haben«, also ihre Probleme nur delegieren und für alles eine entsprechende öffentliche Einrichtung bräuchten. Die Notfallseelsorger lernen in der Ausbildung, wie wichtig Hilfe zur Selbsthilfe ist und dass sie den Mitmenschen nicht alle Probleme abnehmen sollen. Die Betreuten sollen nur in ihrer eigenen sozialen Handlungskompetenz unterstützt werden. Ganz besonders sollen auch die jeweils vor Ort vorhandenen Ressourcen entsprechend der jeweiligen Lebenskultur aktiviert werden (z. B. Beziehungsnetze in Familie, Bekanntenkreis oder Nachbarschaft). Damit verfolgen wir in dieser Einrichtung auch ein sozial- und gesundheitspolitisches Ziel in Richtung Primärprävention.

Der Dienst der Peers ist, wie nachfolgend beschrieben, stark strukturiert, damit so ein möglichst klarer Arbeitsrahmen definiert ist. Dies ist aus verschiedenen Gründen notwendig: Selbstschutz vor Überforderung und Anerkennung der eigenen Fähigkeiten und Grenzen, als Laienhelfer. Je klarer der Handlungsrahmen ist, umso spezifischer können kompetent Einsatzbereiche wahrgenommen werden. Entsprechend werden auch jährlich die Fortbildungsthemen für die Peers ausgesucht. Notfallseelsorger sollen nicht in Konkurrenz zu den professionellen Helfern gesehen werden, geschweige denn deren Aufgaben, sozusagen als kostensparende Alternative, übernehmen. Durch ein klares Profil werden die Peers auch besser mit den verschiedenen Helferorganisationen vernetzt, bzw. können Schnittstellen als Kooperationsmarker gesehen werden.

9.4   Wann und wie werden Notfallseelsorger gerufen?

Die Notfallseelsorger decken in ihrem jeweiligen Bezirk einen 24-Stunden-Bereitschaftsdienst ab. Der monatliche Dienstplan mit den Namen und den Telefonnummern liegt bei den Disponenten in der Landesnotrufzentrale (LNZ) auf. Die Alarmierung erfolgt nur über diese LNZ (118). Bei den meisten Einsätzen ist es so, dass die Einsatzkräfte vor Ort (Notarzt, Sanitäter) über die LNZ die Notfallseelsorger nachkommen lassen. Ebenso können Behörden (z. B. Polizei) oder andere Rettungsvereine (Feuerwehr, Bergrettung) die Notfallseelsorger über die LNZ anfordern. Dies geschieht bei folgenden Einsatzindikationen:

- erfolglose Reanimation unter besonders tragischen Umständen,
- plötzlicher Kindstod (Sudden Infant Death),
- Freizeitunfall (Berg/Sport/Ski/Fluggerät),
- Verkehrsunfall (Auto/Bus/Zug/Seilbahn),
- Arbeitsunfall,
- Überbringen von Todesnachrichten mit der Polizei,
- Benachrichtigung und Betreuung nach erfolgtem Suizid oder Suizidversuch,
- Großschadensereignis Brand/Überschwemmung/Lawine/Murenabgang,
- Massenanfall von Verletzten (MANV): Großbrand/Flugzeugunfall/Naturkatastrophen.

Je nach Schweregrad des Ereignisses werden auch die Notfallpsychologen hinzugezogen, welche dann auch vor allem für die Triage und längerfristige Nachsorge zuständig sind. So wir z. B. ein Unfallfahrer nach der Erstbetreuung durch Peers der NFS an den folgenden Tagen von Notfallpsychologen weiterbetreut und eventuell an entsprechende Hilfseinrichtungen vermittelt. Ebenso funktioniert es je nach Notwendigkeit auch in der Trauerbegleitung.

Die Landesnotrufzentrale hat eine Filterfunktion und kann die Alarmierung der NFS ablehnen. Ebenso kann sie Anfragen ablehnen, die durch eine Privatperson, oder Krankenhausabteilungen (erste Hilfe) erfolgen, oder wenn eine Betreuung von suizidalen oder alkoholisierten Personen verlangt wird. Dies sind Anforderungen, für welche diese Peers einerseits nicht ausgebildet sind, andererseits

fallen diese Anfragen in Bereiche, wo es bereits Strukturen mit professionellen Helfern gibt. Natürlich dient die Abgrenzung dieser Bereiche dem Schutz der Peers vor Überforderung.

Grundsätzlich können die Notfallseelsorger je nach Umfang der Situation Kollegen und bei besonders schwerwiegenden Ereignissen auch aus dem Hintergrunddienst Notfallpsychologen nachfordern oder sich von ihnen coachen lassen: z. B. wenn mehrere Kinder oder Jugendgruppen zu betreuen sind oder bei plötzlichem Kindstod.

Im Jahr 2009 wurden im Auftrag der Landesnotrufzentrale 236 Einsätze durchgeführt, zur Hälfte Betreuungen nach erfolgloser Wiederbelebung im häuslichen Bereich. Dabei wurden 867 Personen betreut. Im Durchschnitt dauerten die Einsätze 3,6 Stunden. Die geleisteten Einsatzstunden belaufen sich auf 1.686 und die geleisteten Bereitschaftsdienststunden betrugen 108.500. Da jede Gruppe einmal im Monat auch eine Nachbesprechung machen muss, ergibt dies für die 8 Gruppen 92 Nachbesprechungen. Im Jahr 2013 wurden 266 Einsätze durchgeführt und 1030 Personen betreut.

9.5   Ausbildung

Beim Aufbau einer Gruppe der Notfallseelsorge wird in einem Phasenmodell vorgegangen, das inzwischen wie alle wichtigen Themen der Organisation und Durchführung in einem eigenen Handbuch aufgelistet ist. Ebenso ist die Ausbildung nach entsprechenden Erfahrungen festgelegt worden. Die Ausbildung stützt sich auf Ausbildungsprogramme folgender im Bereich Psychotraumatologie anerkannter Institutionen:

- Arbeitskreis Notfallmedizin und Rettungswesen an der LMU München (ANR),
- Bundesvereinigung Stressbearbeitung nach belastenden Ereignissen e. V. in Niederkassel (Partner der ICISF, Inc.),
- Institut Psychotrauma Schweiz in Visp (IPTS).

Nach zwei Blöcken für die Grundausbildung, einem Erste-Hilfe-Kurs und 40 Stunden Praktikum bei den Rettungssanitätern kommen die Neuausgebildeten in die »zweite Einsatzlinie«, d. h., sie fahren zwar mit, sind auch aktiv, übernehmen aber noch keine Einsatzleitung (mindestens für 5 Einsätze, bis zu einem Jahr). So sind sie nicht hauptverantwortlich und können stressfreier arbeiten und lernen. Nach genügend Einsätzen wird in einem Gespräch abgeklärt, ob die »Neuen« nun erfahren genug sind, um die Einsatzleitung zu übernehmen und auch in die 1. Linie beim Bereitschaftsplan eingetragen zu werden (sozusagen auch als Ansprechperson für die Telefonisten der Landesnotrufzentrale).

In der ersten Zeit brauchen die Mitarbeiter oft viel motivierende Unterstützung. Sie stehen oft besonders vor den ersten Einsätzen unter Stress und haben Angst nicht gut zu arbeiten. Oft wird auch gerade am Anfang als belastend erfahren, während langer Zeit nicht aufgeboten zu werden.

Die Ausbildung hat folgende Inhalte:

- **1. Teil: Persönlichkeitsbildung** Grundaspekte der Kommunikation: Selbst- und Fremdwahrnehmung, die Welt der Gefühle, Formen der Begegnung, Helferthematik, Motivation.
- **2. Teil: Krisenintervention im Rettungsdienst** Wesen der Notfallseelsorge: Grundlagen, Haltung, Philosophie, Grundlagen der akuten Psychotraumatologie, der Krisenintervention und der Notfallseelsorge, Einsätze im innerhäuslichen Bereich, im außerhäuslichen Bereich und spezielle Notfälle, religiöse und spezifisch christliche Aspekte in der Notfallseelsorge, spezielle Einsätze (Suizid, Betreuung von Kindern).

Die Notfallseelsorgerinnen und -seelsorger belegen zusätzlich einen 1. Hilfekurs (3 Teile eines A-Kurses für Sanitäter) innerhalb eines Jahres nach Abschluss der NFS Ausbildung und sie lernen beim 40-stündigen Praktikum im Krankentransport- und Rettungsdienst die verschiedenen Dienste in der Rettung (Notarztdienst, Flugrettung, Betreuungszug) und anderer Hilfsorganisationen kennen. Dies hilft auch umgekehrt den »Neuen« in der Helferszene, besser bekannt und damit akzeptiert zu werden.

Die kontinuierliche, offene und wertschätzende Kommunikation untereinander und hin zu den verschiedensten Organisationen und Einrichtungen ist ein absolutes Muss, da es sonst in Einsätzen schwierig wird. Es hat sich immer wieder gezeigt, wie hilfreich es ist, wenn man zumindest die Entscheidungsträger der verschiedenen Organisationen schon einmal zu Gesicht bekommen hat, deren Einrichtung und wichtigste Abläufe kennt. Das gibt Sicherheit im Einsatz und schafft Vertrauen in die neue Einrichtung.

Pro Jahr sind jeweils 8 Stunden Fortbildung zu verschiedenen Themen vorgesehen. Die Notfallseelsorgerinnen und -seelsorger können dazu auch Weiterbildungen und Kongresse im In- und Ausland besuchen, auch um andere Projekte kennen zu lernen, anderweitig Erfahrungen zu sammeln und auszutauschen.

Von Anfang an hat es sich als notwendig erwiesen, gut auf die Psychohygiene bzw. den Selbstschutz zu achten. Deshalb wird auf die Bereitschaft zur Weiterbildung und zu eigenem Stressmanagement viel Wert gelegt.

So kann auch nicht an der Ausbildung teilnehmen, wer innerhalb des letzten Jahres vor dem Eignungs- und Aufnahmegespräch einen schweren Verlust oder eine persönliche Krise zu bewältigen hatte.

9.6 Psychohygiene und Einsatznachsorge

Einmal im Monat gibt es ein ca. 2-stündiges Gruppentreffen, meist abends, zur Nachbesprechung der Einsätze und zur Klärung organisatorischer Fragen. Wenn es keine Einsätze gab, dann wird die Zeit genutzt für die Auffrischung thematischer Inhalte (z. B. Übungen, Rollenspiele, Diskussionen), um gruppendynamische Themen zu bearbeiten oder auch einfach um einen geselligen Abend zu haben. Natürlich werden auch Anlässe zum Feiern wahrgenommen (Weihnachten …).

Die Nachbesprechung wird von einem (meist 2) Notfallpsychologen geleitet und folgt zum Teil dem Ablauf eines psychologischen Debriefings (nach Perren-Klingler 2000, ▶ Kap. 2); es müssen nicht immer die Einsätze in ihrer Gesamtheit besprochen werden, sondern es können auch nur wichtige Teilaspekte thematisiert werden. Es geht dabei nicht um Einsatzkritik, sondern um gemeinsames Lernen am geschilderten Einsatz, um gegenseitige Unterstützung und positiven Zuspruch aus der Gruppe. Für den Gesprächsleiter ist es besonders wichtig, auf die Stressreaktionen und die entsprechende Bewältigung des Vortragenden oder der Gruppe zu achten. Die Aufmerksamkeit für das Wohlergehen der Notfallseelsorgerinnen und -seelsorger ist eine wichtige Maßnahme im Bereich Nachsorge. All die psychoedukativen Aspekte in Bezug auf ein gutes Stressmanagement, welche die Peers den Betreuten angedeihen lassen, werden nun auch, wenn notwendig, ihnen selbst in Erinnerung gerufen. Dazu gehören eine geregelte Diensteinteilung, ausreichende Erholungszeiten, Auszeiten bei persönlicher Betroffenheit durch Krankheiten, Krisen, Todesfälle in der Familie oder im Freundeskreis, Übungen und Methoden zum Stressmanagement.

Nach dem Einsatz müssen die Notfallseelsorger Einsatzprotokolle verfassen. Sie dienen der eigenen Reflexion und Verarbeitung des Geschehens. Es hat sich auch bei einigen Notfallseelsorgern eingebürgert, dass sie sich gleich nach dem Einsatz kurz zusammensetzen, etwas trinken und kurz über das Erlebte sprechen. Hier sind dann die Notfallseelsorger auch Peers für Peers, welche sich solidarisch untereinander unterstützen. Wenn jemand einen besonders schweren Einsatz hatte, kann er in der darauffolgenden Zeit auf seine Kolleginnen und Kollegen, die Gruppenleiter oder die Notfallpsychologen zurückgreifen.

Manche Einsätze können auch besonders belastend sein, wenn die zu Betreuenden gute Bekannte oder gar Familienangehörige der Notfallseelsorger sind. Dies passiert in allen kleinräumig organisierten Gruppen, besonders in einem so kleinen Land, wo sich viele untereinander kennen. Bei einem schweren Waldarbeitsunfall starben der Sohn und der Bruder eines Notfallseelsorgers. Das bedeutete, dass die Gruppe selbst einen zu betreuenden in der Gruppe hatte und die Gruppe selbst über den schweren Verlust ihres Kollegen sehr betroffen war. Hier brauchte die Gruppe selbst Hilfe von anderen Gruppen bzw. ein psychologisches Debriefing und entsprechend professionelle Nachsorge. Und doch ist bei aller Tragik die Solidarität und soziale Kompetenz in der Gruppe gewachsen und ebenso auch das Wissen um den Wert des Lebens und der ehrenamtlichen Arbeit für Mitmenschen.

- **Die Fallnachbesprechung**

Der Nachbesprechungsleiter (Notfallpsychologe) sammelt in einem Blitzlicht die gemachten Einsät-

ze. Danach entscheiden die Notfallseelsorgerinnen und -seelsorger, die Einsätze gemacht haben, mit dem Leiter, welche Fälle besprochen werden sollen. Es ist auch sinnvoll, wenn die Einsatzprotokolle beim Notfallpsychologen vorher abgegeben wurden, so dass dieser schon eine Art Auswahl von »Brennpunkten« machen kann und sich auch besser vorbereiten kann. Der Leiter kann mit der Gruppe eine Zeitbeschränkung festlegen. Eine Fallbesprechung kann folgende Struktur aufweisen:

- Tatsachenebene: Was ist passiert? Narratives Einsatzbild erstellen!
- Gedankenebene: Welche Gedanken sind gekommen? Was beschäftigt mich/uns?
- Gefühlsebene: Was war das Schlimmste? Was geht mir/uns nach?
- Dienstebene: Worin bestand die Herausforderung dieses Einsatzes?
- Bewältigungsebene: Wie habe ich/wir darauf reagiert? Was habe ich/wir geschafft?
- Sinn- und Werteebene: Welchen Sinn ergibt der Einsatz? Welche Werte sind im Spiel? Was bleibt offen?
- Auswirkungen, Fragen, Lerngewinn und Beobachtungen.

Aufgetretene organisatorische und technische Fragen werden im nächsten Gesprächsteil behandelt. Am Ende übergibt der Notfallpsychologe die Leitung wieder zurück an den NFS-Gruppenleiter.

Die Teilnahme an den monatlichen Nachbesprechungen sind für jeden Notfallseelsorger Pflicht. Wenn jemand einem Drittel der monatlichen Nachbesprechungen fernbleibt, führt der/die Gruppenleiter mit dem betreffenden Mitarbeiter ein Gespräch, um die Gründe und Motive in Erfahrung zu bringen, die eine Fortsetzung des Dienstes gewährleisten oder das freiwillige Dienstverhältnis unterbrechen oder beenden.

9.7 Positive Weiterentwicklungen

Nachdem sich nun innerhalb des Rettungsvereins Weisses Kreuz die Notfallseelsorge gut etabliert hat, wurde vor 4 Jahren auch mit einer Peersausbildung unter den Sanitätern selbst begonnen. Bei dieser Ausbildung geht es darum, für die Sanitäter, Bergrettungsleute, und die Freiwillige Feuerwehr und Berufsfeuerwehr, d. h., für die Einsatzkräfte (nicht für die Bevölkerung), Peers auszubilden. In einem ersten Kurs wurden an die 20 Leute aus den verschiedenen Bereichen ausgebildet. Im Jahr 2010 und 2013 wurden weitere Gruppen aus den verschiedenen Organisationen (Weisses Kreuz, freiwillige Feuerwehr und Berufsfeuerwehr Bozen) geschult. Für 2015 ist die nächste Ausbildung geplant.

Ihre Aufgabe ist nun die Betreuung der freiwilligen Einsatzkräfte in den eigenen Reihen, in der Einsatzvor- und -nachsorge. Erstens sollen diese Peers ihren Kolleginnen und Kollegen möglichst gutes Stressmanagement beibringen, ohne dabei als »Möchtegernpsychologen« aufzutreten, und zweitens unterstützen sie die Notfallpsychologen bei den Nachbesprechungen bzw. psychologischen Debriefings. Sie können auch selbst unmittelbar nach schweren Einsätzen Defusings anbieten, vorausgesetzt, dass sie selbst nicht im Einsatz waren.

Bei der Auswahl dieser Peers wird wiederum besonders darauf geachtet, dass sie innerhalb der Gruppe über Akzeptanz und Wertschätzung verfügen, dass sie kommunikativ und sozial kompetent sind. In Zukunft werden sie regelmäßig an den Supervisionstreffen mit den Notfallpsychologen teilnehmen, mit welchen zusammen sie ja auch die psychologischen Debriefings für Gruppen der Freiwilligen Feuerwehren, Sanitäter oder Bergrettung machen. Diese Peers tragen dazu bei, dass in den großen Freiwilligenvereinen die Sensibilität für Psychohygiene und Selbstschutz wächst. Besonders die Freiwilligen Feuerwehren laufen Gefahr, viele junge Feuerwehrmänner zu »verheizen«, da in den letzten Jahren die Anzahl der technische Einsätze (Autounfälle, Freizeitunfälle usw.) mit Todesfall stark zugenommen hat und die klassischen Brandeinsätze selten geworden sind. Es geht also neben der meist sehr guten materiellen Ausrüstung auch um die gute psychosoziale Ausrüstung, denn wenn die Gerätschaft auch noch so weit entwickelt ist, bleibt der Mensch selbst Mensch und damit bei all seinen inneren Ressourcen selbst ein verwundbares Wesen. Die Peers tragen niederschwellig und unkompliziert, nahe am Einsatzkollegen diesem Umstand Rechnung. Sie üben aktiv Solidarität und tragen dadurch zur seelischen Gesundheit der Menschen bei, die sich freiwillig für das Wohl der Mitmenschen einsetzen.

9.8   Zusammenfassung

Im Laufe der letzten 15 Jahre ist in Südtirol langsam eine Struktur aufgebaut worden, in welcher PSNV, zuerst für direkt Betroffene, sukzessive aber dann auch für indirekt Betroffene aus den verschiedenen Blaulichtorganisationen als Notwendigkeit erkannt und schrittweise eingeführt worden ist. Wichtige Erkenntnisse sind, dass an der Front Peers, d. h., psychologische Laien, selbstverständlich für ihre Aufgabe ausgewählt, ausgebildet und begleitet gute Freiwilligenarbeit leisten können. Ebenso wichtig ist aber, dass im Hintergrund, für Ausbildung, Unterstützung bei schwierigen Einsätzen, Selektion, Supervision, permanente Weiterbildung und Selbstschutz, Psychologen mit einer Ausbildung in Notfallpsychologie und Felderfahrung die Qualität der PSNV absichern.

PSNV kann in dem Sinne eher der Gemeindepsychologie zugewiesen werden, da sie sich ja mit durch kritische Ereignisse »verrückten«, doch eigentlich gesunden Betroffenen befasst. Die klinische Erfahrung der Psychologen oder Psychotherapeuten spielt dabei keine Rolle, vielmehr die Fähigkeit, in chaotischen Situationen klaren Kopf zu bewahren, salutogenetisch und ressourcenorientiert zu bleiben und in Teams mit vielen anderen Leistungserbringern zu arbeiten. Dann wird, unter Einsatz von Peers und Notfallpsychologen, an der Basis Präventionsarbeit geleistet, welche die Lebensqualität von durch kritische Ereignisse Betroffenen erheblich verbessern kann.

Kritische Ereignisse rufen nach Seelsorgenden

Thomas Grossenbacher

G. Perren-Klingler (Hrsg.), *Psychische Gesundheit und Katastrophe*,
DOI: 10.1007/978-3-662-45595-1_10, © Springer-Verlag Berlin Heidelberg 2015

Thomas Grossenbacher ist als Gemeindepfarrer, Spitalseelsorger und Milizkirchenpolitiker Mitentwickler der ersten Notfallseelsorge in der Stadt Zürich. Diese fokussierte Form von Seelsorge, die Betroffenen wie auch den Blaulichtorganisationen dient, half er auf kirchenpolitischem Weg weiterzuentwickeln. In wenigen Jahren entstand daraus die professionelle Notfallseelsorge (NFS). Grossenbacher berichtet davon, wie diese und vergleichbare Entwicklungen die Partnerschaft von Kirche und Staat im säkularen Umfeld zu stärken vermochten. Der Souverän gab 2014 im Kanton Zürich bei einem Urnengang dieser Entwicklung recht, als er der Besteuerung juristischer Personen zu Gunsten der Kirche klar zustimmte. Nahe bei den Menschen zu sein, die in Not geraten oder als Angehörige von dieser Not mitbetroffen sind, ist das Kernanliegen der NFS. In Grossenbachers Kurzbericht wird diese Erfolgsgeschichte geschrieben, die Geschichte einer geschätzten Dienstleistung von Pfarrerinnen und Pfarrern an Menschen, über Religions- und Konfessionsgrenzen hinaus.

10.1   Einführung

Theologen studieren nicht, um Theoretiker zu werden. Es ist die Praxis, welche Seelsorgende und Pfarrpersonen zu dem macht, was sie sein sollen. Die Theologie wird dadurch nicht überflüssig. Sie reflektiert und stärkt Handeln. Sie liefert die Motivation.

Das gilt auch für das Praxisfeld Notfallseelsorge.

Seelsorge an sich ist ein altes Geschäft, die Schwester der Verkündigung. Bevor Psychiatrie und Psychologie sich dort zu Wort meldeten, war die Kraft des Wortes in den Religionen und deren Institutionen längst erkannt. Die Wortkraft wurde seit Menschengedenken dem Geheimnis des Lebens zugeordnet und stärkend und heilend erlebt.

Auch die monotheistischen Religionen setzen auf diese Kraft. Alle drei verlassen sie sich auf das Wort. Unüberhörbar steht als Echo auf den ersten Satz des Pentateuch: »Im Anfang schuf Gott Himmel und Erde«, im Evangelium nach Johannes: »Im Anfang war das Wort«. Diese von der damaligen Philosophie inspirierte Leitlinie ortet bei Gott die Logik des Lebens, die schöpferische und Leben schaffende Kraft des Einen. Nicht nur Verkündi-

gung und Auslegung, auch der Zuspruch in der Seelsorge sind von diesem Wortverständnis beseelt.

10.2   Die Neuentdeckung der Seelsorge im 20. Jahrhundert

Der große Sprung in die Gegenwart bestätigt diese Öffnung. Die Seelsorge wagt den Schritt, von der Psychologie zu lernen. Sie holt wertvolle Anstöße von einer jungen Disziplin, die ursprünglich ein Teil der Theologie war.

So wird jetzt auch in der Seelsorge Empathie wichtig: Anteilnahme, Zuhören, Einfühlen, Mitleiden, das Zulassen von Gefühlen und Emotionen bekommen Platz im seelsorgerischen Gespräch.

Begegnungen von in CPT (»Clinical Pastoral Training«) trainierten Spitalseelsorgenden mit den Patienten, die sie besuchen, zeigen dies am klarsten auf. Was jetzt in der Seelsorge geschieht, ist kaum mehr vergleichbar mit dem Seelsorgeverständnis früherer Zeiten, wie es etwa im Film Amadeus (für das 18. Jahrhundert) am Beispiel des in der Irrenanstalt »inhaftierten« Salieri dokumentiert ist. Auch liegen Welten zwischen den gut gemeinten Belehrungen und Ratschlägen, die die drei Freunde Hiobs diesem in langen Monologen vortragen, und dem Seelsorgestandard des 20. und 21. Jahrhunderts.

Spät genug lernte die Seelsorge das Zuhören, Mitgehen, Zulassen, das Integrieren von Gesprächstechniken mittels Anleihen aus anderen Disziplinen von außerhalb der Kirche. Der Zuspruch verlor ein Stück des Anspruchs der Institution. Mission wird immer mehr als Kraft von innen erkannt. Sie wird nicht ausgerichtet, vielmehr im gelingenden Gespräch erlebbar. Die Seelsorge ist damit persönlicher und menschlicher geworden.

Was hatte das für eine Auswirkung auf die Effizienz? Darf man diese Frage in der Seelsorge überhaupt stellen? Fragen wir vielleicht besser so: Wo blieb die Macht des Wortes?

10.3   Die Effizienzfrage

Außerhalb der Seelsorge ist die Frage nach der Effizienz schon länger kein Tabu mehr. Kosten und Nutzen werden in allen Lebensbereichen gegeneinander abgewogen. Die Gesundheitskosten in allen Staatsbudgets sind längst nicht mehr nur ein Vorwand, um die Frage nach Effizienz zu stellen. Die lang gewordenen Sequenzen von Therapiesitzungen in den Praxen der Psychotherapeuten und Psychologen verschiedenster Schulen – insbesondere, wo sie über Krankenkassen und Versicherungen abgerechnet werden – lassen die Frage berechtigt erscheinen. Erst recht ist es im Interesse der Klienten, einer möglichen Chronifizierung der von in der Therapie zur Sprache gebrachten Probleme entgegenzuwirken. Die Kurzzeittherapie steht im Dienst der Effizienz.

Ethisch gesehen bleibt ein kritischer Vorbehalt gegenüber der Effizienzfrage bestehen. Verstummen muss die Frage deswegen nicht. Bei aller gebotenen Vorsicht wird sich auch die Seelsorge nicht aus solcher Kritik heraushalten. Selbst dann nicht, wenn mit theologisch einleuchtenden Argumenten die Ohnmacht in der Seelsorge legitimiert und als eine paradox erscheinende neue Mächtigkeit des Wortes dargestellt wird.

Tatsächlich fanden und finden Geschwächte, Kranke, Leidende, Gekränkte, Arme und Notleidende auch dann Stärkung, wenn sich in deren Wirken keinerlei Veränderung im Sinne von erkennbarer Heilung abzeichnet.

So stand CPT lange unbestritten auf dem ersten Platz moderner Seelsorgetechnik. Die Suche nach anderen Methoden ließ auf sich warten. Noch heute ist bei Ausschreibungen einer Spitalseelsorgestelle oft der Nachweis einer lückenlosen CPT-Zusatzausbildung als Anforderung explizit genannt. Neues aber ist in Sicht.

10.4 Gesellschaftliches Umfeld

Hilfreich bei der Weiterentwicklung ist das gesellschaftliche Umfeld, in dem das Religiöse und die Religionen – im 21. Jahrhundert deutlich zunehmend und medial gefördert – omnipräsent erscheinen. Dies ist aber längst nicht in allen Ohren gute Nachricht. Denn dieser Entwicklung entgegen stellt sich eine lauter werdende Kritik in der Gesellschaft, die alles Religiöse einem politischen Generalverdacht des Machtanspruchs unterstellt und jede Beeinflussung als politisch inkorrekt anprangert. So stehen selbst die Institutionen der die Leitkultur prägenden christlichen Religion mehr und mehr mit in der Kritik.

- **Was kann im veränderten Umfeld der Beitrag der Seelsorge sein?**

Die widersprüchlich erscheinende Situation macht auch Chancen sichtbar. Die Funktion des Wortes im Gespräch bekommt neue Aufmerksamkeit. Gespräche werden als hilfreich erkannt, wenn auch nicht vorrangig Gefühle oder Frömmigkeit angesprochen werden, sondern auf kognitiver Ebene Stabilisierung und Stärkung angestrebt wird. Dies ist in keiner Weise eine Verwässerung des Wortes in der Seelsorge. Im Gegenteil: Das Wort erscheint potent im Sinne seiner schöpferischen Kraft (vgl. Genesis 1:3 ff).

Auch seelsorgerische Worte und Handlungen dürfen etwas bewirken und ausrichten. Worte als Interventionen, die in Menschen Ressourcen ansprechen und in ihnen Kraft entfalten, Worte, die Menschen in instabiler Situation ansprechen und ermächtigen. Was Therapeutinnen und Therapeuten in Psychiatrie und Psychologie erkannt haben und sie ihre Arbeit auf effizientere Formen der Kurztherapie umstellen ließ, wird auch leitend für die Praxis der Seelsorge.

Es zeigt sich, dass biblische Worte in ihrer archaischen Potenz zum Teil vorgefühlsmäßig sind und gerade darum an- und zusprechend wirken.

Diese Entdeckung und Neuausrichtung ermöglicht ein Weiteres. Der Freiheitsbegriff und die kognitiv steuerbare Pragmatik schaffen Raum für eine bis anhin ungewohnte, befristete Verbindlichkeit zwischen Seelsorgenden und in Not geratenen Menschen. War einst im kirchlichen Verständnis die Einbettung in der Gemeinde oder zumindest die Zugehörigkeit zur Kirche Voraussetzung einer Seelsorgebeziehung, so denken Seelsorgende heute unbefangen auch an Gegenüber, die nicht bereits eine Verbindung zur Institution mitbringen, und zögern nicht, auch ihnen diesen Dienst zu tun. Einzige Voraussetzung bleibt, dass das Gegenüber sein Bedürfnis nach einem seelsorgenden Gespräch bejaht.

Die Seelsorge ist jetzt definitiv bereit für den Notfall.

■ **Im Fokus: der Notfall**

In der Notfallsituation ist der Faktor Zeit entscheidend. Das ist nicht nur beim Retten von Leben so. Es gilt auch für die psychische erste Hilfe. Es ist wertvoll, wenn in kurzer Zeit erste entlastende Schritte ermöglicht werden. Da braucht es klare, wirksame Worte, die intervenieren, also so dazwischen kommen, um Verzweiflung und andere unerwünschte und eventuell die Lebensqualität beeinträchtigende Prozesse zu unterbrechen.

Es geht um den nächsten Schritt, um den Aufbruch, um den Weckruf ins Leben, das aus dem Blickfeld zu geraten droht. Gefragt ist das Aufstehen ins Leben, um dem Tödlichen zu widerstehen. (Auferstehung).

Wenn ich im Notfall nicht mehr weiß, wo mir der Kopf steht, möchte ich diese existenzielle Betroffenheit nicht in einem langen Gespräch verstärkt bekommen, sondern möglichst bald wieder einen klaren Kopf bekommen für den nächsten Gedanken und Klarheit für den nächsten kleinen Schritt.

10.5   Notfallseelsorge (NFS) erwünscht

Die Seelsorge dient sich nicht an, sie hört den Not-Ruf. Der Auftrag kommt von außen.

So war es jedenfalls in der »Stunde Null« (1998), wo das Konzept der Notfallseelsorge für die Stadt Zürich angedacht und aus der Taufe gehoben wurde.

Es begann an einer Sitzung der Kommission Kirche und Jugend, eine Behörde der evangelisch-reformierten Kirche der Stadt Zürich, die der Stabstelle »Kirche + Jugend« angegliedert ist. »K+J« hat seit den 1980er Unruhen in der Stadt Zürich die Aufgabe, Jugendfragen mit Aufmerksamkeit zu verfolgen und im weitesten Sinn Jugendseelsorge zu betreiben. Der ehrenamtlich tätigen Milizbehörde gehörte damals auch ein Pflegefachmann von »Schutz und Rettung« der Stadt Zürich an.

Dieser wünschte sich, bei seiner Arbeit auf einen Seelsorgedienst zurückgreifen zu können. Rettungsteams sollten bei Bedarf Seelsorgende aufbieten können, um Angehörige von Schwerverletzten oder überraschend Verstorbenen zu betreuen. Jetzt

sei es so, dass die Leute von der Sanität nach Erfüllung des Kernauftrages oft am Ort des Ereignisses zurückblieben und diese Aufgabe übernehmen müssten oder sich eben dieser notwendigen Aufgabe mit schlechtem Gewissen entzögen, weil ein weiterer Einsatz ins Kerngeschäft der Sanität ruft.

Die Idee fand Anklang. In der Folge kam es zu Gesprächen mit den Verantwortlichen von Schutz und Rettung. In – für kirchliche Prozesse – erstaunlich kurzer Zeit wurde aus den informellen Gesprächen rechtlich verbindliche Vereinbarungen. Die »Sanitätsseelsorge«, wie es damals hieß, war geboren.

Und die Sanitätsseelsorge der Stadt Zürich bewährte sich. Die Rückmeldungen waren überdurchschnittlich gut. Was die Seelsorgenden beitragen konnten, wurde von den Betroffenen sogar besser bewertet als der Dienst von psychologischen Organisationen, die in diesem Arbeitsfeld bereits tätig waren. Dieser neue Dienst der Kirche war in der Öffentlichkeit gefragt und geschätzt. Bald darauf wurde er ausgeweitet und im Organigramm allen Blaulichtorganisationen angegliedert.

Dieses Signal aus Zürich war nicht ohne Wirkung auf die Blaulichtorganisationen anderer Kantone. Mehrere Landeskirchen bauten in der Folge eine NFS auf.

10.6   Herausforderung und Chance für die Kirchen

In Zürich wurde die neue Aufgabe zunächst in freiwilliger Arbeit von Seelsorgenden der evangelisch-reformierten und der römisch-katholischen Kirche der Stadt Zürich übernommen. Es war klar, dass mit diesem Dienst ein ökumenisches Zeichen gesetzt wurde. Immerhin gehörten damals noch mehr als 60 % der Stadtbewohrinnen und -bewohner Zürichs einer christlichen Kirche an. Die Aufgabe der Kirchen an der Öffentlichkeit fand auch dadurch ihre politische Legitimierung (Leitkultur ohne missionarischen Anspruch).

In keinem der Einsätze war die religiöse Herkunft des NFS je ein Problem. Schon gar nicht führte es zu Irritationen, dass die aufgebotene Person Vertreter oder Vertreterin einer christlichen Kirche war.

Muslime, Buddhisten, Hindus und auch Areligiöse schenkten der Herkunft der Seelsorgenden entweder kaum Beachtung oder fanden nach Rückfrage sogar Worte der Anerkennung.

Kritische Stimmen kamen mehr von innen. Sie wurden in kirchlichen Kreisen laut: Es wurde bezweifelt, ob die Seelsorgenden für diese Aufgabe im Notfall genügend gut ausgebildet und damit geeignet seien. Am kritischsten waren die angefragten Kolleginnen und Kollegen, die für diesen Dienst rekrutiert werden sollten. Nicht wenige befürchteten mit dieser Aufgabe überfordert zu sein. Die Stimmen sind bis heute nicht verstummt, obwohl längst gute Fortbildungen und Supervisionen angeboten werden.

Inzwischen gibt es bereits ganze Lehrgänge, die zum Ziel haben, Seelsorgende als Notfallseelsorgerinnen und -seelsorger zu zertifizieren. Doch ist die Spezialisierung nicht unproblematisch. Sie wirft Fragen auf: Gibt es verschiedene Klassen von Seelsorge? Reicht die Basisausbildung für Pfarrpersonen nicht aus, um diesen Dienst zu leisten? Sicher soll bereits die Grundausbildung dieser Fragestellung Rechnung tragen.

Positiv ist die Außenwirkung auch bei Nichtbetroffenen. Die Öffentlichkeit begrüßt den kirchlichen Dienst ohne sichtbare Eigeninteressen. Freilich ist die Akzeptanz wohl auch deshalb groß, weil der Dienst kostenneutral ist. Bei »Schutz und Rettung« fallen keine Kosten an. Bis jetzt leisten Seelsorgende diesen Dienst als Teil ihrer durch den Lohn bereits abgegoltenen Aufgabe, für die sie die Kirche anstellt.

In einer Zeit, wo die Fragen an die Kirchen lauter werden, wie angesichts der schwindenden Kirchenmitglieder das Anrecht, Kirchensteuern auch von Unternehmungen (sog. »juristischen Personen«) zu rechtfertigen sei, sind solche Aufgaben zum Wohl der ganzen Gesellschaft eine überzeugende Antwort.

Kirchenintern sind gewisse Fragen noch nicht abschließend beantwortet: Wird die NFS zur Pflicht für alle Seelsorgenden? Oder kann der Bereitschaftseinsatz von NFS-leistenden Pfarrpersonen durch Entlastungen in anderen Arbeitsfeldern kompensiert werden? Die Kirchenleitungen sind derzeit bemüht, hier überzeugende Modelle vorzulegen, wie die pfarramtliche Arbeit im Einbezug der Notfallseelsorge gerecht aufzuteilen ist.

10.7 Mehr als nur Politik – was Seelsorgende ermächtigt, NFS zu tun

Diese politischen Überlegungen sind jedoch nicht das Wesentliche und auch nicht das Ziel des neu etablierten Dienstes. Die Selbstverständlichkeit des NFS-Dienstes muss immer wieder mit dem Selbstverständnis von Seelsorge verifiziert werden. Die Begründung soll eine theologische bleiben; denn sie gehört zur Grundüberzeug der Seelsorgenden und dient der inneren Motivation und Sicherheit.

Ziel des seelsorgenden Handelns, des Schweigens und Redens, des stillen oder hörbaren Mitseufzens und -betens soll sein, dass am Ende Gedanken wie diese von Betroffenen zurückbleiben. »Ich will frohlocken und mich freuen … dass du mein Elend gesehen, auf die Nöte meiner Seele geachtet hast« (Ps 31:8).

Die Aufgabe, der sich Seelsorgende gerade angesichts von Notfällen stellen sollten, ist:

- sich rufen zu lassen,
- die Not und das Elend zu sehen,
- innere Sicherheit im Gespräch aufzubauen und zurückzugeben,
- mit ermächtigenden Worten, die inspiriert sind vom kraftvollen Wort, das ins Leben ruft, zu intervenieren und damit eine andere Wirklichkeit als die wahrgenommene zu antizipieren.

Die Frage, wem die Aufmerksamkeit des NFS-Dienstes zukommen soll, ist damit schon beantwortet. Der Nächste ist nicht der im Glauben verwandte, sondern jeder Mensch, der einen anderen helfenden Menschen braucht. In Lk 10:30 ff ist eine Geschichte nachzulesen, welche ein gewisser Jeschuah seinem Schüler als Antwort auf die Frage »Wer ist mein Nächster« erzählte. Die anschauliche Geschichte des »guten Samariters« macht sichtbar, dass die Frage verkehrt herum gestellt ist. Sie fragt nach Grenzen, statt die Not des sich in einer Krise befindenden Menschen zu erkennen und fraglos darauf zu reagieren. Nicht »wer ist mein(e) Nächste(r)« muss die Frage lauten, sondern »wem werde ich Nächste(r)«. Diese Umkehrung mag sprachlich spitzfindig erscheinen. Die Geschichte zeigt, dass sie für die Rettung des unter die Räuber geratenen Menschen entscheidend ist. Sie eignet sich trefflich als Begründung für die NFS. Die Geschichte, die traditionellerweise missverständlich als der »barmherzige Samariter« überschrieben ist, ist mit einer kritischen Pointe ausgestattet. Derjenige, der die Herausforderung annimmt zu helfen, ist ausgerechnet ein Mensch aus dem Fremdgebiet Samarien. Es ist in dieser Geschichte nicht einmal ein ausgebildeter Theologe, der als erster professionell das Notwendige auf richtige Weise tut. Es ist ein Mensch, der erkennt, was zu tun ist, ein Mitmensch, ein Peer! Man könnte meinen, er hätte die STOP-Regel bereits gekannt (s. ▶ Abschn. 2.8.1). Auch das Organisieren beherrscht der Helfer aufs Beste und delegiert verantwortlich die weitere Betreuung an einen Menschen vor Ort, der die Aufgabe übernehmen kann.

Mittragend für den Dienst der Notfallseelsorgenden ist, dass die Arbeit im Team geschieht, in dem jeder Fachbereich seine eigene Funktion hat. Seelsorgende arbeiten zusammen mit Polizisten, Feuerwehrleuten und Fachleuten der Sanität, Staatsanwälten und Gerichtsmedizinern. Es besteht ein gemeinsamer Auftrag, zu schützen und zu retten. Unsere Aufmerksamkeit gilt dem Menschen als Ganzes, als psychosomatisches und soziales Wesen. Gerade in größter Not haben Menschen das Gespür, dass Seelsorgerinnen und Seelsorger – Kraft ihrer Aufgabe und ihres Amtes – Heilendes im Notfallkoffer mitbringen. Von diesem Zutrauen und dieser Zumutung leben die Seelsorgenden. Oft habe ich bei Einsätzen selber erlebt, wie Menschen, die kaum je etwas mit Kirche und Glaube zu tun hatten, mir als aufgebotenem Seelsorger das zutrauten, was sie mit Fug und Recht von einem Seelsorger erwarten können: Präsenz, Trost einfache und klare Worte, Schutz.

In diesem Setting von Not und Zutrauen haben Notfallseelsorgende die Aufgabe, mutig und klar ihre Funktion zu erfüllen. Decken wir den vom Suizid gezeichneten Körper des Verstorbenen zu, wenn es vor uns noch kein anderer Helfer im Team gemacht hat. Zünden wir ein Licht neben dem toten Körper an, den die vom plötzlichen Leid Getroffenen bitter beweinen oder versteinert anstarren. Richten wir kurz und bündig, allein schon mit unserer Anwesenheit das Wort aus, dem wir eine große Kraft zuschreiben. Finden wir zusammen mit den Betroffenen den Ort, oder die Adresse, um das Unaussprechliche auszudrücken, das Entsetzen, die Wut und die unbeantwortbare Warum-Frage zu deponieren.

Und, schöpfen wir vorher noch – zuerst für uns selbst – Kraft aus dem Satz: »Nimm dein Bett und wandle.« Solche und ähnliche Worte haben ihre starke Kraft gerade dann, wenn das große Schicksal, das anderen wiederfahren ist, uns, die wir auf den Notfallplatz gerufene werden, lähmen möchte. Nach vielen Einsätzen staune ich immer wieder über das Geheimnis der großen Kraft, die aus der Erfüllung dieser Aufgabe hervorgeht.

10.8   Fazit – Ausblick

Ich bin überzeugt, dass das Aufgabengebiet der NFS eine – wohl noch zunehmend – wichtige Aufgabe für Seelsorgende der Kirchen ist. Ganz grundsätzlich gilt, dass überall, wo es gelingt, Dienste wie die Notfallseelsorge überzeugend mit klar erkennbarem Profil, professionell anzubieten, die Kirche ein willkommener Partner bleibt und es nicht davon abhängt, wie jede(r) Einzelne sein Verhältnis zu Religion, Glaube und religiösen Institutionen bewertet.

Die St. Galler Kantonalkirche bringt in einem Claim ihren Auftrag so zum Ausdruck: »Nahe bei den Menschen«. Seelsorge wird wegen solcher Nähe geschätzt, und wenn sie in der Notfallseelsorge ermächtigend, unterstützend und zielorientiert ist, hat sie bestimmt Zukunft.

Psychische Erste Hilfe (PEH) im Kanton Luzern ab dem Jahre 2000

Karin Strässle-Schardt

G. Perren-Klingler (Hrsg.), *Psychische Gesundheit und Katastrophe*,
DOI: 10.1007/978-3-662-45595-1_11, © Springer-Verlag Berlin Heidelberg 2015

Karin Strässle hat als Beauftragte für den Koordinierten Sanitätsdienst (KSD) des Kantons Luzern bereits früh erkannt, dass nur gewachsene Teams sowie Menschen und Organisationenn die sich kennen und schätzen, auch im Katastrophenfall gut zusammenarbeiten können. Ein erster richtungweisender Kurs mit Gisela Perren-Klingler im Jahre 1994, an dem alle relevanten Einsatzkräfte (Polizei, Feuerwehr, Rettungsdienst, Zivilschutz, Armee) teilnahmen, machte die Führungskräfte dieser Organisationen mit der Problematik der Posttraumatischen Belastungsstörungen und dem Debriefing bekannt. Jede Organisation vertiefte diese Kenntnisse danach mit Unterstützung der KSD-Beauftragten in Eigenregie. Ebenso wurde durch den KSD Ende der 1990er Jahre gemeinsam mit den im Kanton Luzern wirkenden Landeskirchen die ökumenische Notfallseelsorge gegründet, welche bis heute, eingebettet in das CareTeam Zentralschweiz, sehr erfolgreich wirkt.

11.1   Einführung

Als das Buch »Debriefing, Erste Hilfe durch das Wort«, herausgegeben von Dr. Gisela Perren-Klingler, im Jahre 2000 erschien, waren die Autoren auf dem Stand des Jahres 1999 und konnten von den Anfängen der Psychischen Ersten Hilfe (PEH), der Konsolidierungsphase und den weiteren Plänen zum Ausbau derselben berichten.

Bei manchen Organisationen waren Hinweise auf die Notwendigkeit dieser Hilfe lange Zeit in den Wind gesprochen. Wir »Pioniere« fühlten uns oft als »Rufer in der Wüste«, bis das Attentat in Zug auch den letzten Zweiflern aufzeigte, dass die PEH kein bloßes Wunschdenken, sondern schlichtweg eine Notwendigkeit ist.

Die Auswirkungen dieses für die Schweiz äußerst dramatischen Ereignisses reichen bis in die heutige Zeit, und niemand konnte zu diesem Zeitpunkt auch nur ahnen, wie schnell der Beweis erbracht werden musste, dass die PEH und das Debriefing nötig, ja unabdingbar sind.

Im Gegensatz zum Kapitel »Debriefing und CISM (Critical Incident Stress Management) im Koordinierten Sanitätsdienst (KSD) am Beispiel des Kantons Luzern« in ersten Buch (Perren-Klingler

2000) berichte ich hier nur über die NFS sowie den sich daraus ergebenden Einsatz der Samariter. Der Grund ist der, dass ich in den beiden ersten Organisationen auch nach meiner Pensionierung noch tätig war und dadurch bis heute auf dem Laufenden bin.

Viele andere Organisationen haben ihren Platz im Bereich psychosoziale Notfallunterstützung (PSNV), wie sich die Hilfe nun im deutschsprachigen Raum einheitlich nennt, ebenfalls gefunden, verändert oder sich auch zurückgezogen, werden aber nicht mehr im Detail erwähnt, sondern lediglich soweit, wie sie mit den beiden anderen Bereichen korrespondieren.

11.2   Was spricht für und was gegen die Notfallseelsorge?

Thomas Lang, Pastoralassistent an der Hofkirche Luzern, damals bereits Mitglied im neu gegründeten Care-Team Zentralschweiz, hatte seine Vorexamensarbeit aus dem Jahre 1999 an der Theologischen Fakultät Freiburg (Schweiz) dem Thema »Notfallseelsorge« gewidmet, wobei er aber auf die Situation in Deutschland zurückgreifen musste, da in der Schweiz zu diesem Zeitpunkt lediglich in den Kantonen Bern und Aargau erste Ansätze eines koordinierten Vorgehens zu erkennen waren.

Bernhard Stähli hatte im Jahre 1996 und 1998 Pfarrer und Pfarrerinnen aus der ganzen Schweiz zu einer Zusammenkunft nach Bern eingeladen. Anschließend wurde ein zweiwöchiger Kurs für NFS organisiert. Ab dem Jahr 2000 wurde in Bern die private NFS auf Abruf eingeführt. Im Jahr 2004 wurde die NFS im Gesetz verankert, und seit 2007 gibt es das Care-Team Kanton Bern, in welchem die NFS integriert ist. Im Kanton Aargau wurde zu diesem Zeitpunkt die NFS durch Spitalseelsorgende wahrgenommen und das System später weiter entwickelt.

Wie Thomas Lang in seiner Arbeit bereits vorausgesehen hat, gab (und gibt es teilweise noch heute) einige Hindernisse, die einer flächendeckenden Gründung der Notfallseelsorge in der Schweiz im Wege standen und überwunden werden mussten, wie die nachfolgende Auflistung zeigt:

-   Die Versorgung der sekundär Betroffenen war nicht sehr spektakulär und hatte kaum Tradition im Rettungswesen.

- Jeder Kanton hat seine eigenen Vorstellungen über den koordinierten Sanitätsdienst.
- Es wurde angenommen, dass alle Menschen gläubig sind, die von der Notfallseelsorge betreut werden.
- Notfallseelsorgende sind nicht automatisch auch gute Psychologen.
- Die Finanzierung zeigte sich sowohl bei den Landeskirchen wie auch bei den Kantonen als ein großes Problem.
- Nicht alle Landeskirchen teilen die Meinung, dass die Betreuung von Betroffenen eines Unfalles oder eines Unglückes tatsächlich Aufgabe der Kirche ist.

Diese Fragen waren noch nicht ausdiskutiert, als im Frühling 2001 Stefan Schärli, Rettungssanitäter im Team des Rettungsdienstes des Kantonsspitals Luzern, verschiedene Exponenten im Bereich PEH in der Zentralschweiz anfragte, ob sie an der Gründung eines Care-Teams Zentralschweiz interessiert seien. Er musste viel Überzeugungsarbeit leisten, um alle Exponenten dieses Bereiches an einen Tisch zu bringen.

Die offizielle Gründung des Care-Teams Zentralschweiz sollte im Herbst/Winter erfolgen. Die Statuten waren daher noch nicht definitiv erstellt, als die Mitglieder des Care-Teams beim Attentat von Zug bereits notfallmäßig zu ihrem ersten Einsatz aufgeboten wurden.

Im Kanton Luzern hatten zu diesem Zeitpunkt bereits die Kantonspolizei und der Zivilschutz ein Konzept bezüglich posttraumatische Belastungsstörungen (PTBS) und Debriefing. Die Notfallseelsorge (NFS) war im Aufbau begriffen, und die Samariter hatten erste Informationen zum Thema »Erste Hilfe für die Seele« erhalten. Der erste Grundkurs für die zukünftigen Mitglieder der NFS sollte im November 2001 stattfinden.

Zum Glück hatten fast alle Einsatzkräfte die Grundausbildung bei Gisela Perren gemacht, sodass die Teams aus Feuerwehr, Polizei, Zivilschutz oder Notfallseelsorge gut harmonierten.

11.3 Die Gründung der Notfallseelsorge im Kanton Luzern

Immer wieder fanden im Kanton Luzern die jährlichen Zivilschutzübungen statt, an welchen die eingeteilten Kaderpersonen fiktive Katastrophen bewältigen mussten. Als Mitglied im kantonalen Kernstab für den Bereich des Gesundheitswesens und Chefin dieses Bereiches wurden mir die vier Pfarrherren im kantonalen Krisenstab (Frauen gab es damals in dieser Funktion noch nicht) als Unterstützung zugewiesen, da niemand so genau wusste, wo diese »Feldprediger« eingesetzt werden konnten. Anfänglich nahm ich die Einteilung so hin, »da es halt schon immer so war«, und machte mir keine tieferen Gedanken über diese Einteilung.

Im Dezember 1999 passierte dann aber auf der Seebrücke in Luzern ein schrecklicher Unfall. Ein Autofahrer verlor die Kontrolle über sein Fahrzeug und raste ungebremst in eine Gruppe von Zuschauern, die sich auf dem Trottoir befanden, um dem Einzug der Samichläuse (Nikoläuse) zuzuschauen.

Es entstand ein totales Chaos; auf engstem Raum lagen Verletzte und Tote; überall gab es schockierte und entsetzte Zuschauerinnen und Zuschauer. Der Rettungsdienst mit seinem Chef Günther Becker waren zwar rasch auf dem Platz, die Sanitätspersonen konnten aber nicht zu den Verletzten vordringen, da dauernd jemand an ihnen riss, drückte, sie hin und her schob, jammerte und es ihnen unmöglich machte, den gewohnten Dienst an den Patienten zu tun.

Einsatzleiter Sanität, Katastrophenhelfer, Samariter, KSD-Beauftragte; wie hatten wir alle jeweils die ersten Schritte an den Übungen durchgespielt: Überblick verschaffen, Sofortmaßnahmen einleiten, eine erste Triage durchführen, Patienten versorgen, Ruhe bewahren usw.

In diesem Falle waren alle diese Elemente erst einmal obsolet. Chaos ist an sich schon eine schlimme Sache, aber Chaos auf engstem Raum, zwischen schreienden und desorientierten Menschen eingeklemmt zu sein, daran gehindert zu werden helfen zu können, macht ein Vorgehen, wie in vielen Kursen und Instruktionsanlässen gelernt, schlicht unmöglich.

Dieses Ereignis und seine schwierige Bewältigung veranlassten mich als zuständige Person im kantonalen Krisenstab, mir über die Versorgung der Menschen, die zwar nicht primär verletzt, aber sekundär traumatisiert waren, in Zusammenarbeit mit Günther Becker Gedanken zu machen. Auch den Angehörigen des Rettungsdienstes konnte es nicht gleichgültig sein, was mit den schockierten Menschen geschah, die sie hilflos zurücklassen mussten, da sie ja die primär die Verletzten versorgen und ins Spital überführen mussten.

Mein Vorschlag, sich mit den Seelsorgenden im Krisenstab an einen Tisch zu setzen und ein Konzept zur Bewältigung solcher Notlagen auszuarbeiten, stieß bei allen Beteiligten auf offene Ohren. Besonders der damalige Regionaldekan Max Hofer war von der Idee begeistert und bestätigte unsere Idee, dass Notfallseelsorge ein Grundbestandteil des Seelsorgeauftrages der Kirche sei. Sie steht ja den Menschen in Not und Bedrängnis bei. Auch der Delegierte der reformierten Landeskirche im Krisenstab, Marcel Horni, machte sich Gedanken über Sinn und Zweck seines Einsitzes im kantonalen Krisenstab und zog im Kanton Bern Erkundigungen ein.

Mit Jörg Trottmann als Delegiertem der katholischen Landeskirche, Marcel Horni von der reformierten Landeskirche und mir, der KSD-Beauftragten des Kantons Luzern, ergab sich ein Dreierteam, welches im Bereich NFS im Kanton Luzern eigentliche Pionierarbeit leisten durfte.

Im Weiteren konnten wir auf die Unterstützung des Zivilschutzes zählen. Die Räumlichkeiten wurden uns von den beiden Landeskirchen zur Verfügung gestellt, die Referentinnen und Referenten, ob von der Feuerwehr, der Polizei oder dem Rettungsdienst, stellten sich unentgeltlich zur Verfügung, und auch die beiden Fachreferenten aus dem psychologischen Bereich, Gisela Perren und Frank Lasogga, kamen uns preislich sehr entgegen.

Den ersten Kurs für NFS besuchten 28 Theologen beider Konfessionen. Der Kanton erlaubte uns, dass die Alarmierung via den Sanitätsnotruf 144 erfolgen konnte, und Marcel Horni arbeitete ein einfaches und effizientes Alarmierungskonzept aus, welches uns erlaubte, mit geringen Kosten eine professionelle Organisation auf die Beine zu stellen. Auch die Presse interessierte sich für die NFS, und es erschienen einige informative Artikel in der Luzerner Zeitung und in diversen Fachblättern.

11.4   Die Konstituierung der NFS im Kanton Luzern

Bereits im ersten Jahr ihres Bestehens wurde die NFS 28-mal aufgeboten. In jedem folgenden Jahr erhöhte sich die Zahl der Einsätze, bis es im Jahre 2009 sogar 67 Einsätze waren.

Daher musste kurz nach der Gründung im Jahre 2003 der nächste Grundkurs durchgeführt werden, damit der Bereitschaftsdienst rund um die Uhr sowie die »Eintreffzeit« von 30 Minuten aufrecht erhalten werden konnten.

Die zweimal jährlich stattfindenden Weiterbildungen waren Themen gewidmet, die für die NFS in den Einsätzen relevant waren: Suizid und Suizidversuch, plötzlicher Kindstod, Alzheimer, Überbringen einer Todesnachricht in Zusammenarbeit mit der Polizei, Ressourcenmodell, andere Religionsgemeinschaften usw.

Damit die Belastung für die im Einsatz stehenden NFS nicht zu groß wurde, konnten diese sich an speziell ausgebildete Kolleginnen und Kollegen wenden, wenn besonders gravierende Ereignisse nach Supervision oder einem Debriefing verlangten.

Diese Kolleginnen und Kollegen waren mehrheitlich Spitalseelsorgende, die aber nie an den Einsätzen teilgenommen hatten und daher unbefangen an ihre Aufgabe herantreten konnten.

Leider konnte die Zusammenarbeit mit dem Care Team Zentralschweiz aus verschiedenen Gründen nicht institutionalisiert werden. Dagegen interessierten sich die Urner, Nid- und Obwaldner für das Luzerner Modell, und es besuchten einige Seelsorgende aus diesen Kantonen den Grundkurs in Luzern wie auch die Weiterbildungen.

11.5   Die Großübung Lohengrin im Jahre 2003

Damit der Betreuungsgedanke in der Katastrophenbewältigung auf die Umsetzung hin geprüft werden konnte, wurde im Juni 2003 die Übung Lohengrin durchgeführt. Folgende Übungsannahme lag dieser zugrunde:

Ein Gelenkbus der VBL (Verkehrsbetriebe Luzern), der mit ca. 40 Personen besetzt war, fuhr vor dem KKL (Kultur- und Kongresszentrum Luzern) in den See, da der Chauffeur einen Herzinfarkt erlitten hatte. Die meisten dieser Passagiere waren Jugendliche, welche zu einem Konzert ins KKL gefahren werden sollten. Es gab viele Verletzte, wovon die meisten nur leicht verletzt, aber schockiert waren. Obwohl das Ganze am späten Nachmittag stattfand, war es noch immer unerträglich heiß, so dass die Übung für die Figurantinnen und Figuranten wie auch für die Einsatzkräfte eine große Belastungsprobe war.

Die Feuerwehr der Stadt Luzern unter ihrem damaligen Kommandanten Peter Frey und der Rettungsdienst des KSL (Kantonsspital Luzern), mit dem Einsatzleiter Tomas Zwyer, leisteten den Einsatz gemeinsam. Zwar war die NFS bei »Insidern« schon bekannt, aber die Mehrheit der Helfenden wusste nicht, dass die NFS und auch die Psychologen abrufbereit auf ihren Einsatz warteten. So konnte es vorkommen, dass zwei Polizisten eine hyperaktive Betroffene über längere Zeit »bändigen« mussten, obwohl die Fachleute in einem geschützten Raum darauf warteten, dass betroffene Personen ihnen übergeben würden, ums sie adäquat zu betreuen.

Als der Leiter der NFS sich dann beim Einsatzleiter der Sanität gemeldet hatte, erkannte dieser rasch die Möglichkeiten, welche sich durch die Betreuung der NFS für ihn bot.

Mit ihren Rucksäcken, in welchen sich auch Getränke befanden, rückten die NFS aus und betreuten die Verletzten, welche zwar medizinisch versorgt, aber noch nicht abtransportiert werden konnten. Die NFS waren dank ihren leuchtend blauen Westen mit der Aufschrift »Notfallseelsorge« gut zu erkennen und benötigten keine weiteren Ausweise, um sich Zutritt zu den Betroffenen zu verschaffen.

An der Schnittstelle zwischen Rettungsdienst und NFS bewegten sich die Samariterinnen und Samariter. Eines der Ziele der Übung Lohengrin war, dass kein Betroffener alleine gelassen werden und immer ein Helfender sich um ihn kümmern sollte. Es gibt in einer solchen Situation, wo die Welt zusammenzubrechen scheint, nichts schlimmeres, als ohne Informationen, ohne Hilfe, ohne Beistand und ohne Selbstkompetenz irgendwo zu liegen; das ganze Chaos um einen herum wahrzunehmen und nichts zur eigenen Sicherheit tun zu können, und kann sogar den späteren Heilungsprozess beeinträchtigen.

Da bei einem Ereignis solchen Ausmaßes zu wenig NFS zur Verfügung stehen würden, kam bei der Übungsauswertung der Gedanke auf, die Samariter soweit im Bereich psychosozialer Notfallversorgung auszubilden, dass sie den NFS als Unterstützung zugeteilt werden können.

11.6   Samariter im Bereich NFS

Die erwähnte Übung Lohengrin hat aufgezeigt, dass die Unterstützung der NFS durch die Samariter sinnvoll und unverzichtbar ist. Bereits im Jahre 2004 wurde daher eine Lektionseinheit für die Samaritervereine erarbeitet, die jeweils von einem NFS und einer Samariterlehrerin oder der KSD-Beauftragten in den Vereinen durchgeführt werden konnte. Wichtig ist in diesem Zusammenhang, dass die Samariterinnen und Samariter zwar mitfühlend, aber nicht mitleidend an ihre Aufgabe herangehen sollen.

Das Ziel dieser Lektion war, die Mitglieder der Samaritervereine zu befähigen, die NFS im Ereignisfall zu unterstützen und die Organisation der NFS kennenzulernen.

Die meisten Samaritervereine haben inzwischen die Lektionseinheit als Monatsübung durchgeführt und könnten unter der Führung eines NFS Einsätze leisten.

Im Jahre 2005 gab es im Entlebuch eine große Überschwemmung mit Erdrutschen, wobei auch zwei Menschenleben zu beklagen waren. Die Wassermassen rissen bei Wolhusen die Kantonsstraße weg, die Telefonleitungen waren unterbrochen, und auch der Eisenbahnverkehr kam zum Erliegen.

Es dauerte lange, bis Hilfe aus den übrigen Kantonsteilen und dem Kanton Bern eintraf.

Auch in einem solchen Ereignis sind die Mitglieder der Samaritervereine die Hilfskräfte der ersten Stunde; sie kennen die örtlichen Gegebenheiten und sind rasch erreichbar, müssen aber dementsprechend ausgebildet sein. Dieses Ereignis zeigte auf, dass Hilfe zur Selbsthilfe das Gebot der Stunde war.

Bereits im Jahr 2006 konnten Theres Stadelmann, Samariterlehrerin im SV Schüpfheim (Entlebuch), und ich als KSD-Beauftragte des Kantons zusammen mit den Pfarrherren und NFS Jakob Zemp und Ueli Erhard die Betreuungsgruppe Entlebuch gründen. 25 sehr motivierte Mitglieder aus verschiedenen Samaritervereinen des Entlebuchs, die alle die Grundausbildung in PEH (psychische erste Hilfe) besucht und sich bereit erklärt hatten, die jährlichen Weiterbildungen zu besuchen, bildeten den Grundstock dieser Betreuungsgruppe. Das Ziel war, dass im Ereignisfall, sei das wieder ein Unwetter oder auch ein größerer Verkehrsunfall, die Mitglieder der Betreuungsgruppe unter der fachlichen Leitung der NFS des Entlebuches eingesetzt werden können, um den sekundär Betroffenen beizustehen.

Damit wird das Entlebuch in der psychosozialen Notfallversorgung autonom und muss nicht mehr auf Unterstützung von außen warten.

Der Kantonalverband Luzerner Samaritervereine hat die Betreuungsgruppe inzwischen in die Beauftragten-Kommission integriert, sodass der Fortbestand der Betreuungsgruppe auch in Zukunft gesichert werden konnte.

11.7   Wie weiter im Bereich NFS im Kanton Luzern?

Mit der Auflösung des Vereins Care Team Zentralschweiz (CTZS) per Ende 2009 musste auf Wunsch der innerschweizer Gesundheitsdirektoren eine neue Organisationsform gefunden werden. In der Folge wurde das CTZS in kantonale Gruppen aufgegliedert und je den kantonalen Zivilschutzorganisationen unterstellt. Für den Kanton Luzern ergibt sich daraus die neue Situation, dass die NFS mit den verbleibenden Mitgliedern des CTZS, welche aus dem Kanton Luzern stammen, zusammenarbeiten muss. Dass dies nicht einfach sein würde, war voraussehbar. Beide Organisationen hatten ihre Daseinsberechtigung und bisher gute Arbeit geleistet.

Es gab Diskussionen über die künftige Zusammenarbeit bezüglich Aufgebot, Leitung, Einsatzdoktrin, Zeithorizont, Entschädigung, Statistik, Aus- und Weiterbildung, usw.

Damit eine optimale Zusammenarbeit NFS/CT-Mitglieder erfolgen kann, ist es wichtig, dass die Mitglieder beider Organisationen sich gegenseitig kennenlernen. Es sind Vertrauen fördernde Maßnahmen geplant, das Aufgebot soll mittels eines Konferenzgespräches erfolgen und die Bereitschaft, innerhalb von 30 Minuten am Schadenplatz zu sein, sollte erhalten bleiben.

Bis im Herbst 2011 galt zudem noch der Leistungsvertrag zwischen dem Kanton Luzern und den Landeskirchen.

Geplant ist, die Aus- und Weiterbildungen in der Zentralschweiz gemeinsam durchzuführen. Lediglich die kantonsspezifischen Weiterbildungen werden auf kantonaler Ebene durchgeführt. Alle Mitglieder der verschiedenen Care-Organisationen in den Kantonen Zug, Nidwalden, Obwalden, Uri und Luzern sollen in den Zivilschutz eingebunden werden (wie schon im Kanton Appenzell AR/IR, s. ▶ Kap. 7) und mit Sold, Erwerbsersatz und Spesen sollen die Einsätze abgegolten werden. Auch die Rekrutierung und Qualitätssicherung wird in Zukunft gemeinsam erfolgen. Doch immer noch kennen sich alle untereinander – ein wesentlicher Vorteil für gegenseitige Unterstützung.

Literatur

Perren-Klingler G (Hrsg) (2000) Debriefing, erste Hilfe durch das Wort. Haupt, Bern

Nach einem Banküberfall – Atmen und Psychoedukation

Barbara Schlepütz

G. Perren-Klingler (Hrsg.), *Psychische Gesundheit und Katastrophe*,
DOI: 10.1007/978-3-662-45595-1_12, © Springer-Verlag Berlin Heidelberg 2015

Barbara Schlepütz hat ihre psychologische Ausbildung noch vor der Zeit des »Diagnose-Drucks« gemacht und war damit relativ frei, in den Jahren ihrer psychotherapeutischen Arbeit immer auf der Suche nach dem zu sein, was praktisch hilft und was heilsam ist. Seit ca. 20 Jahren hat sie sich neben (und in) ihrer therapeutischen Praxis in der Notfallpsychologie engagiert: als Anlaufstelle für Menschen nach belastenden Ereignissen wie auch in der Ausbildung von Peers und MHPs sowie in der Fortbildung von verschiedensten Berufsgruppen (LehrerInnen, PfarrerInnen, Zivilschutz u. a.) zum Thema traumatische Belastung und Salutogenese.

12.1   Einführung

Seit der Entwicklung der ersten »Pionierstrukturen« psychologischer Notfallversorgung ab ca. 1995 war ich als Psychologin/Psychotherapeutin mit großer Neugier dabei. Denn die Idee der Sekundärprävention anstelle der Arbeit mit chronifizierten Traumata leuchtete mir unmittelbar ein – sowohl als psychologischer als auch als generell menschlicher Auftrag. Zunächst wurde ich ausgebildet bei Gisela Perren-Klingler, und bald entstand im Kanton Aargau eine engagierte Gruppe von Gleichgesinnten der verschiedensten professionellen Hintergründe, die auch bei einigen der sog. »Großereignisse« zum Einsatz kam. Etwa in dieselbe Zeit fiel – infolge des neuen Opferhilfegesetzes – die Einrichtung einer Opferhilfestelle im Kanton Aargau, mit der die Zusammenarbeit von Anfang an sehr gut war; dabei wurde ich meist für die Betreuung Einzelner und von Familien nach Überfällen und Unfällen eingesetzt. Einige Jahre lang gab ich zusammen mit Pfarrer Christoph Bolliger Weiterbildungen für verschiedene Berufsgruppen (LehrerInnen, PfarrerInnen, KörpertherapeutInnen etc.) zum Thema »Umgang mit Menschen nach belastenden traumatischen Ereignissen«. Besonders erfreulich war die Mitarbeit bei der Aus- und Fortbildung der Freiwilligen aus den verschiedensten Berufsgruppen, aus denen das Care-Team Aargau gebildet wurde (das auch mehr als 10 Jahre später immer noch als multiprofessionelle Milizorganisation funktioniert). Mit der daneben Schweiz-weit fortschreitenden Professionalisierung (wo leider weder der Freiwilligen- noch der Peergedanke mehr eine Rolle spielt) von Soforteinsätzen (Care Link) habe ich mich jedoch zurückgezogen und erhalte noch gelegentlich Anfragen wie die folgende: Kurz vor Weihnachten 2008 meldete sich die Personalbeauftragte einer Bank bei mir mit dem Auftrag, zwei Angestellte nach einem am Vortag geschehenen Banküberfall notfallpsychologisch zu betreuen.

12.2   Sachverhalt

Ein vermummter Einzeltäter hatte von der Mitarbeiterin (21 Jahre) am Schalter mit vorgehaltener Pistole mehrere Tausend Franken Bargeld gefordert, was diese nach dem bei der Bank standardisierten Ablauf auch tat. In ca. 2 m Abstand dahinter wurde eine 17-jährige Auszubildende Zeugin des Vorfalls. Der Überfallalarm wurde von einer dritten Person ausgelöst, die sich nicht im Schalterraum befand. Das baldige Eintreffen der Polizei sowie die Art der Einvernahme und die Information zur Opferhilfestelle wurden von allen Beteiligten als gut und hilfreich bezeichnet. Auch der Personaldienst war innerhalb Kürze vor Ort. Beide Frauen waren vorübergehend von der Arbeit frei gestellt, während mir versichert wurde, dass keine der Personen im Hintergrund Hilfe benötigte. Die Personalbeauftragte sagte mir jegliche Kooperation zu.

12.3   Vorgehen

Bei einem ersten Telefongespräch am selben Nachmittag stellte sich heraus, dass beide Frauen in ihren jeweiligen Elternhäusern gut eingebunden waren, jedoch nach anfänglichem »Zusammenbruch« an akuter Übererregung litten. Ich setzte mich mit beiden telefonisch in Kontakt, erfragte das Befinden und die soziale Einbettung, empfahl sofortiges Laufen an frischer Luft in Begleitung und bestellte die beiden jungen Frauen zusammen für den nächsten Vormittag. Sie erschienen dann in Begleitung ihrer Mütter, die ich mit meinem Flyer über akute traumatische Reaktionen sowie meiner Telefonnummer versorgte und bald verabschiedete.

Da das Geschehen noch keine zwei Tage zurück lag und damit ein klassisches Debriefing nach Perren-Klingler (▶ Kap. 2) nicht in Frage kam, andererseits aber das Wochenende und die Weihnachtstage bevorstanden, war mir wichtig, die beiden so zu stabilisieren, dass sie möglichst die beiden Tage vor Weihnachten (Montag und Dienstag) wieder in der Bank sein konnten und nicht etwa über die Feiertage in eine Vermeidungsschlaufe geraten würden.

Zur Hilfe kam mir, dass der Sachverhalt nicht sehr komplex war und dass durch die sorgfältige Einvernahme der Polizei und die Betreuung des Personaldienstes die Geschichte (»Kognition«) bereits gut erzählt war. Die emotionalen Reaktionen erfragte ich mit einem psychologischen Test, auch als Vergleichsbasis für die spätere Kontrolle.

An diesem Tag beschränkte ich mich 1.) auf die Atemübungen, die ich mit beiden parallel durchführte und einzeln überprüfte. Bei der Schalterangestellten griff das sehr gut, während die Auszubildende mehr Mühe hatte (sie war schon vor dem Ereignis eher ängstlich-angespannt). Und 2.) benötigten beide viele ausführliche Erklärungen (Psychoedukation) über die Normalität der posttraumatischen Reaktionen wie auch über die Möglichkeiten, sich ihren Arbeitsplatz »zurückzuerobern«.

Für das Wochenende legten wir miteinander fest, wie sie fleißig die Atemübung praktizieren, für Luft und Bewegung und gute soziale Ereignisse, aber auch für die nötige Ruhe sorgen konnten. Weiterhin wurde – in Absprache mit der Personalbeauftragten – die Rückkehr zum Arbeitsplatz als Ziel für die nächste Sitzung am Montag vereinbart.

Beide erschienen dazu ohne mütterliche Begleitung, waren in sichtlich besserer Verfassung, hatten geübt und besser geschlafen. Das Coaching für die Arbeitsplatz-Rückeroberung umfasste 1) den Umgang mit neugierigen bzw. teilnahmsvollen Fragen seitens Kunden, Freundeskreis, MitschülerInnen etc., wofür wir ein Szenario erarbeiteten, das schließlich den Titel bekam »die Kundschaft erziehen«. 2.) benötigte die Schalterangestellte einen »Notfallkoffer«, wie sie sich geistig wieder neu am Schalter einrichten könnte, d. h., gute innere Bilder statt der erschreckenden Erinnerungsbilder. Das machten wir mit beiden parallel durch das Auftrainieren von positiven Ankern, woran sie beide Freude hatten. Die telefonischen und Email-Rückmeldungen beider Betroffenen wie auch der Personalchefin über den neuen Anfang am Montag und Dienstag waren gut, ebenso der Wiedereinstieg nach den Weihnachtstagen.

Dementsprechend sagten mir die beiden Frauen auch den vereinbarten Kontrolltermin sechs Wochen später ab, indem sie im E-Mail berichteten, dass es wieder richtig gut gehe. Der brieflich erhobene Kontrollfragebogen aus dem Test bestätigte das in beiden Fällen.

12.4 Fazit

Dieser Einsatz verdeutlicht für mich zweierlei:

- Erstens lässt sich im frühen Stadium einer traumatischen Belastung mit sehr wenig Aufwand recht viel erreichen (v. a. bei Menschen ohne Vortraumatisierung). Dabei ist der Ablauf eines klassischen Debriefings ein guter Leitfaden, ohne dass in jedem Falle alle Schritte notwendig sind. Mir ist im Laufe der Jahre die individuell gut angepasste Psychoedukation immer wichtiger geworden, ebenso das überzeugende Beherrschen von mindestens einer – besser mehrerer – Anleitungen zur Stabilisierung des Atems.
- Zweitens war hier, wie auch nach anderen Bank- und Ladenüberfällen oder Betriebsunfällen, die Unterstützung und Wertschätzung der Personalverantwortlichen und Vorgesetzten ein enorm wichtiger Faktor: So fühlen sich die Betroffenen ab Stunde 1 getragen und ernst genommen. Und so kann ich als Fachperson auch mit den Verantwortlichen/Vorgesetzten einen baldigen, gut angepassten Wiedereinstieg in die Arbeit aushandeln anstelle der heiklen längeren Krankschreibungen.

In diesem Arbeitsumfeld erscheint mir deshalb die sorgfältige Schulung der Personalabteilungen zu Traumafolgen und notfallpsychologischen Interventionen das Wichtigste. Denn mit der laufenden Schulung des Personals zu Bankraub und mit der häufigen Rotation der überwiegend weiblichen Teams am Schalter ist die permanente Sensibilisierung der Angestellten über psychologische Reaktionen nach Überfällen nötiger als z. B. in der Welt der Blaulichtorganisationen, wo dies, mindestens in unseren Breitengraden, langsam integriert und selbstverständlich ist.

Eine Erfahrung zweier freiwilliger Feuerwehr-Frauen und Psychologinnen in Argentinien

Estela Salvay, Erica Torre

G. Perren-Klingler (Hrsg.), *Psychische Gesundheit und Katastrophe*,
DOI: 10.1007/978-3-662-45595-1_13, © Springer-Verlag Berlin Heidelberg 2015

Estela Salvay ist die erste Psychologin Argentiniens, die sich als Feuerwehrfrau gemeldet hat; sehr bald hat der Feuerwehrkommandant von Justiniano Posse (Departement Cordoba) gemerkt, dass er mehr von ihren Fähigkeiten profitieren kann, wenn er sie nicht nur z. B. mit Atemschutz einsetzt, sondern auch bei Verkehrsunfällen mit Kindern oder auch Unversehrten. Damit wird die Rettungsarbeit der Feuerwehrleute entlastet, weil sie sich nicht zusätzlich um erschreckte Zivilisten kümmern müssen. Erica Torre hat das Gleiche in ihrem Wohnort Armstrong (Provinz Santa Fé) zu leisten begonnen. Zusammen begannen die beiden, ein nationales Netzwerk aufzubauen, wo auch die Bedürfnisse in Bezug auf die Gesundheit der Feuerwehrleute immer mehr erkannt wurden. Daraus entstand das Konzept der Peer-Arbeit unter Feuerwehrleuten. Heute bilden die beiden Frauen mit zwei weiteren Kollegen Peers aus, die in den jeweiligen Regionen das Bewusstsein für Gesundheit und Selbstschutz in allen praktischen Ausbildungsgängen einbringen. Die Effizienz der FASME (Facilidadores de Salud Mental) wird in einer begleitenden wissenschaftlichen und evidenzbasierten quantitativen Studie am Institut für psychische Gesundheit der medizinischen Fakultät an der Universität von Cordoba evaluiert.

13.1 Einführung

In den Provinzen von Cordoba und Santa Fé haben die zwei Psychologinnen interveniert, lange bevor es eine präventive Sicht in Bezug auf die psychische Gesundheit bei der Feuerwehr gab. Beide teilen hier ihre jahrelangen Erfahrungen aus der Arbeit mit freiwilligen Feuerwehreinheiten mit, die sie auf Anfrage ihrer Stützpunkte jeweils unternommen haben. Seit der Ausbildung in Notfallpsychologie in den Jahren 2006 und 2007, organisiert durch die Nationale Akademie der freiwilligen Feuerwehren Argentiniens und durch das Institut Psychotrauma Schweiz, hat sich eine Gruppe von Psychologinnen gebildet, welche im Team arbeiten, gleich wie die Feuerwehrleute. Die Psychologen betrachten sich als Peers, da sie in den jeweiligen Einheiten voll integriert sind und damit auch die gleichen Werte haben: Zusammengehörigkeit, Respekt, Solidarität

und Beachtung der Hierarchie. Diese Werte sind für sie Säulen in ihrer Arbeit bei der Feuerwehr. Diese Notfallpsychologen haben in ihrer Ausbildung gelernt, Maßnahmen zum Schutz der psychischen Gesundheit einzuführen: vor, während und nach Feuerwehreinsätzen, welche ein gewisses Maß an Stress generieren. Zusätzlich benutzen sie das Konzept der Salutogenese und arbeiten ressourcenorientiert, mit Einzelnen und mit der Gruppe. Das wird bereits im Vorfeld von Einsätzen, aber auch nach schwierigen Einsätzen gemacht. So wird die psychische Gesundheit der FFW primärpräventiv (Risiken senken) und sekundärpräventiv (Konsequenzen abdämpfen) geschützt. Diese Arbeit findet in einem Interventionsmodell statt, in welchem die gesamte Gesundheit des Feuerwehrmannes im Zentrum steht: Jeder Einzelne ist dafür verantwortlich, nach Einsätzen seinen Organismus wiederherzustellen, sich auszuruhen und seine Energie wieder aufzubauen. Das Ziel ist eine erhöhte persönliche Lebensqualität und die Verfügbarkeit im Feuerwehrsystem.

Beide hier mitgeteilten Erfahrungen fanden nach den erwähnten Kursen in Notfallpsychologie im Jahr 2010 statt: Estela Salvay arbeitete im Stützpunkt von Justiniano Posse (Cordoba, 250 km südlich der Hauptstadt) und Erica Torre in demjenigen von Armstrong in der Provinz Sante Fé – beides Kleinstädte mitten im fruchtbaren Teil der Pampa, wo in riesigen Flächen Soja und Getreide angebaut und die großen Rinderherden für den Fleischexport gehalten werden.

13.2 Beispiel von Justiniano Posse (Estela Salvay)

Das erste Ziel war, Ressourcen jedes einzelnen Feuerwehrmannes bewusst zu machen und zu aktivieren. Dazu wurde die allen bekannte Geschichte der FFW im Quartier »La Bocca« von Buenos Aires, wo 1883 die erste FFW-Einheit gegründet worden war, benutzt. Der Stützpunkt in La Bocca ist allen in Argentinien bekannt: An einem Nachmittag im Dezember 1883 wurde der Friede eines stark besiedelten Immigrantenquartiers durch ein großes Feuer gestört. Es drohte ein Geschäftshaus nahe am Fluss zu zerstören. Damals war ein Feuer hundertmal dramatischer und schlimmer als heute. Die Feuerzungen schlugen bereits aus Türen und Fenstern und breiteten sich schnell weiter aus. Sie bedrohten damit die nahe gelegenen weiteren Gebäude. Unter den Zusehenden schrie plötzlich ein 20-jähriger Mann: Freiwillige vorwärts, wir wollen das Feuer löschen! Dieser Befehl kam von Orestes Liberti. In kurzer Zeit hatte sich eine Kette von Menschen gebildet, wo Männer und Frauen sich Kübel weiterreichten, die am nahen Fluss gefüllt wurden. In der ersten Reihe stand Orestes Liberti, der sich tatsächlich zum Kommandanten dieser improvisierten Feuerwehr verwandelt hatte. An einem der darauffolgenden Tage rief die Familie Liberti (Vater, Onkel und Brüder) eine Gruppe von Nachbarn zusammen, die meisten von ihnen Immigranten aus Italien, um sie von der Notwendigkeit, eine Feuerwehr zu schaffen, zu überzeugen. Sie sollte das Quartier, in welchem sie sich niedergelassen hatten und welches zur Hauptsache aus Häusern von Holz und Zink bestand, schützen.

Mit diesem allen Feuerwehrleuten bekannten Gründungsmythos führte ich in einer gemeinsamen Sitzung folgendes Basiswissen ein:

— Wir wissen aus dieser Geschichte, dass wir bei jedem Ausrücken die Grundgedanken unserer Institution, die Werte Unterstützung und Solidarität verwirklichen müssen.

— Wir wissen, dass wir beim Ausrücken nur funktionieren können, wenn wir über eine affektiv sichere Umgebung verfügen. Beispiel: Erst als Orestes Liberti Unterstützung spürte in seiner Familie und bei seinen Nachbarn, die beim Löschen halfen, hatte er die Kraft, die erste freiwillige Feuerwehreinheit Argentiniens zu gründen. Die emotionale Stärke wird dadurch geschaffen, dass man sich Quellen von Zuneigung, Verständnis und gegenseitiger Hilfe schafft und erhält.

— Wir wissen, dass wir, die Männer und Frauen der freiwilligen Feuerwehr, über die Verwendung der Ressourcen bestimmen und dass dies ein dynamischer Prozess ist, welcher nur zum Vorteil gereicht, wenn er resilient – im technischen Sinn abgefedert ist. Diese Fähigkeit, Affekt und Zuwendung zu geben und anzunehmen, ist der Ursprung der Resilienz, und dieses Wissen wollen wir in diesem neuen Jahr vertiefen.

— Wir wissen, dass es bei jeder Intervention eine notwendige Hierarchie gibt, in welcher jeder Einzelne seine ihm zugeschriebene Aufgabe und Verantwortung hat.

Eine andere Metapher war, dass wir alle auf der Bank unseres Lebens Ersparnisse anlegen müssen, um das Team zu unterstützen. Dabei bezog ich mich auf »Team«, weil das Konzept des Fußballteams (auch »La Bocca«) in unserer Kultur zu allen spricht.

Dies war der Beginn einer Arbeit, in welcher jeder Einzelne von seinen persönlichen Ressourcen zu sprechen begann. Beispielsweise erzählte uns Nicolas von seiner Familie, erinnerte sich (Vergangenheit), wie an Regentagen seine Großmutter sie zu sich rief und ihnen frittierte (auditiv) Leckerbissen zu essen gab, wie diese nach Fett rochen, gelb und so groß (visuell) waren, sodass man sie mit beiden Händen halten musste (taktil), wie sie knusprig und salzig waren im Mund (gustativ); heute bereitet er für seine Kinder an Regentagen diese frittierten Leckerbissen, genauso wie seine Großmutter. Für die Zukunft träumt er von einem Grundstück am Berg, neben einem Bach, wo er es zusammen mit seinen Kindern schön haben kann.

So begannen wir in der Gruppe, Geschichten von persönlichen Ressourcen zu bilden. Als Peer-Psychologin kann ich über viele Ressourcen verfügen! Mit verschiedenen Techniken, stets unter Einbezug der fünf Sinne (VAKOG = visuell, auditiv, kinästhetisch, olfaktiv und gustativ) werden für jeden Einzelnen persönliche Ressourcen aktualisiert. Wir suchen sie in der Vergangenheit (Erinnerungen an bereits erlebte Ressourcen), aktuelle aus der Gegenwart (Fähigkeiten, Werte, Ansichten, Solidaritäten usw.) und in der Zukunft (Träume, Projekte usw.), all dies, um jeden Einzelnen dazu zu motivieren, neue Ressourcen zu finden und sie mit den Kollegen zu teilen. So aktualisierten wir zusammen für jeden Einzelnen Ressourcen, damit jeder Feuerwehrmann sein eigenes Ressourcenkonto füllen konnte – mit Fotos, Mahlzeiten, Erinnerungen, Werten, Fähigkeiten Träumen und Projekten.

Diese (gute) Investition der gemeinsamen Zeit und des Wissens der Psychologin produzierte in der Gruppe einen Mehrwert an Vergnügen, an Solidarität und an besserer Kenntnis untereinander, was die Bildung eines richtigen Teams anstieß – eines der Ziele der Arbeit.

Natürlich erstellten wir auch Geschichten von Gruppenressourcen: Vergangenheit, Gegenwart und Zukunft. Eigentlich sind dies nichts anderes als die Fähigkeiten, welche in den verschiedenen speziellen Ausbildungsgängen jedem Feuerwehrmann beigebracht werden; sei es Straßenrettung, Tauchen, Löschen von Feuern, Bergrettung usw. Es sind immer auch geteilte Werte wie das Leben, der Dienst an der Gemeinschaft, die Akzeptanz der Befehlslinie usw. Diese Gruppenressourcen wurden unter Aktivierung aller Sinnesmodalitäten aktualisiert. Auch diese Aktivität mit den Gruppenressourcen war sehr motivierend und vergnüglich.

Als Abschluss erarbeiteten wir ein gemeinsames Symbol, welches allen immer wieder das in diesem Jahr Erreichte in Erinnerung rufen sollte. Wir beschlossen, im Eingang zum Stützpunkt auf einer Mauer ein Bild anzubringen, in welchem das Team der freiwilligen Feuerwehr von Justiniano Posse mit der Foto von jedem Einzelnen mit all seinen individuellen und Gruppenressourcen dargestellt wurde.

13.3 Beispiel aus Armstrong (Erica Torre)

Unser Ziel war die Stärkung der menschlichen Ressourcen im Stützpunkt.

Die Arbeit der Psychologin im Stützpunkt Armstrong begann mit einer Evaluation, die der Frage gewidmet war, wie man in den lokalen Schulen einen Evakuationsplan gestalten sollte. Deswegen gab es partizipative Sitzungen zu diesem Plan, doch schließlich blieb ich als Psychologin und Frau im Feuerwehrstützpunkt, der ausschließlich durch Männer bedient wurde.

Bei der Beobachtung der Gruppe wurde schnell klar, wie wichtig die Zugehörigkeit zur Feuerwehr, zum Stützpunkt und zur Institution der freiwilligen Feuerwehr ist; die Feuerwehrmänner nehmen sich als zu einer großen – internationalen – Familie zugehörig wahr. Die starken affektiven Bindungen untereinander sind evident, und dies ist eine sehr wichtige Ressource für die Zugehörigkeit zur Gruppe. Die gut und in Harmonie geführten Gruppensitzungen sind die Basis, die sie stark macht. Zur

Feuerwehr zu gehören ermöglicht es ihnen, sich im Stützpunkt zu versammeln, um sich zu entspannen und zu vergnügen. In der Gruppe nimmt man die Eigenheiten jedes einzelnen wahr, seine Affinitäten, Vorlieben, Verbindungen, Konfrontationen und Untergruppen. Einmal im Monat wird vor oder nach der Sitzung gegessen; da trifft man sich, kocht oder spielt Fußball, erzählt sich Witze, sieht sich ein Fußballspiel an oder spielt einem Kollegen einen Streich. In diesen Momenten werden Funktionen und Hierarchie vergessen, und die Männer sind einfach fröhlich und lachen zusammen. Hier zeigt sich das Bedürfnis, mit einem Peer zusammen zu sein. Jede Woche gibt es auch spontane oder vorprogrammierte Treffen. Manchmal sind alle dabei, manchmal nur wenige. Werte wie die Kameradschaft, Respekt, Zugehörigkeit, Solidarität oder Familie kann man in jedem Winkel spüren. Diese Werte sind institutionelle, individuelle und Gruppenressourcen, welche die Gruppe ausmachen und zusammenhalten. Ressourcenarbeit entsteht so spontan, sie leben und kreieren sie.

Im Stützpunkt Armstrong wird täglich gearbeitet, wöchentlich trifft man sich in den Sitzungen, und ich als Psychologin kann immer dabei sein; mindestens einmal im Monat bin ich aber dabei, um mit den Feuerwehrleuten über die Erhaltung ihrer Gesundheit zu sprechen. Das kann auf eine Bitte hin sein, für etwas, was sie benötigen, oder es kann aus einer eigenen Idee kommen. Ressourcenarbeit machen wir mit verschiedenen Techniken, Metaphern, Geschichten, Spielen – alles im Hinblick auf Stärkung von individuellen, institutionellen und Gruppenressourcen.

Nachdem bei Fahrten zu Einsätzen verschiedene Verkehrsunfälle stattgefunden hatten, bat mich einer der Einsatzleiter um eine Intervention. Ich sollte mit ihnen erarbeiten, wie sie bei Alarm in ihrem Auto zur Einsatzzentrale kommen sollten; ich schlug daraufhin in einer Sitzung mit der FFW vor, sie sollten auf einem Zettel aufschreiben, wie sie bei einem Alarm in die Einsatzzentrale fahren und was dafür und was dagegen spräche. Dann verglich ich ihr Leben mit einem Kristallglas: Wie würden sie das Kristallglas in ihrem Auto transportieren? Sie sprachen davon, wie sorgfältig sie fahren würden; wieder fragte ich sie, welches ihr bestes Werkzeug für die Feuerwehrarbeit sei – sie selber – und ob sie nicht sich selber auch wie eben ein Stück Kristallglas sorgfältig beschützen müssten? Alle hätten ja Familie, und keinem würde es gefallen, dass man an seine Haustür klopfen würde, mit der Nachricht, dass der Kristall zerbrochen sei.

Gewöhnlich feiert man in den ländlichen Zonen den Tag des freiwilligen Feuerwehrmannes, den Jahrestag der Institution und das Jahresende. Bei diesen Festen gibt es viele Gäste aus dem Dorf, Musik, Tombolas und Tanz. Da werden Beförderungen, Fortschritte auf Ausbildungs- und Materialebene und spezielle Anerkennung bekannt gegeben.

Im Jahr 2012 feierte die FFW Armstrong 36 Jahre Existenz; während einer Pause des Festes ließ ich alle Feuerwehrmänner sich im Salon versammeln und gab dem Chef einen Wollknäuel und bat ihn, den Knäuel von einem zum anderen weiterzugeben, während jeder ein Stück der Wolle behielt. Währenddessen erzählte ich, dass es vor 36 Jahren nur ein Loch gab, einen Mangel, genauso wie zwischen ihnen ohne die Wollfäden Löcher bestünden. Sie alle zusammen hätten ein Netz von Unterstützung und Halt geschaffen für alle Bewohner von Armstrong und speziell auch für sich selber. Heute seien sie eine starke und große Gruppe von Männern. Darauf ließ ich einen der Gruppe sein Wollende loslassen, worauf ein Loch entstand, und ich ließ weitere Löcher entstehen, auf die gleiche Art, und kommentierte, dass jedes Mal, wenn einer nicht zu den Treffen oder Einsätzen komme, Löcher entstünden, welche das Netz schwächer machen.

Als Letztes erzählte ich ihnen eine Sufi-Geschichte, in welcher der Dichter jeden Stern, den er auf seinem Weg sieht, dem Meer zurückgibt. Das sei wichtig für die Seesterne, da diese ihnen das Leben geben würden.

Die Arbeit mit den Feuerwehrleuten sieht für viele von außen sinnlos aus, doch für den, der Hilfe erhält, und für die Helfer selber ist sie wichtig, ein wenig wie die im Meer geretteten Sterne.

der Peers bei jedem Einzelnen und in der Gruppe mobilisiert, indem man sie über das Wort (mit) teilt und durch Metaphern in allen fünf Sinnen verstärkt. Dies kann nur durch eine gute Kenntnis der spezifischen Kultur der Einsatzkräfte erreicht werden, und deswegen muss man eine von ihnen sein.

Das neue Modell stimmt auf allen Ebenen (von der Makro- zur Mikroebene), weil im Puzzle der Notfalleinsätze jeder von uns zählt; vorher, während und nach dem Einsatz, Feuerwehrleute und Notfallpsychologen, jeder als Einzelteil mit verschiedenen Funktionen.

Es ist wichtig zu wissen, dass der Einsatzstress einerseits für die Feuerwehrarbeit im Einsatz nötig ist. Andererseits, wenn der Stress die Konsequenz von Ressourcenmangel ist, auf der Ebene des Individuums oder der Gruppe, wird er zum Distress und schadet.

Die professionelle Arbeit des freiwilligen Feuerwehrmannes braucht bei jedem Ausrücken Ressourcenaktivierung auf persönlicher und Gruppenebene, und nur wenn der Feuerwehrmann das weiß, wird er die Wichtigkeit des Selbstschutzes anerkennen und akzeptieren, dass die größte Investition der Schutz der eigenen Ressourcen ist. So kann sich in der Feuerwehrarbeit ein Circulus Virtuosus (das Gegenteil des Circulus Vitiosus) entwickeln, in welchem sich der tiefe Sinn dessen ausdrückt, was die Feuerwehrleute gewählt haben, als sie sich in den Dienst der Gemeinschaft gestellt haben.

13.4 Schlussfolgerung

Die Erfahrungen der zwei Feuerwehr-Psychologinnen in zwei Dörfern im Zentrum Argentiniens zeigt, dass die Gesundheit der Einsatzkräfte nur geschützt werden kann, wenn man die Ressourcen

Erfahrungen des Spitals Aita Menni in Bilbao: von der klinischen Psychologie zur Notfallpsychologie

Alfonso Sáez de Ibarra, Mercedes Sagarna Barrrenetxea

G. Perren-Klingler (Hrsg.), *Psychische Gesundheit und Katastrophe*,
DOI: 10.1007/978-3-662-45595-1_14, © Springer-Verlag Berlin Heidelberg 2015

Alfonso Sáez Ibarna war als Freiwilliger beim baskischen Roten Kreuz früh mit psychischen Folgen von Einsätzen konfrontiert; der Auftrag seines späteren Arbeitsgebers, des psychiatrischen Rehabilitationszentrums »Aita Menni«, zur Arbeit mit der baskischen Polizei hat ihn motiviert, sich mit seiner Kollegin Maria Mercedes Sagarna Barrenetxea um eine Ausbildung in frühen Interventionen zu kümmern. Der Weg weg von therapeutischen Konzepten hin zu solchen, die sich mit Gesundheit und Prävention befassen, muss immer wieder neu begangen werden. Dies ist hier besonders der Fall, da in Spanien noch kein klares Konzept gefunden worden ist zur Betreuung von nicht verletzten direkt und indirekt Betroffenen nach kritischen Ereignissen.

14.1   Der Anfang: eigene Erfahrungen

Als ich 21 war, starb eine Tante. Bis dahin hatte ich, außer im Fernsehen, nie eine Leiche gesehen, und so ersparte ich mir vermeintlich das Leiden, indem ich es vermied, sie tot zu sehen. Einige Monate späte, musste ich im Rahmen meiner Freiwilligenarbeit als Ambulanzfahrer des Roten Kreuzes von Alava zu einem Suizid auf den Bahnschienen fahren. Hier sah ich nun zum ersten Mal eine Leiche. Obwohl es seltsam anmuten mag, zwei Dinge machten mich besonders betroffen: Das erste war, dass ich nie vorher einen Körper bewegt hatte, der überhaupt kein Geräusch von sich gab, nicht einmal durch Atmung oder Klagelaute. Das zweite war die Totenstille unter allen Anwesenden: Polizei, Kollegen der Ambulanz und Zuschauer… Der Leichnam bestand aus Stücken, und man musste alles in den weißen Sack legen, »für den Gerichtsmediziner«, wie die Polizei sagte.

Während einiger Zeit war meine Schlafqualität beeinträchtigt, und spontan sich aufdrängende Bilder ließen mich nicht mehr los.

Diese und ähnliche andere Erfahrungen haben uns veranlasst, von einem »vorher« und »nachher« zu sprechen.

14.2   Die Erfahrungen des Spitals Aita Menni

Das psychiatrische Spital Aita Menni in Mondragón (Baskenland) gehört der Kongregation der Spitalschwestern des Heiligen Herzen Jesu und hat nach einer mehr als 100-jährigen Geschichte in den letzten 10 Jahren neue Berufe (u. a. Psychologen) in seinen Dienst einbezogen und die Betreuungsangebote diversifiziert. Zur Zeit betreut es in verschiedenen Angeboten (Spitalpflege und ambulante Betreuung) täglich ungefähr 1000 Patienten.

Der ambulante Dienst arbeitet seit 10 Jahren mit verschiedenen Institutionen zusammen, welche bei Notfällen und Katastrophen aktiv werden (u. a. Spanisches Rotes Kreuz und das Departement des Innern der Regierung des Baskenlandes). Auf Anfrage oder notfallmäßig arbeitet es auch mit Menschen, die kritischen Situationen ausgesetzt waren, z. B. im Rahmen von Versicherungsleistungen bei Arbeits- oder Verkehrsunfällen.

14.3   Berufliche Erfahrungen als Psychologen im Aita Menni

Während unserer ersten Berufsjahre in der Ambulanz der klassischen Psychiatrie und der neuropsychiatrischen Rehabilitation beobachteten wir, wie nach potenziell traumatischen Situationen die einen Patienten trauerten und Neues lernten, während andere eine PTBS entwickelten

Auf der Straße hört man zwar: »Das Leben lehrt dich«, doch unsere klinische Erfahrung zeigt, dass nicht alle Menschen lernen können: einige, weil sie nicht lernen wollen, andere weil sie nicht können, und wieder andere, weil sie nicht wissen, wie.

In der vertieften Beschäftigung mit diesen Fragen lernten wir die Arbeit von Gisela Perren-Klingler kennen, die weiterhin die Referenz für unsere Interventionen ist. So kamen wir von der therapeutischen zur präventiven Haltung: Wir ließen die traditionelle Ausbildung mit ihrem Fokus auf Psychopathologie, Empathie und psychotherapeutische Haltung hinter uns und gehen nun davon aus, dass diese Personen genügend Ressourcen und Fähigkeiten haben, um gesund aus der Erfahrung hervorzugehen. Bei der Beobachtung der anfänglich normalen Reaktionen sehen wir, wie der Organismus sich für eine Neuausrichtung bereit macht. Nichts wird gleich sein, aber nicht unbedingt schlechter. Sicher ist nur, dass es anders sein wird. In den meisten Fällen genügt das Antonovskys Konzept der Salutogenese (► Abschn. 2.7.2), in welchem die Fähigkeit für Kontrolle, Verständnis und Sinnhaftigkeit im Vordergrund steht.

Wir nehmen an, dass der Mensch meistens ohne professionelle psychotherapeutische Hilfe das Erlebte integrieren kann, wie es uns ja auch die dunkle Geschichte von Katastrophen, Kriegen, Folter, Ermordungen usw. lehrt.

Mit der Zeit spezialisierten wir uns als klinische Psychologen in psychosozialer Notfallversorgung und Psychotraumatologie, und so hat das Spital Aita Menni begonnen, einen psychotraumatologischen Dienst anzubieten für alle professionellen und freiwilligen Einsatzkräften: Ambulanzpersonal, Feuerwehrleute, Polizisten, Leute aus dem Zivilschutz u. a. Sie alle erleben erhöhten Stress, welcher einerseits sinnvoll ist beim Einsatz, andererseits danach auch ihre Effizienz negativ beeinflussen kann.

Zwar ist auch anderes Personal in der Medizin bei seiner täglichen Berufsausübung mit schweren emotionalen Belastungen und damit auch mit hohem Stress konfrontiert (z. B. in der Palliativmedizin oder bei chronischen Patienten), doch die hohe Strukturierung ihrer Arbeit gibt ihnen Schutz, und die Institution stellt spezielle Ressourcen zur Verfügung. Wenn dies nicht genügt, trifft man eher Störungen wie »emotionale Erschöpfung« oder Verschleiß durch Empathie und im Extremfall Burnout an.

Einsatzkräfte dagegen haben weniger stabile Referenzen wie Raum, Ort oder Personen, weil das Interventionsszenario jedes Mal anders ist. Nach Grant kann »man nie vorher sagen, was in der konkreten Katastrophe der Fall sein wird« (Grant 1987), und das schafft Stress. Mittel- und langfristig kann dieser Stress Beeinträchtigungen des psycho-physischen Befindens bewirken. Die Arbeitsbedingungen sind unsicher und beginnen jedes Mal wieder

mit einer totalen Unkenntnis der zu bewältigenden Situation. Deswegen suchen die Intervenierenden intuitiv innere Ressourcen, welche ihnen die notwendige Sicherheit vermitteln, um zu handeln und sich vor emotionalen Konsequenzen zu schützen.

Erschwerend kommt dazu, dass die Motivation der Einsatzkräfte häufig auch aus persönlichen traumatischen Grenzerfahrungen stammt. Einige leiden selber unter Symptomen, andere haben Familienmitglieder und deren Symptome miterlebt und begleitet. Infolge dieser Erfahrungen haben sie sich entschlossen, als Einsatzkraft zu arbeiten, um »anderen zu helfen«. Solange dies bewusst ist, ist es annehmbar, doch wenn dies nicht der Fall ist, besteht die Gefahr der Beeinträchtigung von Lebensqualität.

Unklare Motivation bewirkt eine erhöhte Verletzlichkeit: Das Risiko, sich bei bestimmten Stimuli im Notfall unbewusst mit jemandem zu identifizieren, erschwert den Selbstschutz und kann so zu intensiven posttraumatischen Reaktionen führen.

Wenn Menschen sich vor der emotionalen Betroffenheit zu schützen versuchen, indem sie ihre schmerzlichen Affekte »verleugnen, vergessen«, können sie zwar vordergründig weiter normal funktionieren, doch irgendwann werden sie emotionale Störungen entwickeln. Oft kann man dann bei einer genauen Anamnese schwierige Ereignisse finden, welche bis jetzt noch nicht im Leben integriert worden sind und nun ihren Tribut fordern.

Nur ausnahmsweise sind wir auf Menschen gestoßen, die während Jahren vollkommen asymptomatisch funktioniert haben, obwohl das Erlebte nicht integriert war. Diese wenigen sind fähig, genug gesunde Ressourcen zur Stressbewältigung zu entwickeln, bis zum Moment, wo sie dieses labile Gleichgewicht dann doch verlieren und Symptome entwickeln. Es kann genügen, eine Veränderung zu erleben, wie z. B. ein Knochenbruch, der das normale Stressmanagement durch Sport verunmöglicht, damit das Gleichgewicht aus den – brüchigen – Fugen gerät. Negativ macht sich auch das Fehlen von persönlichen Ressourcen auf sozialer Ebene bemerkbar. Interessant ist, dass es sich dabei entweder um reales Fehlen oder um nicht richtig wahrgenommene Unterstützung handeln kann; beides beeinflusst die Opferposition der Betroffenen.

14.4   Das Ausbildungsprogramm von Aita Menni

Die von uns durch Aita Menni angebotene Ausbildung integriert die wichtigen Teile der Notfallversorgung: die Vorbereitung, den Einsatz und die Nachbereitung in drei Ausbildungsblöcken.

▪ 1. Primärprävention

Sich effektiv schützen bei Stress, d. h., Risiken senken, bevor sich etwas ereignet: (Ausbildungsblöcke von 5 bis 20 Stunden).

- Psychoedukation: Verstehen, wie peri- und posttraumatische Reaktionen entstehen, und weshalb sie normal sind. Einführen der salutogenetischen Sichtweise.
- Training von Techniken, welche beim Umgang mit Stress nützlich und effizient sind. Integration dieser Techniken in eine normale täglichen Routine und damit Unterstützung der persönlichen Resilienz.
- Training in der Anwendung dieser Selbstschutztechniken für Notfallsituationen.

Außerdem sollen diese Kurse auch einen Rahmen bieten, in dem die Wahrnehmung der eigenen Gefühle und eigenen Fähigkeiten gewagt werden kann

▪ 2. Sekundärprävention

Sofort nach dem Ereignis Konsequenzen und Reaktionen abpuffern.

Wahrnehmung und Umgang mit Reaktionen nach Situationen, die potenziell traumatisch sind: Wir benützen dazu

- das Modell STOP (► 2.8.1),
- das Defusing und
- das psychologische Einzel- oder Gruppendebriefing nach Perren-Klingler (Anpassung des Mitchell-Modells).

Wenn nötig, organisieren wir auch Gruppenunterstützung und begleiten weiter, indem wir die Ressourcen der einzelnen Einsatzkraft unterstützen. Dies gibt uns auch die Möglichkeit, frühzeitig wahrzunehmen, wann diese Sekundärprävention nicht genügt, um dann psychotherapeutische Maßnahmen in die Wege zu leiten.

▪ 3. Tertiärprävention

Behandlung und Wiedereingliederung, wenn sich Reaktionen chronifizieren und zu einer PTBS entwickeln.

Dies sind auf die jeweilige Person zugeschnittene psychiatrisch-psychotherapeutische Behandlungen, mit dem Ziel, die Person wieder in ihrem (Einsatz)-Arbeitskontext zu integrieren.

Beispiel: Ausbildung von bezahlten Berufsleuten und freiwilligen, unbezahlten Mitarbeitern beim baskischen Roten Kreuz.

Diese Institution interveniert sowohl bei einfachen Notfällen als auch bei Katastrophen in operativen und im ganzen Land homologierten Einheiten (Team der sofortigen Notfallintervention). Dieses Team besteht aus ca. 50 Rotkreuzfreiwilligen, welche bei Situationen zum Einsatz kommen, in welchen eine große emotionale Beteiligung oder die Gefahr einer psychischen Traumatisierung besteht. Im September 2004 wurde ein Vertrag zwischen dem baskischen Roten Kreuz in Alava und dem Spital Aita Menni geschlossen, um die psychosoziale Ausbildung dieser Gruppen für Prävention zu garantieren.

Das Ziel in diesen Kursen ist:

- Lehren von Techniken der PSU (psychosoziale Unterstützung),
- auf verschiedenen professionellen Ebenen eine gemeinsame Einsatzdoktrin einbringen (Ärzte, Psychologen, Sozialarbeiter, Einsatzkräfte),
- allen Teilnehmern Ressourcen für emotionalen Selbstschutz mitgeben.

Unter diesem Schirm haben in folgenden Modulen Ausbildungs- und Präventionsaktivitäten stattgefunden:

- Modul »Psychosoziale Unterstützung für medizinisches Einsatzpersonal« (10 Stunden): Bei der Grundausbildung des Ambulanzpersonals werden Grundbegriffe über den Stress von Opfern und der Umgang damit eingeführt. Ebenso werden die emotionale Betroffenheit des Helfers aufgezeigt und Grundtechniken des Umgangs damit gelehrt. Dieser Ausbildungsteil wird von einem der in Notfallpsychologie ausgebildeten klinischen Psychologen, der auch Rotkreuzfreiwilliger ist, geleistet.

- Mitarbeit in der Grundausbildung der Rettungseinheit für im Gebirge Verschwundene oder Verunfallte. Häufig nehmen Familienmitglieder bei der eventuell lange währenden Suche teil, und ihre Betroffenheit kann zu Konflikten mit den Ausgebildeten führen und deren Arbeit erschweren, wenn sie nicht darauf vorbereitet sind.
- Kurs für Interventionstechniken »Erste psychische Nothilfe« (psychosoziale Unterstützung; 20 Stunden): Diese Ausbildungseinheit unterscheidet sich von den anderen darin, dass sie, neben den immer gleich bleibenden, auf Stress bezogenen Grundlagen, sich zusätzlich damit befasst, wie persönliche Ressourcen mobilisiert werden können, sei es für die Betroffenen selber oder auch für die Einsatzkräfte. Hier werden verschiedene Techniken aus Hypnose, neurolinguistischem Programmieren, Sozialpsychologie oder kognitiver Verhaltenstherapie gelehrt. Zusätzlich wird Wert auf das Erkennen eigener Betroffenheit und Selbstschutz und persönliches Stressmanagement gelegt.

Diese Vorgehensweise ist seit 2004 beim baskischen Roten Kreuz eingeführt. Als die Evaluation positiv ausfiel, wurde dasselbe Programm 2007 auch vom spanischen Roten Kreuz übernommen.

Nach all den Basisausbildungen in PSU haben wir nun begonnen, eine kleine Anzahl von Einsatzkräften des baskischen Roten Kreuzes vertieft auszubilden mit dem Ziel, dass sie als Peers funktionieren können.

Für alle Kurse gelten die folgenden Grundelemente:
- Theorie:
    - Stressreaktionen, normal und pathologisch,
    - peri- und posttraumatische Reaktionen,
    - Grundkenntnis von PTBS,
    - Salutogenese.
- Erfahrungen:
    - Erkennen von eigenem Stress,
    - Erkennen von fremdem Stress von traumatogenen Situationen (Videos),
    - Stressmanagement.
- Umsetzen des Gelernten in die Praxis, im Rollenspiel mit Schauspielern.

- Wiederholungstage im Rahmen des baskischen Roten Kreuzes im Sinne einer Supervision, wo nicht nur über angewandte Techniken usw., sondern auch über die emotionale Betroffenheit gesprochen wird.

14.5   Schlussfolgerungen

Mit dem Ausbildungsprogramm für PSU des Spitals AM wurde im Baskenland ein neues Vorgehen verankert, das eine befriedigende Möglichkeit schafft, mit einsatzbedingtem Stress umzugehen. Die landesweite Übernahme des Programms durch das spanische Rote Kreuz ist für uns eine Bestätigung, dass der Weg von der therapeutischen zur präventiven Haltung außer uns auch das spanische Rote Kreuz überzeugt hat. So ist dieses präventivformative Programm ein Programm für Gesundheit und Lebensqualität, das hohe Kosten und viel Leid ersparen hilft und das familiäre Umfeld der Einsatzkräfte entlastet.

Literatur

Grant HD, Murray RH Jr (1987) Servicios médicos de urgencia y rescate (18-48). Editorial Limusa S.A. de CV, Mexiko
Hospital Aita Menni Ospitalea (2009) Memoria 2009 de actividades del Hospital Aita Menni Ospitalea
Mitchell JT, Everly GS (1983) When disaster strikes. The critical incident stress debriefing process. J Emergency Medical Services 8:36–39
OMS (Organizacion Mundial de Salud, World Health Organization) (1992) C.I.E. 10. Trastornos mentales y del comportamiento: descripciones clínicas y pautas para el diagnóstico. Ed. Meditor, Madrid
Perren Klingler G (2003) Debriefing: modelos y aplicaciones. Instituto de Psicotrauma, Suiza (Orig. 2000)
Slaikeu KA (1988) Intervención en crisis. Ed. Manual Moderno S.A,.México

Betreuung und Arbeit mit Opfern nach kriminellen Angriffen

Markus Atzenweiler

G. Perren-Klingler (Hrsg.), *Psychische Gesundheit und Katastrophe*,
DOI: 10.1007/978-3-662-45595-1_15, © Springer-Verlag Berlin Heidelberg 2015

Markus Atzenweiler betreut im Rahmen seiner Sicherheitstrainings auch Personen, die Opfer eines Überfalls geworden sind, wie hier ein Bankomatenversorger. Dazu benützt er auch das psychologische Debriefing. Er legt Wert darauf, dass die Menschen so schnell wie möglich an ihre Arbeit zurückkehren, da nur damit sichergestellt wird, dass Menschen gesund bleiben und von ihren Erfahrungen lernen können. Dass er dabei auch unorthodoxe Wege beschreitet, wird aus dem Artikel ersichtlich. Er hilft einem sekundär durch einen Arzt mit Medikamenten schlecht bedienten Kunden, zur anfänglichen salutogenetischen Haltung zurückzukommen und vom iatrogenen Schaden zu gesunden.

15.1   Das Ereignis

Marco arbeitet in einer großen Werttransportfirma. Er ist Ende zwanzig und lebt bei seinen Eltern. Die Familie kommt aus dem ehemaligen Jugoslawien. Marco ist aber seit seiner Schulzeit in der Schweiz. Mit seinem Panzerfahrzeug ist er oft alleine unterwegs. So auch an diesem Montagmorgen im Herbst. Er muss früh los, es handelt sich um eine sog. »Großtour«, bei welcher er in weiten Teilen des Landes zehn Geldautomaten abrechnen und neu befüllen muss. Dabei ist er mit sehr viel Geld unterwegs.

Es läuft gut an diesem Tag, es gibt keine nennenswerten Probleme. Marco ist zeitlich gut dran. Am späteren Nachmittag kommt er am letzten Standort seiner Tour an.

Dieser Geldautomat befindet sich neben dem Haupteingang eines öffentlichen Gebäudes. Es herrscht reger Publikumsverkehr. Der Automat muss von einem speziellen verschlossenen Bedienungsraum her befüllt werden. Der Zutritt erfolgt nach dem Haupteingang ins Gebäude über einen Zwischengang.

Als Marco die Türe zum Zwischenraum aufschließt, bemerkte er einen Mann, der hinter ihm das Haus betritt. Er hat ein ungutes Gefühl. Marco macht aber weiter. Als er die Türe geöffnet hat, steht dieser Mann plötzlich mit gezogener Pistole hinter ihm und drängt ihn in den Zwischenraum. Der Täter ist nicht maskiert und wirkt sehr brutal. Im Zwischenraum grenzt sich Marco ab, wie er es in den Schulungen bei uns trainiert hat, und signalisiert, dass er begriffen hat, was los ist. Im Debriefing

erzählt er mir: »Ich bin zuerst wahnsinnig erschrocken, hatte aber sofort erkannt, dass der Mann sehr gefährlich war. Ich hatte zuerst überlegt, ob ich den Mann angreifen soll. Ich boxe aktiv und dachte, dass ich ihm überlegen bin, obschon der so brutal aussah. Mir sind dann aber deine Worte aus den Trainings, die du uns immer wieder gesagt hast, in den Sinn gekommen: Kämpft nie gegen einen, der bewaffnet ist! Der Räuber schrie: ,No Alarm!' und ich sagte: ,Okay!'. Ich musste nun den Bedienungsraum aufschließen. Ich sagte, ich müsse den Einbruchalarm ausschalten. Ich war sehr nervös und tippte den falschen Code ein. Er wurde wütend. Ich sagte, dass ich es nochmals versuchen würde, und jetzt gelang es mir sogar, einen stillen Alarm auszulösen. Ich hatte wirklich große Angst, dass er mich erschießt, er war ja nicht maskiert. Ich musste mich auf den Boden legen. Immer wieder sagte er: ,No Alarm, No Looking, No Problems!'. Das Geld packte er in eine Tasche. Ich konnte den Kopf leicht zur Seite drehen, wie wir es gelernt hatten, und bekam einiges mit. Er fesselte mich mit einer Art Schnur an den Füßen und an den Händen, die ich auf den Rücken legen musste. Das ging wahnsinnig schnell. Ich bemerkte, wie er eine Flasche aus der Tasche zog, diese öffnete und überall verschüttete. Es war so eine Art Benzin. Es roch stark. Ich dachte, dass er mich anzünden will, und rief, er solle mich am Leben lassen, ich hätte Familie. Er kam nun zu mir hin und sagte: ,Keine Angst, es passiert nichts.' Dann putzte er den Boden auf und verschwand. Etwa ein Minute später klopfte es an die Türe, es war die alarmierte Polizei!

Alles dauerte nur ganz kurze Zeit und trotzdem staune ich heute, wie viel Zeit ich hatte, immer wieder zu überlegen, was ich tun oder lassen sollte. Die Schulung hat mir extrem geholfen, das alles haben wir ja geübt, und ich konnte auch alles so machen. Ich hatte einfach Todesangst.

Ich fühle mich jetzt ohne Energie, bin aber auch sehr wütend auf den Mann, der mir das angetan hat.«

15.2   Nach dem Ereignis

Nach dem Überfall hatte Marco die folgenden Tage frei.

Ich kenne ihn gut aus meinen Trainings. Für diese Werttransportfirma führe ich seit Jahren Verhaltens- und Taktiktrainings durch. Dort ist er mir durch sein Können und sein positive Einstellung stets aufgefallen. Marco ist ein durchtrainierter Kämpfertyp. Fast zwei Meter groß und über 100 kg schwer. Er hat diesen Fall mit Bravour gemeistert und das antrainierte Verhaltenskonzept eins zu eins umgesetzt.

Das Debriefing findet fünf Tage nach dem Überfall statt. Marco wirkt erleichtert, aber auch sehr müde. Es wird mit ihm vereinbart, dass er in zwei Tagen wieder zur Arbeit geht und die nächsten Tage in der Zentrale tätig ist. Als Marco an seinen Arbeitsplatz zurückkehrt, arbeitet er vorerst wie vereinbart in der Zentrale. Marco hat einen jüngeren Cousin, der ebenfalls in dieser Firma als Werttransporteur arbeitet und zu dem er ein sehr enges Verhältnis hat. Es wird arrangiert, dass er seine ersten Touren gemeinsam mit ihm unternimmt. Die Reintegration an seinen Arbeitsplatz scheint auf gutem Weg. Knapp zwei Wochen nach dem Überfall fährt Marco bereits wieder.

15.3 Komplikationen

Genau zu diesem Zeitpunkt sucht der Sozialdienst der Unternehmung, was offenbar routinemäßig geschieht, das Gespräch mit Marco. Irgendetwas lief bei diesem Gespräch nicht gut. Auf jeden Fall wird Marco in eine Psychotherapie geschickt. Diese Anordnung befolgt er. In der Folge nimmt er auch Psychopharmaka und bleibt zu guter Letzt der Arbeit fern. Nachdem er rund zwei Wochen, vom Arzt krankgeschrieben, daheim ist, ruft mir der Vorgesetzte von Marco an und erzählt die ganze Geschichte. Ich bin ziemlich erstaunt über die nicht abgesprochene Zusatzintervention des Sozialdienstes und deren Folgen, zumal Marco doch auf so gutem Weg war.

Ich frage Marco direkt an und sage, dass ich ihn gerne treffen möchte. Er willigt sofort ein. Als ich ihn sehe, erschrecke ich. Er hat in der kurzen Zeit über 10 kg zugenommen. Sein Gesicht ist ohne Farbe und schwammig. Er wirkt völlig lustlos und apathisch. Er sagt mir, dass er seit Beginn dieser Therapie richtig Angst hätte, wieder zu fahren. Ich treffe mit ihm eine schriftliche Vereinbarung. Wir stellen sein Lebensprogramm in Sachen Sport,

Ernährung und Lebensgewohnheiten detailliert zusammen. Zudem frage ich ihn, was es denn für ihn brauche, wieder an den Arbeitsplatz zurückzukehren. Er weiß es nicht. Er sagt nur, dass er große Angst hätte, wieder fahren zu müssen. Ich biete ihm an, ihn auf seiner Tour zu begleiten, und zwar so lange er brauche, bis er wieder Mut fasse, alleine zu fahren.

15.4 Peer-Interventionen

Jetzt lächelt er das erste Mal wieder, und wir organisieren die Termine. Drei Tage später sitze ich neben ihm im Werttransporter. Er erzählt viel. Immer wieder den Überfall. Der Tag läuft gut, wir lachen auch. Anfangs war er sehr nervös, nach dem Mittagessen ist er schon viel ruhiger, er scheint den Tritt wieder zu finden. Er erzählt wieder… Ich frage ihn, ob er mit den Tatort zeigen möchte. Er schaut mich erschrocken an und sagt, dass er nie mehr dort gewesen sei seit dem Überfall. Ich schlage vor, dass er mir mal die Sache von außen zeige, es sei für meine Arbeit sehr wertvoll und er könne mir dabei sehr helfen. Ich räume auch ein, dass er sich dann immer noch entscheiden könne, ob wir reingehen oder nicht. Wir fahren vor das Gebäude. Er parkt sein Fahrzeug genau wie an jenem Nachmittag des Überfalls. Wir steigen aus, schauen uns alles an. Plötzlich fragt Marco: »Willst du reingehen?«, sofort willige ich ein. Wir gehen nun denselben Weg, und er erklärt mir alles messerscharf, was er wahrgenommen hat und wie er es erlebt hat. Im Befüllungsraum zeigt er mir, in welcher Stellung er am Boden lag. Er wirkt ganz ruhig und klar. Als wir das Gebäude verlassen, sagt er plötzlich: »Ab Morgen fahre ich wieder alleine!«. Auf dem Rückweg fragt er mich: »Warum hat es ausgerechnet mich getroffen?«. Ich antworte ihm: »Weil du der Größte und der Stärkste bist von Euch 120 Männern. Es hat allen gezeigt, dass ihr wachsam sein müsst, weil es jeden treffen kann, sogar die Besten. Du wurdest überfallen, gefesselt, geknebelt, mit Benzin übergossen und sitzt nur wieder hier und machst deinen Job wie früher. Das ist der Sinn der Sache. Du hast allen bewiesen, dass man durch mutiges und entschlossenes Handeln überleben kann und dass man ein antrainiertes Verhaltenskonzept selbst in einer solchen Ausnahmesituation umsetzen kann und danach wieder den Weg zur Arbeit zurück findet.«

15.5   Konsequenzen

Seinem Chef schreibe ich noch am selben Tag folgende Zeilen: Die Tat hat aufgezeigt, wie verletzlich wir alle sind und wie wichtig es ist, uns auf solche Geschehnisse vorzubereiten. Dieses Ereignis soll auch alle wachrütteln und die Gefahren aufzeigen, aber auch motivieren, wie wir mit Professionalität, Mut und Entschlossenheit selbst solche Situationen überleben können und, noch viel wichtiger, auch damit weiterleben können. Marco ist ein Vorbild für alle, ihm gebührt unsere Anerkennung und Hochachtung. Wir hoffen, die Zeit, unser Zuspruch, das Verständnis und die Kollegialität helfen Marco, dieses schwere Ereignis gut zu verarbeiten. Haben Sie Geduld mit ihm, ich bin überzeugt er schafft es.

Marco hat von diesem Zeitpunkt an wieder gearbeitet. Das Ereignis liegt jetzt über drei Jahre zurück. Es hat sich ein ganz enges Verhältnis zu ihm ergeben. Er macht heute wieder jede Schulung mit. Auch das gesamte Verhaltenstraining im Überfall, wo er jedes Mal wieder mit seinem Erlebnis konfrontiert wird.

15.6   Reflexionen

Ich arbeitete 23 Jahre bei der Kantonspolizei in Zürich durchlief eine klassische Polizeilaufbahn und leitete am Schluss als stellvertretender Dienstchef die Kriminalprävention. Aus dieser Präventionsarbeit heraus machte ich mich selbständig. Schon während meiner Polizeizeit entwickelte ich ein Konzept für Menschen zum Selbstschutz in lebensbedrohlichen Situationen. Nach diesem Konzept, wir nennen es YourPower®, arbeiten wir heute mit vier Standorten in der ganzen Schweiz und teils im Ausland. Meine Leute kommen alle aus der Polizei oder haben einen militärischen Hintergrund.

Anfänglich hatte ich einfach das Ziel, Opfer heil aus einem gefährlichen Konflikt herauszubringen, sie also vor einem Angriff an Leib und Leben zu schützen. Heute habe ich erkannt, dass meine

Arbeit einen weit größeren Nutzen hat, nämlich dass die Leute mit dem, was sie erlebt haben, auch weiterleben können, dass die Integration gelingt und die Opfer rasch wieder an ihren Arbeitsplatz zurückkehren können, um das zu tun, was sie können und auch gerne machen.

Gerade auf dem Gebiet der Raubprävention hatte ich in meinen Kursen immer wieder mit Opfern zu tun; das verunsicherte mich am Anfang sehr, und weil ich nicht wusste, wie ich mit ihnen in den Kursen umgehen sollte, schloss ich sie von unserem Training aus. Denn wir üben ja eins zu eins dieses Verhalten in Überfällen, d. h., die Leute werden mit diesen Taten konfrontiert, dies kann für ehemalige Opfer natürlich sehr problematisch werden, je nachdem, wo sie in ihrem Entwicklungsprozess stehen.

Es war für mich unbefriedigend, diesen Menschen mein Konzept nicht beibringen zu können, liefen sie doch an ihrem Arbeitsplatz Gefahr, wieder Opfer eines Raubes zu werden und dadurch noch gefährdeter zu sein.

Ich entschloss mich daher, die Ausbildung als Debriefer und anschließend als Gruppendebriefer zu machen. Das Konzept begeisterte mich, weil es einfach und klar strukturiert ist. Nach dem Kurs führte ich zahlreiche Debriefings nach Perren-Klingler bei Einzelpersonen, aber auch bei Gruppen durch und sammelte wertvolle Erfahrungen.

In meiner Arbeit mit Opfern erkannte ich laufend ähnliche Muster von Problemen und Fragestellungen, mit denen sie zu kämpfen hatten.

So hörte ich immer wieder Aussagen wie: »Ich habe versagt, alles falsch gemacht!« oder: »Was hätte ich anderes, besser machen können?« Mir wurde klar, dass es bei traumatischen Ereignissen, welche gewissen Menschen berufsbedingt wiederfahren können, eminent wichtig ist, sie auf das »Danach« vorzubereiten. Ich habe festgestellt, dass Menschen, die trainiert, also vorbereitet in eine solche Situation geraten, diese in der Regel in kurzer Zeit sehr gut verarbeiten konnten, so wie im Fall von Marco.

Ich erkannte plötzlich in meiner Arbeit einen ganz anderen Sinn. Sie ist vor allem für das Weiterleben nach einem traumatischen Erlebnis zentral. Natürlich ist das Überleben der Kern, und aus dieser Motivation kommen auch die meisten Menschen zu mir. Aber ich habe aus meiner Berufserfahrung heute und früher als Polizist gelernt, dass die allerwenigsten Überfälle tödlich enden, diese tragischen Todesfällen bewegen sich im Promillebereich in unseren Breitengraden. Meine Arbeit zielt also im Wesentlichen auf die Vorbereitung zu einer soliden Verarbeitung ab, und das ist wirklich interessant. Wenn ich mit Menschen, die bei mir in einem Training waren und danach einen Überfall erlebten, das Debriefing machen darf, ist die Erfolgschance, diese Leute rasch wieder zu integrieren, sehr hoch. Gerade als Peer weiß ich genau, was in einem Überfall abläuft, und ich kann konkret auf die Fragestellungen der Opfer eingehen, sodass es für sie nachvollziehbar ist, gerade wenn es auch um die Ermittlung der Sinnhaftigkeit geht oder ich eben auch die Punkte herausheben kann, die sie während der Tat sehr gut gemacht haben.

15.7 Eigene Erfahrungen

Als Polizist war ich in zahlreiche Raubüberfälle involviert. Ich erlebte Geiselnahmen, Schießereien und leider auch Fälle, die tödlich endeten.

Ich habe mir immer überlegt, wie gehe ich eigentlich mit diesen Fällen um? Auch ich erlebte als junger Polizist während eines USA-Aufenthaltes einen Raubüberfall am eigenen Leibe.

Es war eine feuchtheiße Nacht, als mein Freund und ich in Key West, Florida, noch einen Schlummertrunk nahmen. Wir waren die einzigen Gäste. Es war eine ausgesprochen schmuddelige Bar, und so wirkten auch die beiden Wirtsleute, die um die 60 Jahre alt waren. Plötzlich erschien in der Tür ein junger, außerordentlich nervöser Typ. Mit der linken Hand versuchte er sein Gesicht zu verbergen, in der rechten Hand hielt er einen monströsen Revolver (45-Magnum), mit dem er wild umherfuchtelte. Ich saß mit meinem Kollegen (wir waren beide erst wenige Jahre bei der Polizei) an der Bar. Mein erster Gedanke war: Das ist ein Witz (auch unvorbereitete Polizisten unterliegen der menschlichen Reaktion von mangelnder Akzeptanz). Ich begriff aber nach einigen Sekunden, was los war. Mein Kopf sagte mir: »Schau dir den Mann an, präg dir das Signalement ein!« Typisch Polizist, kann ich heute nur noch dazu sagen.

Leider schien der Wirt gar nicht zu begreifen, was los war; er torkelte – er war angetrunken – auf den jungen Täter zu. Dieser wurde nun völlig hektisch, wich einige Schritte zurück und schrie: »Bleib stehen, ich erschieße dich sonst!« Seelenruhig ging der Wirt weiter und nahm vom vordersten Tisch sein Glas mit Whisky. »Ich werde ja wohl noch was trinken dürfen!«, sagte er.

Die ganze Szene war wie in einem schlechten Film: Die Wirtin stand hinter der Kasse. Der Täter drängte den Alten zurück, auf unsere Höhe, dann richtete er seinen Revolver gegen uns und wies uns an, auf den Boden zu liegen. Das machten wir auch ziemlich schnell. Der Räuber verschwand hinter der Theke, und die Wirtin musste die Kasse öffnen. Dies kam mir unendlich lange vor.

Wir lagen bäuchlings am Boden, gleich hinter dem Tresen, etwa einen halben Meter von der Flügeltüre entfernt, durch die der Räuber jeden Moment wieder hervortreten musste. Erst jetzt fiel mir auf, wie schmutzig es hier war. Ich überlegte, ob ich ihn angreifen sollte, wenn er hinter der Bar hervorkam. Glücklicherweise, muss ich heute sagen, kam ich aber von dieser Idee ab. Ich entschloss mich, einfach ruhig liegen zu bleiben. Der Täter kam hervorgerannt, schrie noch: »Keine Polizei!«, dann flüchtete er zu Fuß.

So viel zu meiner eigenen Opfererfahrung, für die ich heute dankbar bin. Sie schenkte mir etwas, was vielen Polizisten leider fehlt, nämlich Verständnis für die Opfer, dieses Erlebnis prägte mich und half mir, Opfern mit respektvoller Empathie zu begegnen. Heute mache ich aus diesem Grunde spezielle Schulungen mit jungen Polizisten, in denen ich sie genau in diese Situation bringe, welche auch Opfer erleben. Immer wieder höre ich dann von Polizisten, die bei mir waren, dass dies die eindrücklichste Erfahrung ihrer Ausbildung war.

Ich bin überzeugt, dass diese drei Minuten entscheidend meine Berufslaufbahn beeinflussten.

Interessant ist für mich heute, dass weder mein Freund noch ich irgendwelche traumatischen Reaktionen hatten. Für mich steht fest, dass es die gute Vorbereitung auf diesen Fall war. In meiner Polizeiausbildung lag ich zu diesem Zeitpunkt schon oft mit dem Gesicht im Schmutz, und über mir war ein Ausbilder mit einer Waffe. Wir beide hatten diesen Fall in ähnlicher Weise in Trainingssituationen immer wieder erlebt, und darum war es nichts Entscheidendes für uns, das nun unser Leben völlig auf den Kopf gestellt hätte. Eine Erkenntnis, der ich mir nur zu bewusst bin. Wir geben den Leuten in unseren Trainings eine Chance, den Raub in allen Facetten ohne Gefahr zu durchleben. Das in einem Szenario, welches der Realität in nichts nachsteht. Und das ist genau der Punkt, warum es den Opfern, die vorbereitet in eine solche Situation geraten, in der Regel viel schneller wieder gut geht. Das Erlebnis dieses Trainings hilft ihnen ganz entscheidend. Ich höre immer wieder von Menschen, die nach einem Training irgendwann in eine solche Straftat geraten: »Es war schon schlimm, aber es war ganz ähnlich wie im Training, und genau dieser Umstand hilft mir heute. Ich habe das gelernte Überlebenskonzept angewandt, und es hat mir extrem geholfen.

Ein ganz tolles Feedback bekam ich im Herbst 2012. Meine Tochter, 17-jährig, wurde auf dem Heimweg aus der Schule auf einem kleinen Waldweg, der zu unserem Wohnhaus führt, von einem unbekannten Mann angegangen. Auch das ist ein Präventionsbereich, den ich seit Anfang meiner Tätigkeit bearbeite. Ich nenne die Schulung »Frauen, sicher unterwegs«. Schon als meine Tochter noch ganz klein war, machte ich mit ihr ganz spielerisch Abgrenzungsübungen und brachte ihr bei, mit Distanzen zu fremden Menschen bewusst umzugehen.

Sie nahm mit 12 Jahren an einem ganz normalen Kindertraining teil. Ich konfrontierte sie später sporadisch mit dem Thema von Angriffen gegen die sexuelle Integrität, wenn ich aktuelle Fälle hatte. Sie hat das, war sie bei mir gelernt hat, in der Situation mit diesem Mann, der sie angreifen wollte, konkret in die Tat umgesetzt. Mit Erfolg, der Unbekannte ergriff sofort die Flucht.

Nach dem Vorfall rief mir meine Tochter sofort an. Als ich nach Hause kam, war sie aufgekratzt und erzählte mir voller Stolz, dass sie sofort reagierte habe und im Nu drei, vier Meter Distanz zum Angreifer gewonnen hatte. Dabei habe sie sich abgrenzt und ihn angeschrien, er solle sie in Ruhe lassen. Wunderbar, dachte ich, wie schön. Ich fragte sie dann, ob sie jetzt schon die Kraft hätte, mir die Stelle zu zeigen, wo das geschehen sei. Sie willigte sofort ein. Ich informierte die Polizei von dem Vorfall, und wir gingen gemeinsam an den Ort. Vorher

bereitete ich sie auf die Möglichkeit vor, dass wir den Mann vielleicht nochmals sehen und wie wir dann mit dieser Situation umgehen würden. Wir machten einen Plan, also genau das, was Menschen eben in einer solchen Situation hilft: Rechtzeitig zu wissen, was zu tun ist.

Am Ort zeigte sie mir dann alles, wo sie ging und wo der Mann stand und wie sie es machte.

Sie hat den Vorfall rasch und problemlos verarbeitet. Ich führte mit ihr dann nach rund vier Wochen ein klassisches Debriefing nach Perren-Klingler durch. Das hat mir nochmals gezeigt, dass es ihr wirklich gut geht, und für mich war es eine reiche Erfahrung. Es hat mir auch nochmals gezeigt, wie wichtig und richtig meine Arbeit und Intervention ist.

15.8 Wichtigkeit der Vorbereitung

Nicht alle Menschen haben aber das Glück, so vorbereitet in eine solche Situation zu geraten, es sind in der Regel die wenigsten. Die meisten trifft ein solches Ereignis aus heiterem Himmel, das ist nach meiner Erkenntnis das Schlimmste. Leute, die mir zu Beginn des Debriefings sagen: »Ich hätte nie im Leben daran gedacht, dass mir so etwas einmal zustoßen könnte!« Die Folgerung daraus ist nicht, dass wir pausenlos daran denken sollten, was alles Schlimmes geschehen könnte. Das würde das Leben nicht gerade vereinfachen. Nein, es geht darum, sich mit den Möglichkeiten ganz bewusst auseinanderzusetzen, entsprechende Maßnahmen zu treffen und sich dann davon wieder zu lösen.

Der abschließende Fall zeigt aber genau einen solchen Fall, in dem die Opfer aussagten, dass sie eben nie mit so etwas gerechnet hätten.

Anna und Lucia arbeiten in einem kleinen Lebensmittelgeschäft. Lucia ist die Geschäftsführerin und 36-jährig. Eine bodenständige Frau, die mit beiden Beinen fest im Leben steht.

Die 29-jährige Anna ist alleinerziehende Mutter eines 3-jährigen Sohnes. Sie leidet seit der Scheidung von ihrem Mann an Depressionen und ist deswegen in Behandlung.

Es ist Februar, draußen ist es schon dunkel. Die beiden Frau schließen das Geschäft, das in einem Dorf angesiedelt ist, an diesem Abend pünktlich um 18.30 Uhr. Es folgen die üblichen Arbeiten. Lucia sitzt im Büro und macht die Tagesabrechnung. Anna räumt das Geschäft auf. Kurz nach 19.00 Uhr sind die beiden Frauen fertig, und gemeinsam begeben sie sich zum Hinterausgang des Geschäftes. Gerade als sie die Türe öffnen, werden sie von zwei maskierten Räubern angegriffen. Anna beschreibt die Situation folgendermaßen:

»Sie haben uns angeschrien und uns ins Geschäft zurückgedrängt. Einer der Täter hat mir den Mund zugeklebt und mich an den Armen gefesselt. Er hat mich im Lager auf den Boden gedrückt und gesagt, ich solle mich nicht bewegen. Ich habe die Augen geschlossen, ich hatte Angst. Ich dachte an meinen Sohn. Ich hatte solche Angst. Der andere Täter ging ins Büro mit Lucia, dort steht der Tresor, darin sind unsere Tageseinnahmen und die Reserve. Dann hörte ich Lucia schreien. Ich dachte, jetzt haben sie Lucia getötet.

Nach diesem Schrei war es still. Ich hatte nichts mehr von ihr gehört, nur die Schritte der Täter. Ich musste mich ständig ganz fest zusammennehmen, mein Körper hat ganz fest gezittert. Als ich dann eine Tür schlagen hörte, dachte ich, jetzt sind sie draußen. Ich stand auf und ging ins Büro, dort fand ich Lucia, sie lag auf dem Boden, sie war am Leben. Ein Täter hatte sie geschlagen, weil sie den Tresor zuerst nicht öffnen wollte. Nachher haben sie das Geld genommen und sind geflüchtet.

Nach dieser Tat hatte ich Albträume. Ich hatte ständig von diesem Ereignis geträumt.

Ich war einfach so verletzt ... es tat mir so, so weh. Ich kämpfte in den nächsten Tagen, dass ich wieder an meine Arbeit zurückkehren konnte. Ich wollte meine Arbeit nicht verlieren.

Ich war gesundheitlich fest angeschlagen und war so alleine. Nach fünf Tagen ging ich wieder an die Arbeit zurück, es ging aber gar nicht gut.«

Zwei Wochen nach dem Überfall wurde ich vom Sicherheitschef der betroffenen Lebensmittelkette angerufen. Ich fuhr sofort zum Geschäft. Schaute mir alles an. Anna arbeitete an diesem Tag nicht, sie war zu Hause, konnte nicht arbeiten. Lucia zeigt mir alles, war sehr gefasst, wollte offensichtlich vor mir verbergen, wie emotional bewegt sie war.

Wir machten in der Folge einen Termin für ein Gruppendebriefing ab. Ich führte dieses mit einem

Kollegen durch. Es war sehr schwierig. Wir brachen es ab. Suchten für Anna eine Übergangslösung, wo sie mit ihrem Sohn wohnen konnte, damit sie nicht alleine war. Ein zweiter Anlauf eines Debriefings brachte dann Erfolg. Beide Frauen lachten zu ersten Mal wieder. Als wir fertig waren, empfing uns der Sicherheitschef und fragte mich: »Was habt ihr denn mit Anna gemacht, die hat ja richtig gestrahlt?« Im Debriefing wurde klar, dass Anna unendliche Angst hatte, dass dies wieder geschehen konnte. Wie ich das schon oft machte, lud ich die beiden Frauen mit einer kleinen Gruppe anderer Raubopfer zu mir an meinen Geschäftssitz ein. Wir verbrachten gemeinsam einen Tag. Hier erzählten alle Beteiligten ihren Fall, Anna merkte, dass sie offenbar mit dem Erlebnis nicht alleine war. In der zweiten Tageshälfte ging es darum, Verhaltensmaßnahmen zu zeigen, was man im Überfall denn tun kann. Dies ist in der Regel bei allen Beteiligten die größte Sorge, was mache ich, wenn es wieder passiert. Es geht hier im Kern darum, die Leute zu stärken und ihnen ein einfaches Konzept mitzugeben. Mit einfachen gruppendynamischen Übungen führe ich die Leute an die Verhaltensstrategie heran. Sie erleben alles in der Gruppe. Ein Verfahren, mit dem ich auch in normalen Trainings arbeite. Bei Opfern, welche die Tat erst gerade erlebt habe, mache ich das natürlich ohne eine erneute »Täterkonfrontation«.

15.9 Ganzheitliche Haltung

Gemäß unserer Philosophie ist unser Handeln in sämtlichen Seminaren (auch Nicht-Opfer-Seminare) geprägt von einer ausgesprochen hohen Verantwortlichkeit gegenüber allen Teilnehmenden.

Es geht hier immer darum, den gegenseitigen Respekt zu wahren, nach gewissen Spielregeln zu agieren und niemanden zu exponieren, sondern alle Teilnehmenden zu integrieren.

Unsere Aufgabe ist es, den Teilnehmenden wieder Mut zu machen, ihnen ihre Stärke zeigen. Dass sie auch stolz sein dürfen, sich mit dem Thema auseinandergesetzt zu haben. Darum fordern und fördern wir die Menschen im Training an ihren persönlichen Möglichkeiten. Wenn sie dies erfolgreich bewältigen, schöpfen sie aus dieser Erfahrung enorme Kraft und Zuversicht, und wir haben die hohe Gewähr, dass sie im Ernstfall richtig handeln. Sie erleben dabei sich, aber auch die anderen.

Alle Teilnehmenden stehen auf einer Linie, also in einem Glied. Wir bestimmen den Standort der Personen. Eine gute Durchmischung. Robuste Personen als Anker gut verteilt. Links und rechts außen, sowie in der Mitte des Gliedes. So haben wir eine gute Durchmischung und die Teilnehmenden immer eine Referenzperson, bei der sie nochmals abschauen können.

Wir arbeiten am Boden tatsächlich mit einer sichtbaren Linie, daher der Begriff »Linientraining«. Diese Linie symbolisiert auch eine Grenze (Respekt) zwischen Trainern und Teilnehmenden. Kein Trainer überschreitet diese Linie. Es wird nun Schritt für Schritt ein exakter Ablauf antrainiert. Alle machen dasselbe. Schrittfolge, Bewegung der Arme, verbal. Dies alles geschieht gemeinsam, ohne Gegenüber. Dadurch entsteht in der Gruppe ein starkes Wir-Gefühl. So gelingt es uns, die Leute auf die gemeinsam Aufgabe auszurichten, Schwächere gut zu integrieren.

Da wir alles synchron machen, schmilzt die Gruppe zur einer Einheit zusammen. Sie agieren als Team!

Dazwischen machen es die Teilnehmenden dann einzeln. Hier wird auch gelacht. Das Mutfassen geht über die Bewegung, den Körper.

Wie erwähnt, haben wir dieses Vorgehen auch in den regulären Seminaren für den Einstieg. Die Methode erlaubt uns sofort zu erkennen, wenn etwas mit einem Teilnehmenden nicht stimmt. Dies kann immer wieder geschehen. Es sind Leute, welche uns vorgängig nicht mitgeteilt haben, dass sie einmal Opfer waren. Mit diesem Vorgehen gelingt es uns, keine »Flash Backs« auszulösen. Wir erkennen rechtzeitig ein Problem und können sofort intervenieren. Nicht auszudenken, wenn wir gleich mit realen Übungen beginnen würden.

Der Fall von Anna klärt sich. Sie konnte wieder an ihren Arbeitsplatz zurückkehren. Knapp zwei Jahre später veranstaltet die Lebensmittelkette eine Referatsreihe zum Thema »Raub«. An einem Referatsort erkenne ich sofort ein Gesicht unter den vielen gespannten Frauen und Männern. Es ist Anna, die mir zulächelt. Ich treffe auf eine völlig veränderte Frau. In der Pause frage ich sie, ob sie Lust und Kraft hätte, ihren Fall zu erzählen. Sie willigt sofort ein. Anna erzählt ruhig und in einer beeindruckenden Präzision, was sie damals erlebt habe und auch, wie sie den schweren Fall verarbeitet hat und wie gut es ihr heute wieder geht. Im Saal ist es mäuschenstill und man spürt, welchen Respekt und welche Hochachtung Anna zuteilwird. Anna wirkte auf mich wie eine Prophetin. Ihr Ausdruck wird mir immer in Erinnerung bleiben. Gelassenheit und bescheidener Stolz, dass sie es geschafft hatte.

Feuerwehrunglück Gretzenbach – ein Kanton ist froh, dass er Vorbereitungen getroffen hat

Gisela Perren-Klingler, Christoph Ramstein

G. Perren-Klingler (Hrsg.), *Psychische Gesundheit und Katastrophe*,
DOI: 10.1007/978-3-662-45595-1_16, © Springer-Verlag Berlin Heidelberg 2015

Christoph Ramstein hat für dieses Kapitel mit Gisela Perren-Klingler als Supervisorin während des mehr als einen Monat dauernden Einsatzes als Koordinator nach der Katastrophe von Gretzenbach darüber Buch geführt, an was alles gedacht werden muss und was wann wie gelöst werden kann. Dass dabei der Verantwortliche für die Erhaltung der Gesundheit von Betroffenen aus den Familien wie auch aus den Feuerwehren an vielen Fronten gleichzeitig aktiv werden muss, wird aus dem Artikel ersichtlich. Dank den seit langem bestehenden Kontakten zu Care-Organisationen anderer Kantone konnte zusätzlich deren Unterstützung in Anspruch genommen werden (Peers und MHPs), dies vor allem bei den Einsatzkräften der Feuerwehr und den postimmediat ausgeführten psychologischen Debriefings. Hier haben die Peers der baselstädtischen Feuerwehr die Nachbetreuung der betroffenen Feuerwehr übernommen, da sich alle Peers der Care-Organisation des Kantons Solothurn kennen und vom Ereignis mit betroffen waren.

16.1   Einführung und geschichtlicher Hintergrund

Das föderalistische System der Schweiz überlässt es den 26 Kantonen, die psychische Betreuung von Primär- und Sekundäropfern bei kritischen Ereignissen nach eigenem Ermessen frei vorzubereiten und zu gestalten.

Der Kanton Solothurn ist ein hauptsächlich im Mittelland liegender Kanton mit 250.000 Einwohnern[1]. Geographisch und wirtschaftlich gesehen ist er eigentlich dreigeteilt: Durch die Jurakette ist das nördlich liegende »Schwarzbubenland« (ca. 40.000 Einwohner – Bezirke Dorneck und Thierstein) abgetrennt, welches nach Basel orientiert ist. Der Juraeinschnitt in der Klus trennt den übrigen Kantonsteil in einen westlichen, oberen Kantonsteil (ca. 110.000 Einwohner) – nach Bern orientiert – und den östlichen, unteren Kantonsteil (ca. 100.000 Einwohner) – nach Aarau orientiert. Der Kanton umfasst einige kleinere Städte (Hauptstadt ist die Ambassadorenstadt Solothurn) und noch zahlrei-

che bäuerliche Dörfer (vorwiegend im westlichen Teil).

In den 1990er Jahren ereigneten sich zwei kritische Ereignisse im unteren Kantonsteil und eines im angrenzenden Teil des Nachbarkantons Bern, bei dem die Solothurnischen Einsatzkräfte ebenfalls beteiligt waren.

- **Bahnunglück vom 21. März 1994 bei Däniken (Kanton Solothurn)**
9 Tote (7 starben am Unglückstag, 2 später) und 19 Verletzte.

Das Unglück wurde ausgelöst durch einen Baukran der SBB, der im Bereich des Bahnhof Däniken im Einsatz war. Infolge mangelnder Disziplin im Funkverkehr wurde dem Kranführer gemeldet, die Strecke sei frei, er könne drehen. Während des Auschwenkens des Kranarmes wurden die Wagen des durchfahrenden Schnellzuges seitlich aufgeschlitzt. Die notfallmedizinische Betreuung mit Evakuation der Verletzten in die umliegenden Spitäler funktionierte ausgezeichnet. Eine organisierte Betreuung im Sinne der »psychischen ersten Hilfe« gab es nicht.

- **Großbrand in der TELA–Papierfabrik vom 19. Juli 1996 bei Niederbipp (Kanton Bern)**
Bei diesem außerkantonalen (dicht an den Kanton Solothurn angrenzend) Ereignis wurden die meisten Feuerwehren des Kantons Solothurn zum Einsatz aufgeboten.

3 Feuerwehrleute (Atemschutzträger) der Feuerwehr Herzogenbuchsee (BE) starben bei diesem Einsatz. Der Einsatzleiter des Feuerwehreinsatzes beging ungefähr 3 Monate später Suizid. Damals wurden unverletzte Betroffene von den Pfarrerinnen und Pfarrern der umliegenden Ortschaften betreut. Einige dieser Seelsorger ließen sich danach in Notfallseelsorge ausbilden.

- **Raubüberfall auf ein Restaurant vom 4. Februar 2000 in Dulliken (Kanton Solothurn)**
Zwei maskierte Männer betraten das mit Stammgästen besetzte Restaurant »Löwen« und bedrohten mit Revolvern die betagte Wirtin sowie die anwesenden Gäste. Als weitere Gäste das Lokal betraten, wurden die Täter nervös und schossen. Dabei gab es 2 Tote und 3 Verletzte.

---

1   Der Einfachheit halber wird die männliche Form verwendet

Die Nachbetreuung erfolgte in diesem Falle durch Pfarrerinnen und Pfarrer aus der Ortschaft und der Umgebung, welche zum Teil bereits eine Ausbildung in Notfallseelsorge absolviert hatten.

Auffallend ist, dass sich alle drei größeren Ereignisse im Kanton Solothurn in der Zeit von 1994–2004 im unteren Kantonsteil auf der Achse Olten – Aarau ereignet haben und dass die Ereignisorte Dulliken, Däniken und Gretzenbach Nachbargemeinden sind und Niederbipp – zwar im Kanton Bern – ebenfalls ganz nah liegt.

Sensibilisiert durch diese eingangs geschilderten Ereignisse wurde anfangs 2000 unter der Leitung des kantonalen Führungsstabes eine Arbeitsgruppe »Psychologisches Debriefing und Seelsorge« tätig, welcher Vertreter der Einsatzkräfte, Seelsorger und der Kantonsarzt angehörten. Ebenfalls sensibilisiert durch diese Ereignisse und durch neu erworbene Kenntnisse in Therapie und Prävention in der Psychotraumatologie wurde der Präsident der Gesellschaft der Ärztinnen und Ärzte des Kantons Solothurn (GAeSO), Christoph Ramstein, sekundär in dieser Arbeitsgruppe aktiv. Er erweiterte den Kreis der Arbeitsgruppe mit den wichtigsten betroffenen Dienstzweigen[2], änderte die Namensgebung des Projektes und erreichte durch klare und insistierende Information auf politischer Ebene, dass das Konzept »Integrierte Betreuung im Not- und Katastrophenfall, Kanton Solothurn« (IBNK-SO)[3] geschaffen wurde. Dieses Konzept wurde im Dezember 2001 vom Regierungsrat (Exekutive) verabschiedet, seine Implementierung dem Departement des Innern übertragen und ein Kredit gesprochen. Anschließend fand eine umfassende Information möglicher Interessierter und Betroffener statt.[4]

Nach der Verabschiedung dieses Konzeptes übernahm die »Steuerungsgruppe IBNK« (Vertreter der Einsatzkräfte, Zivilschutz, Kantonaler Führungsstab (KFS), Notfallseelsorge, Kantonsarzt) – unter der Leitung des Präsidenten GAeSO – die weiteren Aufgaben. Diese Steuerungsgruppe erreichte, dass im Frühjahr 2002 – nach einer Evaluation – 60 Freiwillige (aus Polizei, Feuerwehr, Rettungssanität, Zivilschutz, Notfallseelsorgern, Allgemeinärzten, Psychiatern, Psychologen und Samaritern ausgewählt) in zwei gemischten Gruppen eine Grundausbildung in Psychotraumatologie, erster psychischer Hilfe und Debriefing während je 2×2 Tagen (im Abstand von einem Monat) erhielten.

Seither erhielten diese Absolventen in regelmäßigen Abständen Informationen über Neuerungen im Konzept und über Psychotraumatologie. Bei den Alltagsereignissen (vor allem Verkehrsunfälle und Suizide) kommen jeweils die Peers aus den Einsatzkräften sowie die Notfallseelsorger zum Einsatz.

Ende April 2004 wurde zwischen dem Kanton Solothurn und der »Stiftung CareLink«[5] eine Vereinbarung unterzeichnet betreffend »Dienstleistungen im Zusammenhang mit der Betreuungsorganisation des Kantons Solothurn«. Diese enthalten Dienstleistungen, die CareLink bei Schadenereignissen – welche die Kapazitäten der eigenen Mittel des Kantons Solothurn übersteigen – zur Verfügung stellt. In den folgenden Monaten wurden diese vereinbarten Dienstleistungen (Festlegen der operativen Leitung, Call Center, Betreuungszentren, DVI – Zentren (Disaster Victim Identification)[6], Care Givers, Personendaten – und Personal – Management, Logistik, Sprachregelung innerhalb der Care – Organisation) an mehreren Arbeitstagen zwischen der Steuerungsgruppe IBNK-SO und den Führungsorganen von CareLink umgesetzt. Im Juni und im November 2004 fanden je 1 eintägiger Fortbildungskurs für die im Jahr 2002 ausgebildeten Freiwilligen statt. Die Kurse, welche wieder mit gemischten Gruppen (Teilnehmer wieder gemischt, Peers, NFS[7], MHP[8]) durchgeführt

---

2   Vertreter der Einsatzkräfte (Polizei, Feuerwehr, Rettungssanität, Zivilschutz, Chef Kantonaler Führungsstab KFS, Ärzte, Psychologen, Seelsorger, Samariter, Opferhilfe, Kantonsarzt, Präsident der Kantonalen Ärztegesellschaft)

3   IBNK-SO = Integrierte Betreuung im Not- und Katastrophenfall Kanton Solothurn

4   Politische Stellen des Kantons inklusive Kantonaler Führungsstab (KFS), Gemeinden (Führungsstäbe), zivile Katastrophen- und Kriegsvorsorge, zuständige militärische Stellen (Territorialregiment), Führungskräfte von Polizei, Feuerwehr und Rettungssanität, Spitäler, psychiatrische Dienste, kantonale Ärztegesellschaft, Psychologenverband, Verbandsorgan der Samariter, Opferhilfe

5   siehe ▶ www.carelink.ch

6   DVI = disaster victim identification = Identifikation der beim Ereignis angefallenen Opfer

7   NFS = Notfallseelsorger

8   MHP = Mental Health Professional (Ärzte, Psychologen, Therapeuten)

wurden, beinhalteten hauptsächlich das Thema »Defusing« (Gruppenarbeit anhand von Fallbeispielen). Anlässlich des zweiten Fortbildungskurses vom 25.11. 2004 – also 2 Tage vor dem Ereignis – beklagten sich einzelne Teilnehmer, es ereigne sich sowieso nie etwas, womit sie nie gebraucht würden. Am 26.11.2004 – 1 Tag vor dem Ereignis – fand die Schlussübung des Pikett 2 (d. h., der Bereitschaft) der Stützpunktfeuerwehr Schönenwerd statt.

16.2 Das Ereignis vom 27.11.2004 (Feuerwehrunglück Gretzenbach)

Um **06.00 Uhr** am 27.11. 2004 – einem Samstagmorgen, bemerkt eine Bewohnerin beim Betreten der unterirdischen Garage, dass ihr Rauschwaden entgegen kommen. Sie kehrt in ihre Wohnung zurück und alarmiert die Feuerwehr. Via Alarmzentrale wird um **06.07 Uhr** der Alarm »Brand in Tiefgarage Staldenacker Gretzenbach«[9] ausgelöst. 11 Männer der – freiwilligen – Stützpunktfeuerwehr Schönenwerd-Gretzenbach rücken mit Atemschutzausrüstung aus, um **06.12 Uhr** treffen die ersten Feuerwehrmänner mit Atemschutzausrüstung vor Ort ein. Um **06.15 Uhr** werden die Bewohner der Überbauung »Staldenacker« durch andere Feuerwehrleute geweckt und evakuiert. Die rund 250 Bewohner werden in der Dorfturnhalle durch die Samaritervereine der umliegenden Dörfer betreut, während die Atemschutzgruppe ihren Auftrag in der Tiefgarage erfüllt, abgesichert durch ihre Feuerwehrkameraden. Die Tiefgarage ist überdeckt von einer Grünfläche, auf welcher der Kinderspielplatz der Überbauung »Staldenacker« liegt, direkt daran angrenzend stehen die Wohnblöcke der Überbauung »Staldenacker«.

Um **07.17 Uhr** – befindet sich die Atemschutzgruppe, nach erfülltem Auftrag, bereits auf dem Rückzug aus der Garage. Da stürzt die Betondecke der Garage (18 m breit und 25 m lang, 30 cm dick) ohne jegliche Vorwarnung ein und begräbt

sieben Feuerwehrmänner unter sich. Von den vier sich außerhalb der Einbruchkante befindenden Feuerwehrleute kann sich einer retten, die anderen drei werden verschüttet; zwei können von ihren Kameraden unverletzt befreit werden, einer wird schwer verletzt geborgen und sofort in Spitalpflege gebracht.

Die geretteten Feuerwehrmänner werden sofort aus dem Einsatz abgezogen und durch die benachbarten Stützpunktfeuerwehren abgelöst, nur der Kommandant bleibt auf Platz. Es wird mit allen Mitteln versucht, die eingeschlossenen Kameraden zu retten. Ab **09.45 Uhr** treffen die benachbarten Feuerwehren ein und lösen die übrigen Kameraden der Stützpunktfeuerwehr Schönenwerd ebenfalls ab. Diese werden im Feuerwehrmagazin Schönenwerd zusammengezogen und von den Notfallseelsorgern betreut.

Gegen **11.00 Uhr** wird klar, dass keine Hoffnung mehr besteht, die Feuerwehrleute lebend retten zu können. Es werden nun schwere Baumaschinen der Armee eingesetzt (Katastrophen-Bereitschaftsverband), um die noch 7 verschütteten Feuerwehrmänner bergen zu können. Kurz vor Mitternacht wird der letzte der sieben Verschütteten tot geborgen.

Eine erste Betreuung der Angehörigen der Opfer und der Stützpunktfeuerwehr Schönenwerd-Gretzenbach erfolgt durch die Notfallseelsorger und Polizei-Peers aus dem Care-Team der IBNK-SO. Das Care-Team des Kantons Appenzell, welches im Verlaufe es Morgens seine Hilfe angeboten hat, erscheint um 16.30 Uhr mit 10 Leuten. Da es zu diesem Zeitpunkt nicht mehr gebraucht wird, wird es bei einer Besichtigung des Schadensplatzes orientiert, bevor es sich wieder auf die Heimreise begibt. Das Care-Team des anliegenden Kantons Aargau bietet sich ebenfalls an, doch es kann vorderhand auch auf dessen Angebot verzichtet werden.

Die erste Medienkonferenz wird um **14.00 Uhr** abgehalten. In der zweiten Medienkonferenz um **17.00 Uhr** wird mitgeteilt, dass fünf der Verschütteten geortet, aber noch nicht geborgen werden konnten. Um **18.00 Uhr** wird der Tod von vier Feuerwehrmänner bestätigt. Zu diesem Zeitpunkt sind die Berufsfeuerwehr Bern und die Spezialisten der Armee (Katastrophen-Bereitschaftsverband)

---

9   »Staldenacker« = die so benannte Überbauung mit den 5 Wohnblöcken, welche an die Tiefgarage angrenzen, die ihrerseits mit einer Grünfläche überdeckt ist, auf welcher der Kinderspielplatz steht

mit der Bergung betraut. Die Rettungssanitäter des Kantonsspitals Olten und die Mediziner des Institutes für Rechtsmedizin (IRM) Bern befassen sich mit der Übernahme der geborgenen Opfer. Um **23.45 Uhr** ist der letzte Tote geborgen. Während der ganzen Bergungsphase werden die Angehörigen im Zentrum des nahegelegenen Schulhauses betreut. Die Todesnachricht wird ihnen durch die Notfallseelsorger und die im Einsatz stehenden Angehörigen der Sondergruppe Peer der Polizei (aus dem Care-Team IBNK-SO) überbracht. Sie werden im Verlaufe des Abends durch den Polizeipsychologen orientiert, dass am Sonntagnachmittag zur Identifikation der Toten eine Fahrt nach Bern organisiert wird. Insgesamt waren bis Mitternacht ungefähr 200 Mann im Einsatz.

Die Bewohner der anliegenden Überbauung werden am späteren Nachmittag durch die Sicherungskräfte der Feuerwehr orientiert, dass sie wieder in ihre Wohnungen zurückkehren dürfen. Einige Familien ziehen es vor, vorderhand auswärts bei Verwandten oder Bekannten zu bleiben.

Der Einsatzleiter IBNK-SO[10], welcher – zurückgekehrt von einem Kongress – erst seit dem Nachmittag im Einsatz ist, koordiniert die bereits getroffenen Maßnahmen der IBNK-SO. Nach Rücksprache mit dem obersten Feuerwehrverantwortlichen des Kantons beauftragt er den Koordinator für Katastrophenvorsorge des Kantons Basel-Stadt, die psychologische Betreuung der Stützpunktfeuerwehr Schönenwerd-Gretzenbach zu übernehmen. Damit kann das Care-Team IBNK-SO entlastet werden. Es ist klar, dass diese Aufgabe nicht von Kollegen aus den eigenen Reihen der Feuerwehr-Peers des Care-Team IBNK-SO übernommen werden konnte, da sich die meisten untereinander kennen und eine große Betroffenheit herrschte. Der Koordinator für Katastrophenvorsorge des Kantons Basel-Stadt hat in der Folge während allen Einsätzen seiner Peer-Organisation die Funktion als deren Einsatzleiter innegehabt.

---

10 Einsatzleiter IBNK-SO ist in Doppelfunktion Leiter der Steuerungsgruppe IBNK-SO und Leiter Care Team IBNK-SO

16.3 Die Nachsorge in der Zeit kurz danach

Spontan stellen sich Menschen, welche mit den sozialen Strukturen der Gemeinde vertraut sind, zur Verfügung und begleiten und unterstützen die Familien der Opfer bei den in den nächsten Tagen auf sie zukommenden Aufgaben.

▪ **Sonntag, 28.11.2004**
In der ganzen Schweiz wird in den Gottesdiensten der Opfer und ihrer Angehörigen gedacht.

Am frühen Sonntagnachmittag fahren die Familienangehörigen der sieben toten Feuerwehrmänner in einem Autobus nach Bern zur Identifikation der Leichen und um Abschied zu nehmen. Vom IRM Bern ist zu diesem Zweck ein Raum in der Kaserne Bern eingerichtet worden. Die Angehörigen sind begleitet vom Leiter der Notfallseelsorger IBNK-SO (katholisch), dem evangelischen Ortspfarrer von Schönenwerd, vier Angehörigen der Sondergruppe Peers der Polizei, dem Polizeipsychologen und einem zivilen Arzt aus Schönenwerd. Es werden warme Getränke und Sandwiches, Taschentücher und Rosen mitgenommen. So kann jedes Familienmitglied beim Abschied eine Rose zu ihrem Toten legen. Nebst dem Polizeipsychologen gibt der vom Einsatzleiter IBNK-SO instruierte erfahrenen Polizei-Peer während der Fahrt Informationen über den Ablauf und beantwortet Fragen. Sonst wird nicht viel geredet.

Der Leiter der Rechtsmedizin IRM Bern hat den Einsatzleiter IBNK-SO kollegial über den Ablauf orientiert, er hat auch um die Begleitung durch den zivilen Arzt gebeten. In der Kaserne Bern ist ein DVI-Raum eingerichtet worden. In diesem schlichten Raum werden die Identifikationen – Familie um Familie – einzeln durchgeführt. Mit einem Wagen wird der Sarg in den Raum gebracht. Der Familie wird mitgeteilt, dass der Tote nicht mehr leiden musste. Die CO-Bestimmung hat bei allen einen Nullwert ergeben, was bedeutet, dass keiner nach dem Einsturz der Decke noch einen Atemzug machen konnte. Der Leiter der Rechtsmedizin nimmt sich für jede Familie so viel Zeit wie sie benötigt: Er fragt nach besonderen Merkmalen des Toten und zeigt dann anhand von Polaroidfotos solche Merkmale. Falls diese für die Familie deckungsgleich sind, sagt er ihnen, wie der Leichnam aussieht, und fragt, ob sie ihn sehen möchten. Die meisten Familien wollen ihn sehen. Während des Abschiedes vom Toten sind die betroffenen Familien während längerer Zeit sich selber überlassen. Die anderen Familien warten unterdessen außerhalb dieser Räumlichkeiten, sie werden vom Begleitteam betreut und mit Snacks und Getränken bedient. Um 20 Uhr ist der Bus mit den Angehörigen und dem Begleitteam wieder zurück in Gretzenbach.

Während des ganzen Sonntags ist das Feuerwehrlokal Schönenwerd durchgehend für jedermann offen, es liegt ein Kondolenzbuch auf, und vor dem Feuerwehrlokal wird eine Gedenkstätte mit Kerzen und Blumen errichtet. Es wird zudem eine Internetseite für Kondolenzschreiben errichtet. Auch in Gretzenbach, neben der eingestürzten Tiefgarage, wird eine Gedenkstätte erreichtet, mit Blumen, Kerzen, Briefen, Kinderzeichnungen und anderem mehr. Die Beerdigung der Toten findet in der nun folgenden Woche statt, einzeln, zu verschiedenen Zeiten, in verschiedenen Kirchen (verschiedene Bekenntnisse!).

■ Montag, 29.11.2004
Am Abend findet für die Feuerwehr Schönenwerd (ca. 60 Leute) eine erste Nachbesprechung statt. Diese wird vorbereitet und durchgeführt von der Peer-Organisation Basel-Stadt, bestehend aus dem Koordinator für Katastrophenvorsorge Basel-Stadt als Einsatzleiter, dem Kommandanten der Berufsfeuerwehr sowie 9 Feuerwehr-Peers und 2 Notfallpsychologinnen.

Die betroffenen Familien werden durch den Feuerwehrkommandanten und die jeweiligen Gemeindepräsidenten darüber informiert, dass ihnen ein psychologisches Debriefing in der Familie – oder auch ein Einzel-Debriefing – angeboten wird, organisiert durch den Einsatzleiter IBNK-SO. Es wird ihnen auch erklärt, was der Sinn eines solchen Debriefings sei. Ein Vertreter der Kantonsregierung besucht an diesem Montag alle Familien der Opfer und übergibt ihnen einen Geldbetrag als Starthilfe für die materiellen Ausgaben in den nächsten Tagen.

■ Dienstag, 30.11.2004
Es findet am Abend ein ökumenischer Gedenkgottesdienst für die Bewohner der Überbauung »Staldenacker« statt. Die Teilnahme steht aber auch anderen Menschen offen.

■ Mittwoch, 1.12.2004
Der verletzte Feuerwehrmann wird im Spital durch ein Team der Peer-Organisation Basel-Stadt (Koordinator Katastrophenvorsorge, Kommandant und Peers der Berufsfeuerwehr und eine Notfallpsychologin) besucht und seine Familie psychologisch betreut.

Der Einsatzleiter IBNK-SO bietet an und organisiert laufend psychologische Einzel-Debriefings für betroffene Einsatzkräfte und vermittelt auch bereits ausgebildete Traumatherapeuten.

■ Donnerstag, 2.12.2004
Es werden durch den Einsatzleiter IBNK-SO verschiedene psychologische Einzel-Debriefings für betroffene Einsatzkräfte vermittelt. Am Abend findet ein zweites Treffen mit der Feuerwehr Schönenwerd statt, im Beisein der Partnerinnen und Partner der Feuerwehrleute. Es wird durch das gleiche Team der Peer-Organisation Basel-Stadt organisiert und durchgeführt. Anwesend ist auch eine der Witwen der verunglückten Feuerwehrmänner, welche infolge Trennung keinen Kontakt mehr mit seiner Herkunftsfamilie hat.

Eine Notfallpsychologin informiert die Partnerinnen und Partner der Feuerwehrleute, wie sie ihre Männer oder Frauen in der Bewältigung des Erlebten unterstützen können. Auch werden mögliche Reaktionen von Kindern der Feuerwehrleute erörtert.

An diesem Tag findet auch das Gruppen-Debriefing für die Rettungssanitäter des Kantonsspitals Olten statt, welche am 7.11.2004 im Einsatz gestanden haben. Der Samariterverein Däniken-Gretzenbach führt an diesem Abend in Anwesenheit eines Peers des Care-Teams IBNK-SO eine Nachbesprechung durch.

■ Freitag, 3.12.2004
Der Einsatzleiter IBNK-SO nimmt Kontakt auf mit den Familien der verstorbenen Feuerwehrmänner, um definitiv Ort, Zeitpunkt und Zusammensetzung

der Gruppen für die psychologischen Debriefings zu klären und nochmals Fragen zum Debriefing zu beantworten. An diesem Tag macht sich eine vermehrte Spannung bei den betroffenen Familien und den Einsatzkräften bemerkbar, es werden zusätzlich Therapeuten für Einzelinterventionen organisiert. Da nicht absehbar ist, wieviel weitere Bedürfnisse noch abgedeckt werden müssen, nimmt der Einsatzleiter IBNK-SO am Nachmittag des 3.12.2004 Kontakt mit CareLink auf, welche vorsorglich vier Teams von Notfallpsychologen in Bereitschaftsstellung versetzt. Diese Bereitschaft kann am Tag darauf um 10 Uhr wieder aufgehoben werden. Am Abend findet in Anwesenheit eines Peers des Care-Team IBNK-SO eine Nachbesprechung für die Stützpunktfeuerwehr Gösgen statt. Diese war anlässlich des Ereignisses zwar nicht im Einsatz, jedoch in Bereitschaftsstellung versetzt und hat per Funk das Ereignis und das Schicksal der ihnen bekannten Feuerwehrmänner miterlebt.

- **Samstag, 4.12.2004**

Um 14.00 Uhr findet die offizielle Trauerfeier für die sieben verstorbenen Feuerwehrmänner in der römisch-katholischen Kirche in Schönenwerd statt. Es werden Sitzplätze für 2.500 Trauergäste an vier Standorten bereitgestellt: Die Trauerfeier wird gleichzeitig übertragen in die christ-katholische Kirche in Schönenwerd, die römisch-katholische in Gretzenbach und in das Bally LAB-Gebäude in Schönenwerd für Feuerwehrdelegationen aus der ganzen Schweiz und Europa. An jedem Standort wird eine mobile Rettungseinheit für medizinische erste Hilfe eingesetzt. Pro Hilfsstelle stehen an Material zur Verfügung: eine Ambulanz mit Transportmaterial, Feldbetten, Wundversorgungsset, Defibrillator, Medikamentenset, Verbandsmaterial, warme und kalte Getränke und Früchte. Personell sind diese Hilfsstellen mit einem Arzt und vier bis sechs ausgebildeten Rettungssanitätern versehen. Diese Unterstützung wird durch das Team des »Swiss Medical Protection Service«[11] und durch das »Junior Doc Medical Team« gewährleistet.[12]

In den Kirchen bzw. Gebäulichkeiten halten sich je drei bis sechs Angehörige (Peers und MHP)

des Care-Team IBNK-SO bereit für eventuelle Einsätze in psychologischer erster Hilfe.

- **Die folgenden Tage**

In den folgenden Tagen werden der Gemeindepräsident der Gemeinde Gretzenbach, alle lokalen, in irgendeiner Unterstützung Eingesetzten per Mail angeschrieben und erhalten ein Angebot für psychologische erste Hilfe: Einzel- und/oder Gruppen-Debriefing. Für die Gruppen-Debriefings der Familien der verstorbenen Feuerehrmänner werden nun Debriefer aus dem Netz des VPTS[13] in anderen Kantonen aufgeboten.

- **Mittwoch, 8.12.2004**

Es findet ein ökumenischer Orientierungsabend statt, organisiert durch die verschiedenen umliegenden Kirchgemeinden. Er richtet sich an die Eltern der Überbauung »Staldenacker« zum Thema »Mit Kindern trauern«: Wie kann man mit Kindern über das Geschehene reden und auch trauern.

- **Donnerstag, 9.12.2004**

Der Einsatzleiter IBNK-SO führt in Zusammenarbeit mit der Gemeinde Gretzenbach einen Orientierungsabend durch für die Bewohner der Überbauung »Staldenacker« im Sinne eines abschließenden Gesprächs über das Wesentliche des Geschehens. Die entsprechenden Fachpersonen informieren über praktische Belange (Verlust von Autos und Parkplätzen, nicht mehr Benutzenkönnen von Spielplatz, Balkons u. a.), über versicherungstechnische, juristische, mögliche medizinische und psychologische Konsequenzen, und es werden Fragen beantwortet. Den Teilnehmern wird das Faltblatt »Merkblatt für Betroffene und Angehörige nach belastenden Ereignissen« der CARE-Organisation des Kantons Solothurn abgegeben.

- **Montag, 13.12.2004**

An diesem Tag – zwei Wochen nach dem Ereignis – werden den Bewohnern (Mietern und Eigentümern) der Überbauung »Staldenacker« wieder alle Gebäulichkeiten mitsamt der Verantwortung und Respektierung der weiter bestehenden Absperrungen übergeben.

---

11   s. ▶ www.mecial-protection.ch
12   s. ▶ www.juniordoc.ch

13   VPTS = Verein Psychotrauma Schweiz, s. ▶ www.vpts.ch

Auf Wunsch der Frauen der Feuerwehrleute findet ein dritter Informationsabend statt – organisiert und durchgeführt von der Peer-Organisation Basel-Stadt. Diesmal sind deren Männer nicht dabei. Geleitet wird die Veranstaltung durch die beiden Notfallpsychologinnen. Der Kommandant der Berufsfeuerwehr und der Einsatzleiter sind dabei für technische Fragen zuständig. Die Frauen können so untereinander ihre Reaktionen, Ängste und Bedenken sowie ihr »Starksein« für den Partner besprechen, sich untereinander vernetzen und gemeinsame Bewältigungsstrategien für sich und ihre Familien erarbeiten.

16.4   Nachsorge nach der akuten Belastung

- **Mittwoch, 15.12.2004**

Es findet die Einsatz-Nachbesprechung mit der Sondergruppe Peer der Polizei IBNK-SO statt durch ein Team der Peer-Organisation Basel-Stadt: je 2 Peers der Kantonspolizei und der Berufsfeuerwehr Basel-Stadt und der Einsatzleiter.

Auch an diesem Tag müssen wiederum psychologische Einzel-Debriefings für Kadermitglieder von Einsatzorganisationen vermittelt werden.

Das Schweizer Fernsehen tritt telefonisch mit dem Einsatzleiter IBNK-SO in Verbindung: Es will am kommenden Sonntag eine Spezialsendung über »Leute mit verschiedenen Schicksalen« ausstrahlen und Betroffene des Ereignisses »Gretzenbach« zusammen mit dem Einsatzleiter ins Studio kommen und über das Erlebte sprechen lassen. Der Einsatzleiter der IBNK-SO erklärt dem Verantwortlichen der Sendung, das dies – u. a. wegen der Re-Traumatisierung – kontraindiziert und unethisch sei. Er informiert unverzüglich den Feuerwehrkommandanten der Stützpunktfeuerwehr Schönenwerd-Gretzenbach, damit dieser seine Leute und die Betroffenen informieren und ihnen davon abraten kann. Schließlich fällt das Projekt dahin.

An diesem Tag hat die letzte Erstsitzung der psychologischen Gruppen-Debriefings stattgefunden. Die Mehrheit der betroffenen Familien hat bis zu diesem Zeitpunkt vom Angebot eines psychologischen Debriefings Gebrauch gemacht.

- **Mittwoch, 22.12.2004**

Es findet eine separate Nachbesprechung für die drei geretteten Feuerwehrmänner mit dem Einsatzleiter und einer Notfallpsychologin der Peer-Organisation Basel-Stadt statt. Damit ist deren Auftrag abgeschlossen.

- **Donnerstag, 24.12.2004 (Heiliger Abend)**

Im Feuerwehrlokal in Schönenwerd findet eine Gedenkfeier für die verstorbenen Kameraden und deren Angehörige statt.

- **Samstag, 01.01.2005**

Wie in den Vorjahren findet am Neujahrstag im Feuerwehrlokal Schönenwerd der traditionelle Neujahrs-Apéro statt.

- **Ende Januar/Anfang Februar 2005**

Jetzt finden zu verschiedenen Zeiten und an verschiedenen Orten die Zweitgespräche, d. h., die zweite Sitzung der psychologischen Debriefings statt. Alle Betroffenen nehmen daran teil, außer einer Familie, die im Anschluss an den Tsunami in Südostasien wegen Mitteilungen in den Medien, das psychologische Debriefing sei schädlich, ablehnte. Eine weitere Familie konnte ebenfalls nicht daran teilnehmen, da der Vater eines toten Feuerwehrmannes wegen eines Herzinfarktes hospitalisiert worden war. Die psychologischen Debriefings wurden von allen andern Beteiligten als hilfreiche Maßnahme erlebt.

Beim einem der psychologischen Gruppend-Debriefings war ein ehemaliger Feuerwehrmann dabei, welcher jetzt eine der betroffenen Familien von Anfang an betreut hatte. Er teilte mit, dass ihm dieses Debriefing geholfen habe, den roten Faden durch die Geschichte zu finden und die schrecklichen Bilder des Toten anlässlich der Identifikation einzuordnen. Er sei 1994, beim Zugunglück in Däniken, als Feuerwehrmann im Einsatz gewesen und hätte helfen müssen, die Leichen zu bergen. Damals hätte es ja noch keine psychologische erste Hilfe gegeben. Heute noch würden ihm bei der Erinnerung an das damalige Unglück die schlimmen Bilder wieder hochkommen, ganz im Gegensatz zum Ereignis Gretzenbach, wo ihm jetzt nur noch schöne Erinnerungen an den Verstorbenen als Bilder präsent seien.

16

16.5 Nachfragen und Rückmeldungen

Der Einsatzleiter IBNK-SO hat aktiv nachgefragt bei den verschiedenen involvierten Behörden, den Vorgesetzten der Einsatzkräfte, bei einzelnen der betroffenen Familien, den nachbetreuenden Ortsseelsorgern sowie den »opinion leaders« der Bewohner aus der Überbauung »Staldenacker«. Rückmeldungen erfolgten spontan von einem der überlebenden Feuerwehrmänner (welcher aus Dankbarkeit nach Entlassung aus der Feuerwehrdienstpflicht gerne im Care-Team IBNK-SO mitarbeiten möchte), von Therapeuten und Bekannten von Betroffenen. Die Ortsseelsorger waren zur Zeit der Niederschrift dieses Kapitels bereits mit Vorbereitungen für das Jahresgedenken vom 27. November beschäftigt. Der Einsatzleiter IBNK-SO hat aufgrund von Präsentationen des Ereignisses in verschiedenen Fachgremien das Verhalten der Care-Organisation IBNK-SO kritisch hinterfragen lassen. Eine Analyse des Ablaufs durch eine außenstehende Fachorganisation mit den Verantwortlichen der IBNK-SO war zur Zeit der Erstellung dieses Artikels noch im Gang. Anlässlich der Fortbildungstage 2005 für das Care Team IBNK-SO wurde das Ereignis Gretzenbach mit allen Mitgliedern des Care-Teams nochmals bearbeitet.

16.6 Die psychologische Betreuung in Zahlen

◨ Tab. 16.1 gibt einen Überblick über die Anzahl an Arbeitsstunden, die im Zusammenhang mit dem Feuerwehrunglück Gretzenbach für die psychologischen Betreuung aufgewendet wurde.

16.7 Kommentare und zusätzliche Überlegungen

Es handelt sich bei diesem Feuerwehrunglück um ein Ereignis, welches nicht mehr als »Alltagsereignis« eingestuft werden kann, wo aber auch der Begriff der »Katastrophe« noch nicht erfüllt ist. Man kann es als »Großereignis« einstufen, bei dem »nur« sieben Tote, ein Schwerverletzter und drei Gerettete angefallen sind, bei welchem aber aus verschiedenen Gründen eine große Bevölkerungsgruppe betroffen war. Das hatte zur Folge, dass beim Einsatz alle Ressourcen der IBNK-SO benötigt und gebunden wurden. Bereits in der Anfangsphase wurde der Einsatzleiter der Peer-Organisation Basel-Stadt miteinbezogen. Er hat danach mit einem großen Team bei der Betreuung der überlebenden Feuerwehrleute und deren Ehefrauen und Partnern Unterstützung gegeben, unter Einbezug von MHPs. Diese Form der außerkantonalen Unterstützung beruht auf einer mündlichen Vereinbarung zwischen dem Einsatzleiter IBNK-SO und dem Koordinator für Katastrophenvorsorge Basel-Stadt, auf Grund derer sich die Organisationen der beiden Kantone bei Ereignissen gegenseitig Unterstützung gewähren. Die Zusammenarbeit in Gretzenbach war in diesem Sinne nicht die erste.

Die Ressourcen der IBNK-SO haben in der Anfangsphase kurzfristig gereicht, und es mussten keine zusätzlichen Hilfsangebote wie z. B. dasjenige aus dem Kanton Appenzell und Aargau benutzt werden. Auch konnte – entgegen anfänglicher Befürchtungen – auf zusätzliche Dienstleistungen von CareLink verzichtet werden.

Da psychologische Debriefings nicht durch bereits vorher eingesetzte Helfer für psychische Unterstützung in Care-Teams durchgeführt werden können (diese Helfer sind ja auch selber betroffen), war der Einsatz durch außerkantonale ausgebildete Peers und MHPs aus dem Netz des VPTS (Verein Psychotrauma Schweiz) sinnvoll. Als nützlich hat sich erwiesen, dass der Einsatzleiter IBNK Kanton Solothurn und die verschiedenen eingesetzten Leute sich dank dem »gelebten Netz« des VPTS (die meisten kennen sich von gemeinsamen Tagungen und Intervisionsgruppen) kannten und über eine »unité de doctrine« verfügten.

Auf den ersten Blick mag dem Leser die Zahl der geleisteten Stunden der psychologischen Betreuung als hoch erscheinen, obwohl diese nur die schriftlich festgehaltenen Stunden umfasst. Man kann sich die Frage stellen, ob die mehrfachen Einsätze bei den überlebenden Feuerwehrleuten, deren Frauen und Partnern so viel Betreuung benötigt haben und ob in dieser Hinsicht das salutogenetische Konzept eingehalten worden ist. Zu bedenken ist aber, dass erfahrungsgemäß gut 80 % der aufgewendeten Zeit wird für Administration und Organisation gebraucht werden. Jede Interven-

◧ **Tab. 16.1**   Zeitvolumen für die psychologische Betreuung pro Einheit

Betreuende Einheit	Zeit
Einsatzleiter IBNK-SO (1)[a] (Organisation und Einzel-Interventionen)	109 Std.
MHP aus Care Team IBNK-SO (4) (Einzel-Debriefing und andere Interventionen)	18 Std.
MHP aus VPTS (2)	6 Std.
Care-Team IBNK-SO (MHP und Peers) für Trauerfeier (15)	109 Std.
Sondergruppe Peer der Polizei Kt. Solothurn (des Care-Team IBNK-SO) (5)	168 Std.
Notfallseelsorger (des Care-Team IBNK-SO) (8)	113 Std.
Care-Team Aargau (4) (psychologische Gruppen-Debriefings bei den betroffenen Familien)	19 Std.
Care-Team Appenzell (6) (psychologische Gruppen-Debriefings bei den betroffenen Familien)	85 Std.
Care-Team Zentralschweiz/Schwyz (6) (psychologische Gruppen-Debriefings bei den betroffenen Familien)	51 Std.
Koordination für Einsatz der außerkantonalen Care-Teams (1)	18 Std.
Peer-Organisation Basel-Stadt	unbekannt
Peers inkl. Einsatzleiter (11)	215 Std.
Notfallpsychologinnen (2)	53 Std.
Katastrophenvorsorge (KaV) Kt. SO administrative Unterstützung (2)	75 Std.
67 Personen leisteten psychologische erste Hilfe während	**1039 Std.[b]**

[a] In Klammern () sind die Anzahl Personen angegeben, welche diese Leistung erbracht haben.
[b] In diesen Zahlen sind die Stunden für die Supervisions-Nachbesprechungen bei den verschiedenen Einsatzkräften und Helfergruppen nicht eingerechnet. Dazuzurechnen wären noch die aufgewandte Zeit der Ortsseelsorger, privater Therapeuten, Samaritervereine und anderer Organisationen.

tion/Nachbesprechung bedarf präziser vorgängiger Informationen, Abklärungen, Augenscheine, Absprachen, Indikationen und Vorbereitungen, um nutzbringend und sinnvoll zu werden.

16.8   Schlussgedanken

In kritischen Ereignissen werden viele normale Bezugs- und Orientierungspunkte in Frage gestellt. Die Hilflosigkeit des Einzelnen und der Gemeinschaft wird schmerzlich erlebt und kann auf Dauer lähmend wirken. Die psychische erste Hilfe hat zur Aufgabe, solche Reaktionen als normal und natürlich zu bezeichnen, sie aufzufangen und mit Unterstützung durch die Gemeinschaft erträglicher zu gestalten. Sie soll vor allem den direkt Betroffenen das Gefühl übermitteln, dass sie in dieser schweren Zeit nicht allein sind und dass die Gemeinschaft sie unterstützt.

Dass die Trauerzeit bei den Familien, die in diesem Feuerwehreinsatz ein Mitglied durch Tod verloren haben, trotz all dieser Bemühungen wohl meist länger dauert als die bereits verflossene Zeit, weiß man aus anderen ähnlichen Ereignissen (Grubenunglück von Borken).

Ein kritisches Ereignis kann das Care-Team eines Kantons bereits bis zur Erschöpfung fordern, deswegen ist die Vernetzung mit Care-Teams anderer Kantone wichtig. Kritische Ereignisse können nur dann auch psychisch bewältigt werden, wenn eine gute Vorbereitung und Prävention funktioniert. So kann die Anzahl an Menschen mit bleibenden krankmachenden Folgen klein gehalten werden. Psychotherapeutische Interventionen im Verbund mit diesen präventiven Ansätzen können deshalb früh erfolgen und dementsprechend kurz dauern.

Alle diese Aktivitäten können im kritischen Ereignis nicht aus dem Boden gestampft werden. Sie müssen vorbereitet sein, politisch, gesetzmäßig, informativ und pädagogisch. Nur so kann das Wort Yules, eines englischen Notfallpsychologen, umgesetzt werden: »Wise before the event«, »weise vor dem Ereignis« – zum Nutzen der direkt Betroffenen, ihrer Familien und der ganzen Bevölkerung.

Serviceteil

G. Perren-Klingler (Hrsg.), *Psychische Gesundheit und Katastrophe,*
DOI: 10.1007/978-3-662-45595-1, © Springer-Verlag Berlin Heidelberg 2015

Stichwortverzeichnis

Printed in the United States
By Bookmasters